SANDOW - SANNEH

Internistische Probleme bei
psychiatrischen Erkrankungen

*Mit freundlicher
Empfehlung*

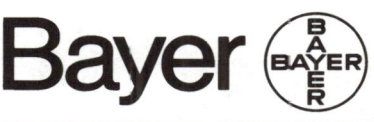

Internistische Probleme bei psychiatrischen Erkrankungen

Herausgegeben von
Walter Hewer und Florian Lederbogen

Mit Beiträgen von

G. Egerer
H. Förstl
B. Heßlinger
W. Hewer
H.P. Kapfhammer

B. Küchenhoff
F. Lederbogen
R. Nau
H. Seitz

A. Thiel
D. van Calker
J. Walden
T. Willers

45 Tabellen

 Ferdinand Enke Verlag Stuttgart 1998

Herausgeber:
Dr. med. W. Hewer
Dr. med. F. Lederbogen
Zentralinstitut für Seelische Gesundheit
J5, D-68159 Mannheim

Die Deutsche Bibliothek – CIP-Einheitsaufnahme

Internistische Probleme bei psychiatrischen Erkrankungen :
45 Tabellen / hrsg. von Walter Hewer u. Florian Lederbogen.
Mit Beitr. von G. Egerer . . .
– Stuttgart : Enke, 1998
    ISBN 3-432-29681-9

© 1998 Ferdinand Enke Verlag, P.O. Box 30 03 66, D-70443 Stuttgart – Printed in Germany
Satz: Photocomposition Jung, F-67420 Diespach/Plaine
Schrift: 3,50/3,90 mm Garamond No 3, TypoScript
Druck und Bindung: Druckhaus Thomas Müntzer, D-99947 Bad Langensalza   5 4 3 2 1

Geleitwort

Psychisch Kranke sind häufig auch von körperlichen Leiden betroffen. Nach einer aktuellen Metaanalyse der Literatur (Felker et al. Psychiatric Services 47, 1996, 1356–1363) finden sich im Mittel bei 50% der in psychiatrischer Behandlung stehenden Patienten somatische Begleiterkrankungen in einer klinisch bedeutsamen Ausprägung. Bei etwa einem Drittel der Patienten sind bei sorgfältiger Untersuchung bis dahin nicht bekannte somatische Auffälligkeiten nachzuweisen. Schließlich wird geschätzt, daß bei jedem fünften unserer Patienten körperliche Leiden die Ursache ihrer psychischen Störung darstellen oder im Sinne einer Verschlimmerung auf diese einwirken. Naturgemäß verteilen sich die körperlichen Erkrankungen auf das ganze Spektrum der unterschiedlichen somatischen Fachgebiete. Dabei rangieren internistische Krankheitsbilder sowohl in quantitativer Hinsicht als auch hinsichtlich ihrer funktionellen Auswirkungen unzweifelhaft an erster Stelle.

Internistische und psychiatrische Erkrankungen können in vielfältiger Weise miteinander in Wechselwirkung treten. So kann es bei einer Vielzahl internistischer Erkrankungen zu körperlich begründbaren psychopathologischen Erscheinungsbildern unterschiedlichen Gepräges kommen, ebenso wie maladaptive psychologische Prozesse im Gefolge körperlicher Krankheit psychische Störungen auslösen können. Umgekehrt können Verhaltensmerkmale, die aus psychischen Störungen resultieren, auf verschiedene Art und Weise zu sekundären körperlichen Beeinträchtigungen führen, was sich am Beispiel der Suchterkrankungen in besonders augenfälliger Weise zeigt. Erinnert sei auch daran, daß in den Industrieländern der Anteil von Patienten im höheren Lebensalter, bei denen psychische Störungen nahezu immer von bedeutsamen internistischen Erkrankungen begleitet werden, weiterhin steigt. Eindrucksvolle Belege für die wechselseitige Bedingtheit von somatischer und psychischer Morbidität liefern schließlich auch die Ergebnisse einer Vielzahl von Mortalitätsstudien, die gezeigt haben, daß psychisch Kranke global unter einem erhöhten Sterblichkeitsrisiko stehen, das nicht allein durch Suizide, Unfälle etc. erklärt werden kann, sondern auch auf eine Häufung von Todesfällen aus natürlichen Ursachen zurückzuführen ist.

Insofern ist es nicht verwunderlich, daß dort, wo eine organisatorische Verflechtung der Fächer Innere Medizin und Psychiatrie – z. B. in Form psychiatrischer Liaison-/Konsiliardienste in Inneren Kliniken oder in Form internistischer Funktionsbereiche in psychiatrischen Institutionen – besteht, diese sich in der klinischen Praxis im allgemeinen vollauf bewährt hat. Dieses kann ich auch aus der von mir geleiteten Einrichtung bestätigen, wo wir seit über 20 Jahren die Erfahrung machen, daß die interdisziplinäre Betreuung von Patienten mit internistischen und psychiatrischen Problemen ein wertvolles Element einer zeitgemäßen Versorgung psychisch Kranker darstellt.

Da bisher nur wenig Literatur zu Themen im Überlappungsbereich von Psychiatrie und Innerer Medizin existiert, begrüße ich es um so mehr, daß in dem vorliegenden Buch Inhalte, die sowohl für Psychiater als auch für Internisten und Allgemeinmediziner gleichermaßen von Interesse sind, abgehandelt werden. Ich wünsche den Herausgebern und Autoren, daß ihr Buch auf breite Resonanz stoßen möge und es ihnen damit gelingt, bei einem größeren Leserkreis einen Beitrag zu einer Vertiefung der Kenntnisse über Wechselwirkungen zwischen inneren Erkrankungen und psychischen Störungen zu leisten.

Prof. Dr. med. Dr. phil. Fritz A. Henn
Direktor des Zentralinstituts für Seelische Gesundheit, Mannheim

Vorwort

Die Idee, ein Buch über „Internistische Probleme bei psychiatrischen Erkrankungen" zusammenzustellen, entstand bei der Vorbereitung des gleichnamigen Symposiums, das im November 1995 in Mannheim stattfand. Das große Interesse, das dieser Veranstaltung entgegengebracht wurde, bestärkte uns bei diesem Vorhaben.

Jeder, der bei der Betreuung psychisch Kranker mit internistischen Fragestellungen konfrontiert ist, die in einem direkten oder mittelbaren Zusammenhang mit der seelischen Erkrankung stehen, wird feststellen, daß die Literatur, die er zu Rate zieht, weit verstreut ist über Zeitschriften oder Lehrbücher mit psychiatrischem, psychosomatischem als auch speziellem organmedizinischem Hintergrund. Dies war auch unsere Erfahrung bei unserer Tätigkeit als internistische Konsiliarärzte am Zentralinstitut für Seelische Gesundheit. Insbesondere im deutschsprachigen Raum sind fachübergreifende Zusammenstellungen zu verschiedenen internistischen Fragen bei psychiatrischen Patienten rar. Aus diesem Grunde haben wir uns sehr darüber gefreut, daß alle Referenten des Symposiums dazu bereit waren, Übersichtsartikel zu den von ihnen übernommenen Themen zu verfassen und diese für das geplante Buch zur Verfügung zu stellen.

Da die Autoren der verschiedenen Beiträge teils als Internisten, teils als Psychiater arbeiten, waren unterschiedliche Blickwinkel bei der Abfassung der jeweiligen Kapitel unvermeibar. Insofern erscheint die Zusammenstellung auf den ersten Blick nicht „aus einem Guß" zu ein. Die Kontinuität wird jedoch dadurch gewahrt, daß immer das gleichzeitige Vorhandensein psychischer und somatischer Störungen im Mittelpunkt steht sowie die daraus folgenden Besonderheiten.

Die Gliederung des Buches haben wir – entsprechend dem Symposium – in einen allgemeinen und einen speziellen Teil vorgenommen. Nach unseren Erfahrungen ist die Schwerpunktlegung des zweiten Teiles auf die möglichen Auswirkungen und Interferenzen der Pharmakotherapie sinnvoll, da hier eine besondere Sorge des behandelnden Psychiaters, ausgehend von dem Grundsatz des *nil nocere,* liegt.

Angesichts des vorgegebenen Umfanges des Buches wird der Leser, trotz des Bemühens der Autoren um Vollständigkeit und Aktualität, sicherlich die eine oder andere Frage unbeantwortet finden. Für solche Fälle sei auf die in den Beiträgen zitierte Literatur verwiesen, ebenso wie es bei manchen Problemen erforderlich sein wird, aktuelle Publikationen zu Rate zu ziehen.

Der immense Fortschritt der Medizin zwingt zur Spezialisierung. So droht die Gefahr, daß der Psychiater im Laufe seiner Ausbildung immer weniger „allgemeininternistisches" Handwerkszeug erlernt und der konsiliarisch tätige Internist die Besonderheiten der Behandlung psychiatrischer Patienten nicht ausreichend kennt. Viele Fragen, beispielsweise der Versuch der Zuordnung eines Symptoms zu den Kategorien „psychisch verursacht" oder „organisch verursacht", benötigen zu ihrer zufriedenstellenden Beantwortung jedoch Kenntnisse beider Disziplinen. Deshalb war es unser Ziel, Überschneidungen der Fachgebiete darzustellen und Möglichkeiten und Grenzen bei Diagnostik und Therapie des jeweils anderen Bereiches aufzuzeigen. Sollte es gelungen sein, in diesem Zusammenhang Wissenslücken zu füllen und Verständnis für Fragen und Denkweise der anderen Fachdisziplinen zu vermitteln, ist ein wesentliches Ziel unseres Vorhabens erreicht.

An dieser Stelle möchten wir uns bei den Referenten bedanken, die die Mühe nicht gescheut haben, ihre Vortragsmanuskripte so umzuarbeiten und zu erweitern, daß Buchkapitel daraus geworden sind. Gedankt sei auch der Firma Bayer Vital, deren großzügige Unterstützung wesentlich zu der Verwirklichung unseres Vorhabens beigetragen hat sowie dem Enke-Verlag – und hier insbesondere Herrn Dr. Kraemer – für das Interesse an unserem Buchprojekt und die gute Zusammenarbeit bei dessen Verwirklichung.

Unser besonderer Dank gilt Herrn Professor Henn, der uns zur Durchführung des Symposiums sowie zur Publikation des Buches ermunterte, Herrn Professor Hefner, der seit Gründung des Zentralinstituts für Seelische Gesundheit die Einbeziehung internistischer Aspekte in die psychiatrische Krankenversorgung in besonderem Maße als sein Anliegen betrachtete sowie allen, die uns in unserer klinischen Tätigkeit unterstützten, hier zuallervorderst den Mitarbeiterinnen und Mitarbeitern der Intensivstation unserer Klinik, für die wir stellvertretend Frau Ellen Wolk und Herrn Reinhold Stern namentlich nennen möchten.

Mannheim, im April 1998

Walter Hewer   Florian Lederbogen

Inhalt

Mitarbeiterverzeichnis

Frau
Dr. med. G. Egerer
Med. Poliklinik,
Universität Heidelberg
Hospitalstraße
69126 Heidelberg

Prof. Dr. med. H. Förstl
Psychiatrische Universitätsklinik
Klinikum Rechts der Isar
Ismaninger Str. 22
81675 München

Dr. med. B. Heßlinger
Psychiatrische Universitätsklinik
Hauptstraße 5
79104 Freiburg

Dr. med. W. Hewer
Zentralinstitut für Seelische Gesundheit
J5
68159 Mannheim

Priv.-Doz.
Dr. med. Dr. phil. H.P. Kapfhammer
Psychiatrische Universitätsklinik
Nußbaumstraße 7
80336 München

Dr. med. B. Küchenhoff
Psychiatrische Universitätsklinik
Lenggstraße 31
CH-8029 Zürich

Dr. med. F. Lederbogen
Zentralinstitut für Seelische Gesundheit
J5
68159 Mannheim

Priv.-Doz. Dr. med. R. Nau
Neurologische Universitätsklinik
Robert-Koch-Str. 40
37075 Göttingen

Prof. Dr. med. H. Seitz
Krankenhaus Salem, Innere Abteilung
Zeppelinstr. 11–33
69121 Heidelberg

Dr. med. A. Thiel
Klinik für Psychiatrie und Psychotherapie
Diakoniekrankenhaus
Elise-Averdieckstr. 17
27356 Rotenburg

Priv.-Doz. Dr. med. Dr. rer. nat.
D. van Calker
Psychiatrische Universitätsklinik
Hauptstraße 5
79104 Freiburg

Prof. Dr. med. Dr. rer. nat. J. Walden
Psychiatrische Universitätsklinik
Hauptstraße 5
79104 Freiburg

Dr. med. T. Willers
Brahmsstr. 30
28209 Bremen

1 Häufige internistische Probleme bei psychisch Kranken im jüngeren und mittleren Lebensalter

A. Thiel, R. Nau, T. Willers

Einleitung

Bei psychisch kranken Patienten ist der Anteil somatischer Erkrankungen unerwartet hoch. Die Ergebnisse verschiedener Studien zur somatischen Morbidität psychisch Kranker liegen in Abhängigkeit von der untersuchten Stichprobe und der angewandten Methode zwischen 5,2 % und 46 % (Carlson et al. 1981, Eastwood et al. 1970, Hall et al. 1978, Hewer et al. 1991a, Maguire und Granville-Grossman 1968, Koranyi 1979, Roessler und Greenfield 1961, Coulehan et al. 1990, Strakowski et al. 1992 und 1993). Das Spektrum der internistischen Diagnosen umfaßt dabei Herz-Kreislauferkrankungen, Neoplasien, gastrointestinale und nephrologische Erkrankungen, endokrinologische Störungen sowie unerwünschte Arzneimittelwirkungen. Relativ häufig finden sich auch neurologische Erkrankungen. Bei einem nicht unerheblichen Teil dieser Patienten, die Größenordnung liegt etwa im Bereich zwischen 5 % und 9 %, entwickelt sich die psychopathologische Symptomatik erst sekundär, d. h. in kausaler Folge einer häufig bislang nicht diagnostizierten, zugrundeliegenden somatischen Krankheit (Eilenberg und Whatmore 1961, Hall et al. 1978, Herridge 1960, Hewer et al. 1992). Die Probleme, die sich aus diesen internistischen Erkrankungen bzw. aus dieser speziellen Komorbidität ergeben, beschränken sich jedoch keineswegs auf die Gruppe der älteren Patienten, sondern auch solche im jüngeren und mittleren Lebensalter sind hiervon in ähnlicher Weise betroffen. Im folgenden sollen zu dieser Thematik zunächst einige Befunde der Literatur referiert werden, um daran anschließend Ergebnisse eigener Untersuchungen zur Häufigkeit intensivmedizinischer Behandlungen bei psychisch Kranken darzustellen und abschließend die Frage möglicher Ursachen und Konsequenzen zu diskutieren. Die Probleme von Suchterkrankungen werden in dieser Monographie im Beitrag von Egerer und Seitz (Kapitel 3) ausführlich behandelt und deshalb an dieser Stelle nur am Rande gestreift.

1.1 Literaturübersicht zur somatischen Morbidität psychisch Kranker

Viele Kliniker denken bei der Frage nach internistischen Erkrankungen psychiatrischer Patienten in erster Linie an ältere Menschen. So kommen speziell im Bereich der Gerontopsychiatrie Blutdruckprobleme oder Störungen im Wasser- und Elektrolythaushalt im klinischen Alltag so häufig vor, daß sie im Rahmen differentialdiagnostischer und -therapeutischer Überlegungen einen festen Stellenwert haben. Bei jüngeren Patienten besteht jedoch die Tendenz, Gedanken an solche somatischen Differentialdiagnosen zu vernachlässigen. Dieses Vorurteil, internistische Probleme seien bei jüngeren Patienten kaum relevant, schlägt sich auch in der Forschung nieder. Nur wenige der oben genannten Arbeiten zur somatischen Morbidität psychisch Kranker differenzieren in ihrer Analyse nach verschiedenen Altersgruppen oder beziehen sich ausdrücklich auf Patienten im jüngeren und mittleren Lebensalter. Eine deutlich grö-

Tabelle 1.1 Somatische Morbidität bei psychiatrischen Patienten

Gesamt-Stichprobe	Alter*	Somatisch Kranke	Alter*
911 Männer	31 Jahre	n=406 (45%)	35 Jahre
1179 Frauen	33 Jahre	n=496 (42%)	37 Jahre

* Median
aus Koranyi, E.K.: Morbidity and rate of undiagnosed physical illnesses in a psychiatric clinic population. Arch. Gen. Psychiatry 36 (1979) 414–419

ßere Anzahl der Studien untersucht dagegen speziell gerontopsychiatrische Patienten. Die wesentlichen der insgesamt nicht sehr umfangreichen Ergebnisse über jüngere Patienten sollen im folgenden kurz skizziert werden.

Roessler und Greenfield (1961) haben die somatische Morbidität psychisch kranker Studenten untersucht und dazu die Krankenakten von 500 Studenten der psychiatrischen Ambulanz einer Universitätsklinik retrospektiv ausgewertet. Das Durchschnittsalter dieser Patienten lag bei 21 Jahren. Der Vergleich mit den Krankenblättern anderer, nicht psychisch kranker Studenten ergab dabei ein signifikant gehäuftes Vorkommen von Entzündungen, Allergien, Tumoren sowie gynäkologischen und neurologischen Erkrankungen in der Gruppe der psychisch Kranken.

In einer anderen Arbeit zu dieser Thematik haben Hall et al. (1978) insgesamt 658 ambulante psychiatrische Patienten sorgfältig medizinisch untersucht und dabei in 9% der Fälle eine der Psychopathologie zugrundeliegende medizinische, meist internistische Krankheit gefunden. Diese somatische Diagnose war in 77% der Fälle zuvor nicht bekannt gewesen. Jeder vierte Patient der Stichprobe war nicht älter als 30 Jahre.

Koranyi (1979) berichtete in einer umfangreichen Studie über fast 2000 ambulante psychiatrische Patienten, die neben der psychiatrischen Diagnostik auch ausführlich internistisch und neurologisch untersucht wurden. Bei mehr als 40% der Untersuchten fand sich eine relevante somatische Erkrankung. In dieser Untergruppe der auch somatisch kranken

Patienten war die somatische Diagnose in 46% der Fälle bislang nicht diagnostiziert worden. Interessant ist die Frage, welchen Effekt das Vorhandensein einer somatischen Zweitdiagnose auf die Altersstruktur der untersuchten Gruppen hat. Wie aus Tabelle 1.1 ersichtlich ist, lag der Altersmedian in der Gesamtstichprobe je nach Geschlecht bei 31 bzw. 33 Jahren und war somit relativ niedrig. Erwartungsgemäß waren die auch somatisch kranken Patienten im Durchschnitt geringfügig älter; die mittlere Differenz der Altersmediane dieser Teilstichprobe zur Gesamtstichprobe betrug für beide Geschlechter jedoch lediglich 4 Jahre. Das Phänomen der somatischen Komorbidität beschränkt sich also keinesfalls auf den Bereich der Gerontopsychiatrie. Die Ergebnisse aller drei genannten Studien belegen die Relevanz der internistischen Komorbidität auch bei psychisch Kranken im jüngeren und mittleren Lebensalter.

Nun stellt sich die Frage nach der klinischen Bedeutung der somatischen Zweitdiagnosen, solange der Anteil sogenannter Bagatellerkrankungen daran nicht bekannt ist. Anhaltspunkte hierzu geben die Studien zur Mortalität psychisch Kranker. Hewer et al. (1995) haben etwa 14.000 stationäre psychiatrische Behandlungen analysiert und Berechnungen zur Mortalität durchgeführt (Tabelle 1.2). Dabei ergab sich für alle berücksichtigten Altersgruppen eine deutlich erhöhte Mortalität. Bezogen auf sämtliche Todesursachen war die Mortalität der unter 45-Jährigen im Vergleich zur Normalbevölkerung auf mehr als das 11-fache erhöht. Bei der Interpretation dieser Zahlen muß allerdings der Einfluß der Suizide berücksichtigt werden. Betrachtet

Tabelle 1.2 Standardisierte Mortalitätsrisiken psychisch kranker Patienten

Alter	natürlicher Tod	alle Todesfälle
< 45 Jahre	3,26	11,40
45–64 Jahre	3,28	5,80
≥ 65 Jahre	5,76	5,84

aus Hewer, W. et al.: Mortality among patients in psychiatric hospitals in Germany. Acta Psychiatr. Scand. 91 (1995) 174–179

man nur die natürlichen Todesursachen (ohne Suizide), so ergibt sich immer noch eine deutlich erhöhte Mortalität der verschiedenen Altersgruppen; für die Gruppe der unter 45-Jährigen verfehlte dieser Effekt allerdings knapp das gewählte Signifikanzniveau. Diese erhöhte Mortalität könnte darauf hindeuten, daß die hohe somatische Komorbidität psychiatrischer Patienten weniger durch Bagatellerkrankungen zustande kommt, sondern daß ein großer Anteil dieser Zweitdiagnosen durchaus relevant und behandlungsbedürftig ist. Mehrere Studien haben den Befund, daß die Mortalität von psychisch Kranken auch im jüngeren und mittleren Lebensalter im Vergleich zur Gesamtbevölkerung erhöht ist, selbst wenn man Suizide dabei ausschließt, übereinstimmend bestätigt (Häfner und Bikkel 1989, Hewer et al. 1991b, 1995, Koranyi 1977, Schwalb et al. 1987, Sharma und Markar 1994).

Eine signifikante Assoziation zwischen somatischen Erkrankungen einerseits und psychiatrischen Erkrankungen andererseits konnte auch in epidemiologischen Studien gezeigt werden (Murphy et al. 1992). Diese Ergebnisse zeigen allerdings Einflüsse in beide Richtungen, d. h. die psychische Gesundheit wirkt auf die körperliche ein und umgekehrt. Weniger als spezifische, exakt definierbare Kausalfaktoren scheint also eine generelle Vulnerabilität in diesem Zusammenhang von Bedeutung zu sein, deren Einzelheiten bislang erst ansatzweise verstanden werden.

1.2 Ein spezieller Aspekt: Intensivmedizinische Behandlungen bei psychisch Kranken

Es wurde schon darauf hingewiesen, daß nicht jede internistische Zweiterkrankung für die psychiatrische Therapie eines Patienten von wesentlicher Bedeutung ist. Beispiele hierfür sind etwa ein pharmakologisch vorbehandelter, stabiler Hypertonus oder Diabetes mellitus, die beide vom behandelnden Psychiater keine übermäßige Beachtung erfordern. In anderen Fällen können jedoch in Abhängigkeit von der Schwere der somatischen Erkrankung durchaus Konsequenzen bis hin zu einer Verlegung von Patienten aus der Psychiatrischen Klinik in eine somatische Abteilung notwendig werden. Hewer et al. (1991a) fanden bei ihrer schon erwähnten Analyse von fast 14500 stationären psychiatrischen Behandlungen, daß ca. 4 % der Patienten in ein Allgemeinkrankenhaus verlegt worden waren.

In der Mehrzahl solcher Fälle dürfte die Aufnahme etwa auf einer internistischen Normalstation ausreichend sein. Die Verlegung auf eine Intensivstation ist dagegen eine seltenere, akute Maßnahme mit zumeist invasiven Konsequenzen, die bleibende gesundheitliche Schäden oder Todesfälle verhindern soll. Folgt man Schmal und Sandner (1989), so liegt die Häufigkeit von Verlegungen aus einer psychiatrischen Klinik auf die Intensivstation auswärtiger Allgemeinkrankenhäuser bei 1,2 % der Behandlungen. Solche Ereignisse repräsentieren aufgrund der Schwere der zugrundeliegenden Erkrankung einen speziellen, sehr relevanten Gesichtspunkt der somatischen Morbidität von psychisch kranken Patienten, den wir näher untersucht haben. Wir berichten im folgenden ausgewählte Details einer eigenen Untersuchung zur Häufigkeit internistischer Komplikationen und zum Verlauf der intensivmedizinischen Behandlungen bei Patienten mit psychischen Erkrankungen, die nicht älter als 55 Jahre waren.

Tabelle 1.3 Intensivmedizinische Behandlungen bei psychisch Kranken – Häufigkeit der psychiatrischen Diagnosen (Einzelheiten siehe Text)

Krankheitsgruppe	ICD-9	Gesamtgruppe aller stationären psychiatrischen Behandlungen (n = 9096)*	Gruppe A („primär psychiatrisch") (n = 45)**	Gruppe B („sekundär psychiatrisch") n = 110)**
Depression (endogen)	296.1; 296.3; 298.0	12.0 %	4,4 %	10,0 %
Manie	296.0; 296.2	6.3 %	8,9 %	6,4 %
Schizophrenie	295.x; 297.x; 298.1–298.9	13.4 %	15,6 %	10,9 %
Organische Psychosen	290; 293; 294; 310; 311	5.3 %	13,3 %	5,5 %
Suchterkrankungen	291; 292; 303; 304; 305	22.2 %	31,1 %	33,6 %
Neurosen/Anpassungsstörungen	300–302; 306–309	30.4 %	26,7 %	33,6 %

* Patienten der psychiatrischen Universitätsklinik Göttingen 1985–1990, alle Altersgruppen;
** nur Patienten bis 55 Jahre

Methode: Retrospektiv wurden die Krankenunterlagen aller Patienten ausgewertet, die im Zeitraum von 1985 bis 1990 entweder während der stationären Behandlung in der Klinik für Psychiatrie auf die Intensivstation einer anderen Abteilung der Universität Göttingen verlegt worden waren, oder die schon vor Beginn der stationären Behandlung in der Klinik für Psychiatrie primär auf einer Intensivstation aufgenommen und von dort erst später in die psychiatrische Klinik verlegt worden waren (weitere Einzelheiten dieser Studie finden sich bei Thiel et al. 1994). Wir berichten an dieser Stelle ausschließlich Ergebnisse von Patienten mit einem Alter bis zu 55 Jahren.

Die Gesamtstichprobe der so identifizierten 155 Patienten wurde für die weitere Auswertung in zwei Untergruppen aufgeteilt: (1) **Gruppe A:** Alle „primär psychiatrischen" Patienten, die zunächst in die Klinik für Psychiatrie aufgenommen und erst später auf eine somatische Intensivstation einer anderen Disziplin verlegt worden waren (n=45); und (2) **Gruppe B:** Alle „sekundär psychiatrischen" Patienten, die zunächst auf einer somatischen Intensivstation aufgenommen und später in die Klinik für Psychiatrie verlegt worden waren (n=110).

Für die weitere Auswertung wurden die nach ICD-9 dokumentierten psychiatrischen Diagnosen der Patienten vereinfachend in sechs Krankheitsgruppen zusammengefaßt: 1. Endogene De-

pressionen, 2. Manien, 3. Schizophrenien, 4. organische, symptomatische psychische Störungen, 5. Suchterkrankungen, 6. Neurosen/Anpassungsstörungen. Die Definition dieser Krankheitsgruppen durch die ihnen zugewiesenen ICD-9-Diagnosen ist in Tabelle 1.3 dargestellt.

Ergebnisse: In den sechs ausgewerteten Jahrgängen von 1985 bis 1990 wurden in der psychiatrischen Universitätsklinik Göttingen 9096 Patienten aller Altersgruppen stationär behandelt. Davon entfielen 155 Behandlungsepisoden auf Patienten bis 55 Jahre, die zusätzlich einer intensivmedizinischen Therapie bedurften.

Die Häufigkeit der psychiatrischen Diagnosen in der Gesamtstichprobe und in den Gruppen A und B ist aus Tabelle 1.3 ersichtlich. Ein Vergleich macht deutlich, daß Patienten mit Suchterkrankungen und organischen Psychosen gegenüber Patienten mit anderen psychiatrischen Erkrankungen offenbar einem erhöhten Risiko unterliegen, auch intensivmedizinisch behandelt werden zu müssen. Patienten mit (endogenen) Depressionen scheinen in den Gruppen A und B dagegen leicht unterrepräsentiert zu sein.

Tabelle 1.4 Intensivmedizinische Behandlungen bei psychisch Kranken: Behandlungsdauer und Intubationshäufigkeit in verschiedenen Diagnosegruppen

Krankheitsgruppe	Alter (Jahre)*	Behandlungstage auf der Intensivstation*	Behandlungstage in der psychiatrischen Klinik*	Häufigkeit einer Intubation**
Depression (endogen) (n=13)	41	3	50	38%
Manie (n=11)	39	4	47	45%
Schizophrenie (n=19)	29	7	73	47%
Organische Psychosen (n=12)	46,5	8	24	50%
Suchterkrankungen (n=51)	35	4	17	18%
Neurosen/Anpassungsstörungen (n=49)	30	3	22	39%
Gesamtstichprobe (n=155)	34,8	4	28	34%

* Median
** Angaben in Prozent, bezogen auf die Gesamtpatientenzahl der jeweiligen Diagnosegruppe

Obwohl die obere Altersgrenze von 55 Jahren ein Selektionskriterium für alle in diese Arbeit einbezogenen Patienten war, unterschied sich das mittlere Alter der verschiedenen Diagnosegruppen erheblich. Die Patienten mit organischen Psychosen waren mit durchschnittlich 46,5 Jahren am ältesten; bei ihnen dauerte die intensivmedizinische Behandlung auch am längsten, und sie mußten im Durchschnitt häufiger als andere intubiert und beatmet werden (Tabelle 1.4). Neben der im Median 4 Tage währenden intensivmedizinischen Therapie wurden die 155 Patienten weitere 28 Tage in der psychiatrischen Klinik behandelt. Im Gesamtkollektiv aller psychiatrischen Patienten lag diese Aufenthaltsdauer mit einem Median von 15 Tagen deutlich niedriger.

Die häufigsten Ursachen für die Verlegung der Patienten aus der psychiatrischen Klinik auf eine Intensivstation (Gruppe A) waren schwer verlaufende delirante Entzugssyndrome bei alkoholabhängigen Patienten, schwere Pneumonien oder andere Infektionen, Elektrolytentgleisungen und Exsikkosen, internistische Komplikationen nach Suizidversuchen (meist Intoxikationen), Thrombosen, Herz-Kreislaufstörungen, maligne Erkrankungen

und verschiedene sonstige Diagnosen. Deutlich homogener waren dagegen die Gründe, wegen derer Patienten der Gruppe B direkt auf einer Intensivstation und erst im Anschluß daran in der Psychiatrie aufgenommen worden waren; hier überwogen internistische Komplikationen von Suizidversuchen, meist ebenfalls Intoxikationen, und schwere Komplikation einer Suchterkrankung. Eine geringere Rolle spielten Medikamentenintoxikationen nicht suizidaler Genese (z. B. Lithium, L-DOPA), intrakranielle Blutungen oder Tumoren, Schädel-Hirn-Traumata, Lungenembolien, Pankreatitis, hepatische Encephalopathien u.a. Die Bandbreite der internistischen Probleme, aufgrund derer eine intensivmedizinische Behandlung erforderlich wurde, ist somit außerordentlich groß.

1.3 Gibt es *typische* internistische Probleme?

Die Befunde der Literatur und die eigenen Ergebnisse unterstreichen die Aussage von Hewer et al. (1991a, S. 133), wonach „stationär behandelte psychisch Kranke in einem erheblichen Ausmaß auch einer körpermedizinischen Versorgung bedürfen". Einige Autoren gehen sogar so weit zu behaupten, die Koinzidenz einer somatischen und einer psychiatrischen Erkrankung sei bei diesen Patienten eher die Regel als die Ausnahme (Browning et al. 1974, Palarea 1965).

Diese Ergebnisse belegen außerdem die Heterogenität der möglichen internistischen Probleme, mit der Psychiater bei der Behandlung auch von Patienten im jüngeren und mittleren Lebensalter konfrontiert sein können. Dieser Befund steht in Übereinstimmung mit Literaturangaben verschiedener Autoren. In Tabelle 1.5 findet sich eine Übersicht über die in diesem Zusammenhang am häufigsten genannten internistischen Diagnosen (vgl. Hall et al. 1981, Strakowski et al. 1993).

Tabelle 1.5 Häufige internistische Diagnosen bei psychisch Kranken

- Elektrolytstörungen
- Exsikkose
- Lungenembolie
- Schweres Entzugssyndrom
- Pneumonie (oder andere Infektionen)
- Thrombose
- Herzrhythmusstörungen
- Herzinsuffizienz
- Endokrinologische Störungen (z. B. Hyper- oder Hypothyreose)
- Diabetes mellitus
- Medikamentenintoxikation / Unerwünschte Arzneimittelwirkung
- Pankreatitis
- Leberfunktionsstörungen
- Maligne Erkrankungen / paraneoplastische Syndrome
- Ulcus pepticum

Die Frage, welche internistischen Probleme typischerweise bei bestimmten psychiatrischen Erkrankungen auftreten, kann in Abhängigkeit von der psychiatrischen Diagnose zum Teil weiter differenziert werden. Handelt es sich um eine Erkrankung, die — primär oder sekundär – regelhaft mit einem typischen somatischen Syndrom verbunden ist, so ergibt sich die wesentliche Differentialdiagnostik aus eben diesen Symptomen. Ein Beispiel hierfür sind die psychogenen Eßstörun-

gen Anorexia und Bulimia nervosa. Die Leitsymptome Appetitmangel, Gewichtsverlust, Erbrechen und Menstruationsstörungen erfordern hier den Ausschluß verschiedener endokrinologischer und gastrointestinaler Erkrankungen, eine Übersicht findet sich hierzu in Tabelle 1.6. Ähnlich ist die Situation bei Patienten mit Suchterkrankungen. Hier kann die psychiatrische Diagnose mit hoher Sicherheit gestellt werden, und die somatische Differentialdiagnostik orientiert sich an den hinlänglich bekannten Komplikationen; Beispiele sind die Leberzirrhose oder Pankreatitis bei der Alkoholabhängigkeit und die Hepatitis oder HIV-Infektion bei der Heroinabhängigkeit (vgl. Walker et al. 1994).

Tabelle 1.6 Internistische Differentialdiagnosen der Anorexia und Bulimia nervosa

- Malabsorptionssyndrome (z. B. Sprue)
- Maldigestionssyndrome (z. B. chronische Pankreatitis)
- Dysphagie (neuromukulär oder mechanisch bedingt)
- Funktionelle Störungen des Magen-Darm-Traktes
- Gastritis
- Ulcus ventriculi oder Ulcus duodeni
- Maligne Erkrankungen des Magen-Darm Traktes
- Hepatitis
- Diabetes mellitus
- Colitis ulcerosa
- Morbus Crohn
- Hypophysenvorderlappeninsuffizienz (Morbus Simmonds)
- Hypo- oder Hyperthyreose
- Nebennierenrindeninsuffizienz (Morbus Addison)
- Hyperparathyreoidismus
- Unerwünschte Wirkung von Medikamenten oder Drogen (z. B. Alkohol, Appetitzügler, Zytostatika, Digitalis usw.)

Eine andere Situation liegt bei somatoformen Störungen vor, bei denen körperliche Symptome das Beschwerdebild prägen. In diesem Fall wird Art und Umfang der somatischen Differentialdiagnostik überwiegend durch Qualität und Quantität der vom Patienten geschilderten Beschwerden vorgegeben, und eine psychiatrische Diagnose kann im Regelfall erst in einem zweiten Schritt nach Abschluß der somatischen Differentialdiagnostik gestellt werden. Für diese Fälle können daher keine allgemein gültigen Regeln aufgestellt werden.

In den meisten Fällen lassen sich keine regelhaften Beziehungen für spezielle psychiatrische Krankheiten und die daraus resultierenden, notwendigen differentialdiagnostischen Untersuchungen ableiten. Das liegt einerseits daran, daß bestimmte psychopathologische Syndrome sehr unspezifisch sind; so finden sich etwa depressive oder dementielle Syndrome bei einer Vielzahl ganz unterschiedlicher Erkrankungen, weshalb eine umfangreiche und sorgfältige internistische Untersuchung unumgänglich ist. Und es gibt auch eine zufällige Koinzidenz zwischen somatischen und psychischen Erkrankungen.

Andererseits können internistische Probleme in Situationen auftreten, die – für sich besehen – zwar pathophysiologisch als typisch gelten können, bei der jedoch zur psychischen Erkrankung nur ein vergleichsweiser loser Zusammenhang besteht. In diesen Fällen reicht das Berücksichtigen einer „differentialdiagnostischen Checkliste" nicht aus, sondern die behandelnden Ärzte müssen grundsätzlich in der Lage sein, konkrete Situationen während der Behandlung eines psychisch kranken Patienten nicht nur psychiatrisch, sondern eben auch unter internistischen Gesichtspunkten zu analysieren, um drohende Komplikationen rechtzeitig erkennen zu können. Zur Illustration hierfür sollen zwei Kasuistiken aus der von uns untersuchten Stichprobe skizziert werden (vgl. Thiel et al. 1994):

Eine schizophrene Patientin mit wahnhaften Vergiftungsängsten trank so große Wassermengen („um das Gift zu verdünnen"), daß sie nach wenigen Stunden wegen einer Hyponatriämie und Herzrhythmusstörungen auf die Intensivstation verlegt werden mußte. Eine andere Patientin entwickelte während der stationären Psychotherapie eine psychogene Querschnittssymptomatik und legte sich „gelähmt" ins Bett. Wenige Tage später bekam sie eine schwere Lungenembolie.

Die Pathophysiologie dieser internistischen Komplikation war durchaus typisch. In beiden Fällen war den behandelnden Ärzten die psychische Symptomatik (der Wahn bzw. die funktionelle Lähmung) durchaus vertraut und plausibel erschienen. Dennoch war die Möglichkeit der sich daraus ergebenden somatischen Komplikationen (Elektrolytstörung durch Wasserintoxikation bzw. Thrombose und Lungenembolie bei Immobilisierung ohne prophylaktische Heparinmedikation) nicht realisiert worden.

Internistische Probleme bei psychisch Kranken sind zu vielfältig, als daß man das typische internistische Problem benennen könnte. Andererseits handelt es sich um keine außergewöhnlichen internistischen Probleme, weshalb die Behandlung bei entsprechender Kompetenz auch nicht überdurchschnittlich schwierig ist. Psychiatrische und internistische Erkrankungen können, müssen jedoch nicht in einem kausalen Zusammenhang stehen. Die Vielfalt der möglichen Konstellationen und die Bandbreite der daher notwendigen internistischen Diagnostik bei psychiatrischen Krankheiten kann im Einzelfall so groß sein, daß sich die Aufstellung allgemeingültiger Tabellen, die als Check-Listen zwar übersichtlich, aber eben auch reduktionistisch sind, verbietet. Abschließend zwei Beispiele dieser möglichen Vielfalt:

Ein depressiver Patient hat eine maligne Erkrankung mit Knochenmetastasen. Dabei kann die Depression unabhängig von den Metastasen aufgetreten sein. Sie kann sich aber auch als unspezifisches Begleitsyndrom und damit als Folge der malignen Erkrankung entwickelt haben. Schließlich ist auch denkbar, daß die Depression als typisches Begleitsymptom infolge einer Hypercalciämie bei Knochenmetastasen auftreten ist.

Ein schizophrener Patient klagt über Schmerzen, weil er unter Körperhalluzinationen leidet. Die Schmerzen können jedoch auch Folge einer akuten Appendizitis sein. Und schließlich ist denkbar und in der Literatur beschrieben, daß ein schizophrener Patient zwar unter einer im Regelfall schmerzhaften Erkrankung wie einem Herzinfarkt oder einer Appendizitis leidet, jedoch – möglicherweise weil er wahnhaft ist – keine Schmerzen angibt (vgl. Marchand 1955, Marchand et al. 1959).

1.4 Diskussion der Bedingungsfaktoren internistischer Probleme

Die somatische Morbidität psychisch Kranker stellt ein vielschichtiges Problem im psychiatrischen Alltag dar, für dessen Diskussion sich verschiedene Perspektiven anbieten. Im folgenden soll in drei Abschnitten danach gefragt werden, welche Anteile auf Seiten der behandelnden Ärzte sowie auf Seiten der Patienten in diesem Zusammenhang von Bedeutung und welche institutionellen Strukturen hierfür relevant sein könnten (vgl. Tabelle 1.7).

Tabelle 1.7 Besondere Probleme bei internistischen Erkrankungen psychisch kranker Patienten

I) Auf Seiten der behandelnden Ärzte:

- Tendenz von psychiatrisch und somatisch tätigen Ärzten, sämtliche Symptome psychisch kranker Patienten als ausschließlich psychogen zu interpretieren
- Tendenz der Psychiater, internistische Probleme nicht zu realisieren

II) Auf Seiten der Patienten:

- Eingeschränkte Kommunikationsfähigkeit oder psychosoziale Kompetenz: (Pat. holt sich keine „ausreichende Hilfe" oder wendet sich an die „falsche Institution".)
- „Ungesunde" Lebensbedingungen (z. B. Rauchen, Alkohol, wenig Sport)
- Unerwünschte Arzneimittelwirkungen von Psychopharmaka
- Selbstschädigendes Verhalten

III) Auf Seiten der Institution:

- Geringer Stellenwert der somatischen Differentialdiagnostik und Therapie im Behandlungsparadigma der psychiatrischen / psychotherapeutischen Institution
- Probleme in der Versorgung psychisch schwer gestörter Patienten in Allgemeinkrankenhäusern
- Fehlende organisatorische und personelle Voraussetzungen für eine ausreichende, kompetente internistische Diagnostik und Therapie

1.4.1 Mögliche Anteile auf Seiten der behandelnden Ärzte

Sowohl bei Psychiatern als auch bei Internisten besteht häufig die (unbewußte) Tendenz, sämtliche Symptome psychisch kranker Patienten als ausschließlich oder überwiegend psychogen zu interpretieren. Für den Internisten kann eine solche Handlungsweise entlastend sein, weil sie ein Argument bietet, den – vielleicht besonders schwierigen – Patienten zum Psychiater zu überweisen bzw. zurückzuschicken. Für den Psychiater kann eine solche Sichtweise ebenfalls entlastend sein; sie kann von der Verantwortung entbinden, sich mit außerhalb der eigenen Kompetenz liegenden somatischen Fragestellungen auseinanderzusetzen, und erlaubt anstelle dessen, sich auf eher vertraute Tätigkeiten zu konzentrieren. Diese Tendenz kann dazu führen, daß die somatischen Probleme psychisch Kranker von den behandelnden Ärzten nicht ausreichend realisiert werden (Hall et al. 1978).

Mit ihrer etwas überspitzt formulierten Frage, ob es ein Stethoskop im Hause gebe und ob dieses denn benutzt werde, weisen McIntyre und Romano (1977) auf die zu seltene körperlich-somatische Untersuchung psychisch kranker Patienten hin. Die Autoren sprechen das Selbstverständnis des Psychiaters an, der den schwierigen Brückenschlag vom redenden Psychotherapeuten einerseits zum handelnden Mediziner andererseits bewältigen müsse. Nach Rüger (1987) ist es eine grundlegende ärztliche Aufgabe, parallel nach einer möglichen somatischen Ursache und nach einem möglichen psychodynamischen Sinn einer Symptomatik zu fragen; die Schwierigkeit bestehe darin, jeweils zum richtigen Zeitpunkt und im richtigen Maß eine zupackend-aktive Grundhaltung und rationale Entscheidungsfreudigkeit einerseits mit der Fähigkeit zu abwartendem Verständnis und geduldiger Suche andererseits zu vereinen. Die Tendenz, vermeintlich psychisch kranke Patienten körperlich weniger sorgfältig als andere zu untersuchen und bei ihnen eine Psychogenese aller Symptome vorauszusetzen, kann Fehldiagnosen begünstigen; die zunächst hypothetische Frage, ob ein Symptom funktionell sei, wird möglicherweise vorschnell zur ungeprüften Aussage (vgl. Browning et al. 1974, Rüger 1987, Wildbolz 1979). In der Literatur sind wiederholt Obduktionsbefunde von psychisch Kranken mit Beispielen solcher Irrtümer publiziert worden (Hackl 1989, Malamud 1975).

Auch laborchemische und andere technische Untersuchungen müssen in diesem Zusammenhang angesprochen werden. Während sie in den meisten internistischen Abteilungen bei allen neuaufgenommenen Patienten zur Routinediagnostik gehören, werden sie in psychiatrischen Abteilungen oft nur unregelmäßig oder verzögert durchgeführt.

Überhöhte Kaliumwerte beispielsweise dürften in einer internistischen Abteilung im Regelfall früh erkannt werden, da üblicherweise bei jeder Neuaufnahme sofort eine laborchemische Untersuchung und ein EKG durchgeführt werden. Bei diesem Beispiel bietet sich der Vergleich mit der Lithiumbestimmung in einer psychiatrischen Abteilung an, die eben in vielen Kliniken nicht sofort nach jeder Notaufnahme von Patienten mit einer entsprechenden Medikation durchgeführt wird, wodurch eine Lithiumintoxikation gelegentlich erst verspätet diagnostiziert wird (Thiel et al. 1993).

Mehrere Autoren haben auf den Sinn einer routinemäßigen Labordiagnostik auch bei psychisch Kranken anhand empirischer Untersuchungen hingewiesen (Johnson 1968, vgl. hierzu aber auch Dolan und Mushlin 1985). Abschließend kann hierzu nur Shem (1988) zitiert werden, der in seinem zwar zur Trivialliteratur zählenden, dennoch in vieler Hinsicht durchaus treffenden Roman **The House of God** über den Alltag in einer internistischen Klinik feststellt: „If you don't take a temperature you can't find a fever" (S. 420).

Als Beispiel für technische Untersuchungen wird immer wieder der Stellenwert des EKGs diskutiert. In einer prospektiven Untersuchung von 1006 aufgenommenen Patienten einer psychiatrischen Klinik fand Hollister (1995) in 93 Fällen (entsprechend 9,2 %) pathologische EKG-Veränderungen, die über unspezifische Veränderungen der T-Welle

hinausgingen, am häufigsten Rhythmusstörungen, Erregungsausbreitungsstörungen (Blockbilder) und Ischämiezeichen. Dabei waren fast die Hälfte (46 %) der betroffenen Patienten jünger als 50 Jahre. Dieser Befund könnte gerade bei Patienten mit entsprechenden Vorerkrankungen im Zusammenhang mit einer psychopharmakologischen Behandlung von Bedeutung sein. So berichteten Roose et al. (1987), ca. 9 % aller Patienten mit vorbestehenden Reizleitungsverzögerungen entwickelten unter trizyklischen Antidepressiva einen AV-Block zweiten Grades. Untersucht man allerdings unausgelesene Patientengruppen ohne spezielle Risikofaktoren, so liegen diese Zahlen deutlich niedriger, wie die Ergebnisse der AMÜP-Studie zeigen (vgl. Grohmann et al. 1990).

1.4.2 Mögliche Anteile auf Seiten der Patienten

Nicht selten ist die psychosoziale Kompetenz und Kommunikationsfähigkeit psychisch kranker Patienten eingeschränkt. Das kann dazu führen, daß Patienten sich bei internistischen Beschwerden keine ausreichende oder falsche Hilfe holen. Viele chronisch Kranke wenden sich an die ihnen am besten vertraute Institution, und das ist eben nicht selten die psychiatrische Klinik. Der Psychiater kann daher nicht umhin, bei der Betreuung seiner Patienten in einem gewissen Ausmaß auch hausärztliche Aufgaben zu übernehmen.

Einige Patienten zeigen in direktem Zusammenhang mit der psychischen Erkrankung selbstschädigende Verhaltensweisen. Beispiele hierfür sind einerseits suizidales Verhalten, etwa bei Depressionen oder Psychosen, andererseits aber auch selbstverletzendes Verhalten bei Patienten mit Borderline-Persönlichkeitsstörungen.

Langzeithospitalisierte, aber auch teilstationär oder ambulant behandelte Patienten erhalten nicht selten sedierende Psychopharmaka, bewegen sich oft mangels beruflicher und sportlicher Aktivität wenig und sind übergewichtig, ernähren sich häufig unausgewogen und rauchen vergleichsweise viel. Solche Lebensbedingungen begünstigen Erkrankungen des Herz-Kreislauf-Systems oder des Bewegungsapparates (Häfner und Bickel 1989, Hewer et al. 1991a und 1992, Schwalb et al. 1987). Bei Suchterkrankungen kommen die speziellen toxischen Nebenwirkungen der Substanzen hinzu. Schließlich zeichnet sich ein Teil der psychisch Kranken durch eine geringere Compliance bei der Therapie internistischer Erkrankungen aus (vgl. Häfner 1978). Alle genannten Gründe reichen jedoch für eine befriedigende Erklärung der Daten zur hohen Mortalität und Morbidität psychisch Kranker nicht aus; vollständige Erklärungsmodelle für die Beziehung zwischen psychischer und somatischer Morbidität fehlen bis heute (Warnes 1982, Murphy et al. 1992).

1.4.3 Mögliche strukturelle Anteile der Institution

In diesem Zusammenhang muß vor allem die Frage gestellt werden, welchen Stellenwert die internistische Differentialdiagnostik und Therapie im Behandlungsparadigma einer Institution haben. Besonders Ärzte mit geringer medizinischer Erfahrung könnten wichtige differentialdiagnostische Erwägungen vernachlässigen, wenn die Vorgesetzten – aus welchen Gründen auch immer – zu wenig darauf achten. Weiterhin muß überlegt werden, ob die organisatorischen und personellen Voraussetzungen für eine ausreichende internistische Versorgung der Patienten existieren.

Ein anschauliches Beispiel, wie Probleme institutionelle Ursachen haben, aber auch institutionell gelöst werden können, findet sich bei Hackl (1989):

Mitte der 70er Jahre war dem Österreichischen Statistischen Zentralamt aufgefallen, daß die Pneumonie-Sterblichkeit im Psychiatrischen Krankenhaus Wien, verglichen mit der gleichaltrigen Gesamtbevölkerung auf das 12-fache erhöht war. Ursache hierfür war offenbar sowohl die mangelhafte Berücksichtigung pneumonieprophylaktischer Maßnahmen für gefährdete Patien-

ten als auch eine unzureichende Pneumonietherapie. Nach pulmonologischer Beratung und Organisation präventiver Maßnahmen war es dann im weiteren Verlauf möglich, den Anteil der Pneumonien als Todesursache im Psychiatrischen Krankenhaus signifikant zu senken (Hackl 1989).

1.5 Ausblick auf mögliche Konsequenzen

In einem Editorial des American Journal of Psychiatry wies Engel (1972) auf Tendenzen der Psychiater hin, zunehmend den Dialog mit den somatischen Nachbarfächern der Medizin zu vernachlässigen. Er führte weiter aus, dadurch würde die psychiatrische Ausbildung der Ärzte anderer Disziplinen ebenso wie die somatisch-medizinische Ausbildung der in den psychiatrischen Fächern Tätigen vernachlässigt. Die Psychiatrie gerate in Gefahr, ihre mühsam erkämpfte Anerkennung als großes Fach der Medizin zu verlieren. Diese Ausführungen von Engel, in denen er besorgt die Frage stellt, ob die Psychiatrie ihrer Verantwortung nachkomme, sind heute mehr als 20 Jahre alt, und manches hat sich zum Besseren verändert. Dennoch sollen abschließend drei Punkte angesprochen werden, die strukturellen Problemen vorbeugen und daher helfen könnten, die klinische Versorgung psychisch kranker Patienten mit internistischen Problemen zu verbessern.

1. Soweit notwendig und möglich, sollte mehr Aufmerksamkeit auf die somatische Ausbildung von Psychiatern und Psychotherapeuten gerichtet werden. Hierbei wurde traditionell der Stellenwert einer neurologischen Ausbildung eher überschätzt, der einer gynäkologischen und internistischen dagegen vernachlässigt, wie Häfner bereits 1967 ausgeführt hat (vgl. Sandifer 1977).

2. Die sorgfältige internistische und neurologische Untersuchung jedes psychisch kranken Patienten sollte obligatorisch sein. Hall et al. (1978, S. 1319) stellen in diesem Zusammenhang zu Recht fest: „Adequate medical investigation (...) is reassuring to both the patient and his physician".

3. Ein ausreichendes Maß medizinischer Kompetenz sollte in jeder psychiatrischen oder psychotherapeutischen Abteilung etwa in Form eines internistischen Liaison- oder Konsiliardienstes strukturell fest eingebunden sein.

Literatur

Browning, H.B., S.I. Miller, R.L. Tyson: The psychiatric emergency: a high-risk medical patient. Compr. Psychiatry 15 (1974) 153–156

Carlson, R.J., N. Nayar, M. Suh: Physical disorders among emergency psychiatric patients. Can. J. Psychiatry 26 (1981) 65–67

Coulehan, J.L., H.C. Schulberg, M.R. Block, J.E. Janosky, V.C. Arena: Medical comorbidity of major depressive disorder in a primary medical practice. Arch. Intern. Med. 150 (1990) 2363–2367

Dolan, J.G., A.I. Mushlin: Routine laboratory testing for medical disorders in psychiatric inpatients. Arch. Intern. Med. 145 (1985) 2085–2088

Eastwood, M.R., R.H.S. Mindham, T.G. Tennent: The physical status of psychiatric emergencies. Brit. J. Psychiat. 116 (1970) 545–550

Eilenberg, M.D., P.B. Whatmore: Physical disease and psychiatric emergencies. Compr. Psychiatry 2 (1961) 358–363

Engel, G.L.: Is psychiatry failing in its responsibilities to medicine? Am. J. Psychiatry 128 (1972) 1561–1564

Grohmann, R., L.G. Schmidt, K. Antretter, E. Rüther: Unerwünschte Wirkungen von Psychopharmaka – ausgewählte Ergebnisse aus dem multizentrischen Zehnjahresprojekt AMÜP. Internist 31 (1990) 468–474

Hackl, H.: Besonderheiten in Obduktionsbefunden von Patienten psychiatrischer Abteilungen. Nervenarzt 60 (1989) 506–509

Häfner, H.: Gutachten über Struktur und Organisation einer neu zu bauenden psychiatrischen Universitätsklinik. Soc. Psychiatry 2 (1967) 189–196

Häfner, H.: Krisenintervention und Notfallversorgung in der Psychiatrie. Therapiewoche 28 (1978) 2716–2730

Häfner, H., H. Bickel: Physical morbidity and mortality in psychiatric patients. In: Öhmann, R. (Hrsg.): Interactions between mental and physical illness. Springer Verlag, Berlin, Heidelberg, New York, 1989

Hall, R.C.W., M.K. Popkin, R.A. Devaul, L.A. Faillace, S.K. Stickney: Physical illness presenting as psychiatric disease. Arch. Gen. Psychiatry 35 (1978) 1315–1320

Hall, R.C.W, E.R. Gardner, M.K. Popkin, A.F. Lecann, S.K. Stickney: Unrecognized physical illness prompting psychiatric admission: a prospective study. Am. J. Psychiatry 138 (1981) 629–635

Herridge, C.F.: Physical disorders in psychiatric illness. Lancet 2 (1960) 949–951

Hewer, W., W. Rössler, E. Jung, B. Fätkenheuer: Somatische Erkrankungen bei stationär behandelten psychiatrischen Patienten. Psychiat. Prax. 18 (1991a) 133–138

Hewer, W., W. Rössler, B. Fätkenheuer, E. Jung: Mortalität von Patienten mit organisch bedingten psychischen Störungen während des Zeitraums stationärer psychiatrischer Behandlung. Nervenarzt 62 (1991b) 170–176

Hewer, W., S. Biedert, H. Förstl, B. Alm: Unentdeckte körperliche Erkrankungen bei psychiatrischen Neuaufnahmen. Psychiat. Prax. 19 (1992) 171–177

Hewer, W., W. Rössler, B. Fätkenheuer, W. Löffler: Mortality among patients in psychiatric hospitals in Germany. Acta Psychiatr. Scand. 91 (1995) 174–179

Hollister, L.E.: Electrocardiographic screening in psychiatric patients. J. Clin. Psychiatry 56 (1995) 26–29

Johnson, D.A.W.: The evaluation of routine physical examination in psychiatric cases. The Practitioner 200 (1968) 686–691

Koranyi, E.K.: Fatalities in 2070 psychiatric outpatients. Arch. Gen. Psychiatry 34 (1977) 1137–1142

Koranyi, E.K.: Morbidity and rate of undiagnosed physical illnesses in a psychiatric clinic population. Arch. Gen. Psychiatry 36 (1979) 414–419

Maguire, G.P., K.L. Granville-Grossman: Physical illness in psychiatric patients. Brit. J. Psychiatry 115 (1968) 1365–1369

Malamud, N.: Organic brain disease mistaken for psychiatric disorder. In: Benson, D.F., D. Blumer (Hrsg.): Psychiatric aspects of neurologic disease. Grune & Stratton, New York, San Francisco, London, 1975

Marchand, W.E.: Occurence of painless myocardial infarction in psychotic patients. N. Engl. J. Med. 253 (1955) 51–55

Marchand, W.E., B. Sarota, H.C. Marble, T.M. Leary, C.B. Burbank, M.J. Bellinger: Occurence of painless acute surgical disorders in psychotic patients. N. Engl. J. Med. 260 (1959) 580–585

McIntyre, J.S., J. Romano: Is there a stethoscope in the house (and is it used)? Arch. Gen. Psychiatry 34 (1977) 1147–1151

Murphy, J.M., R.R. Monson, D.C. Olivier, G.E.P. Zahner, A.M. Sobol, A.H. Leighton: Relations over time between psychiatric and somatic disorders: the Stirling Country Study. Am. J. Epidemiol. 136 (1992) 95–105

Palarea, E.R.: Medical evaluation of the psychiatric patient. J. Am. Geriatr. Soc. 13 (1965) 14–19

Roessler, R., N.S. Greenfield: Incidence of somatic disease in psychiatric patients. Psychosom. Med. 23 (1961) 413–419

Roose, S.P., A.H. Glassman, E.G. Giardina, B.T. Walsh, S. Woodring, J.T. Bigger: Tricyclic antidepressants in depressed patients with cardiac conduction disease. Arch. Gen. Psychiatry 44 (1987) 273–275

Rüger, U.: Fehldiagnose „Psychosomatische Erkrankung". Prax. Psychother. Psychosom. 32 (1987) 12–20

Sandifer, M.G.: The education of the psychiatrist as a physician. Am. J. Psychiatry 134 (1977) 50–53

Schmal, D., G. Sandner: Ausmaß und Qualität intensivtherapeutischer Maßnahmen in der Psychiatrie. Psychiat. Neurol. Med. Psychol. 41 (1989) 499–504

Schwalb, H., W. Schimana, H. Brüninghaus, F. Eckmann, J. Mascher, W. Serfling, I. Veh-Schindlmayr: Mortalität hospitalisierter psych-iatrischer Patienten – Ergebnisse einer 10-Jahres-Studie. Fortschr. Neurol. Psychiat. 55 (1987) 83–90

Sharma, R., H.R. Markar: Mortality in affective disorder. J. Affect. Disord. 31 (1994) 91–96

Shem, S.: The house of God. 3.Ed., Dell Publishing, New York, 1988

Strakowski, S.M., M. Tohen, A.L. Stoll, G.L. Faedda, D.C. Goodwin: Comorbidity in mania at first hospitalization. Am. J. Psychiatry 149 (1992) 554–556

Strakowski, S.M., M. Tohen, A.L. Stoll, G.L. Faedda, P.V. Mayer, M.L. Kolbrener, D.C. Goodwin: Comorbidity in psychosis at first hospitalization. Am. J. Psychiatry 150 (1993) 752–757

Thiel, A., R. Nau, K. Lehmann, T. Willers: Intoxication in manic patients following chaotic self-administration of lithium. Acta Psychiatr. Scand. 88 (1993) 289–291

Thiel, A., R. Nau, T. Willers, E. Rüther, H.W. Prange: Intensivmedizinische Behandlungen bei psychiatrisch kranken Patienten. Nervenarzt 65 (1994) 183–190

Walker, R.D., M.O. Howard, M.D. Lambert, R. Suchinsky: Psychiatric and medical comorbidities of veterans with substance use disorders. Hosp. Community Psychiatr. 45 (1994) 232–237

Warnes, H.: Physical illness in the psychiatric patient. In: Koranyi,E. (Hrsg.): Physical illness in the psychiatric patients. Thomas, Springfield, 1982, 119–137

Wildbolz, A.: Fehldiagnosen durch einseitige psychiatrische oder einseitige somatische Beurteilung. Schweiz. Rundsch. Med. Praxis 68 (1979) 1482–1487

2 Häufige internistische Probleme bei psychisch Kranken im höheren Lebensalter

W. Hewer, H. Förstl

Multimorbidität ist ein Merkmal, das sich mit zunehmendem Alter des Menschen mehr oder weniger zwangsläufig einstellt. So haben zahlreiche Untersuchungen gezeigt, daß bei Patienten spätestens ab der siebten Lebensdekade das Vorliegen mehrerer Erkrankungen zum Regelfall wird (Schramm 1988). Deshalb wird der Psychiater bei der Mehrzahl seiner älteren Patienten mit dem Phänomen der somatischen Komorbidität konfrontiert sein, wobei internistische Leiden hinsichtlich der Häufigkeit dabei an erster Stelle stehen. Umgekehrt ergibt sich aus den epidemiologischen Daten, nach denen rund ein Viertel der Menschen im höheren Lebensalter von psychischen Störungen betroffen ist, daß der in Klinik und Praxis tätige Internist zwangsläufig auch Patienten mit psychischen Begleiterkrankungen zu versorgen hat. Insofern sind Wechselwirkungen zwischen internistischen Erkrankungen einerseits und gerontopsychiatrischen Störungen andererseits von erheblicher praktischer Bedeutung. Da eine umfassende Erörterung dieser Thematik den Rahmen des vorliegenden Beitrags übersteigen würde, soll im folgenden auf einige besonders wichtige Aspekte, die im Schnittpunkt von Gerontopsychiatrie und Innerer Medizin liegen, eingegangen werden. Nach einer einleitenden Zusammenfassung von Daten zur internistischen Morbidität gerontopsychiatrischer Patienten werden anschließend typische internistische Probleme bei den häufigsten psychischen Störungen des älteren Menschen besprochen.

2.1 Häufigkeit körperlicher Erkrankungen in der Gerontopsychiatrie

Einleitend sollen zunächst eigene bisher nicht publizierte Daten referiert werden. Es handelt sich um die retrospektive Auswertung der Krankheitsverläufe von 54 Patienten, die 65 Jahre und älter waren und die innerhalb eines 12monatigen Zeitraums in den Jahren 1986/87 konsekutiv auf einer geschlossenen psychiatrischen Station aufgenommen worden waren. Nach der ICD-9 Klassifikation wurde eine Einteilung in funktionelle – also körperlich nicht begründbare – und organische psychische Störungen vorgenommen (Tabelle 2.1). Im einzelnen verteilten sich die Diagnosen in Gruppe A, den organischen psychischen Störungen, wie folgt: degenerative Demenzen (n=12), vaskuläre Demenzen (n=10), akute organische Reaktionstypen (n=6), Alkoholdelir (n=2) sowie sonstige organische Psychosyndrome (n=3). Bei den funktionellen psychischen Störungen (Gruppe B) standen depressive Syndrome an erster Stelle (n=10), gefolgt von Anpassungsstörungen (n=6) und psychotischen Erkrankungen (n=5). Bei 13 Patienten (2 aus Gruppe A und 11 aus Gruppe B) war ein Suizidversuch vorausgegangen.

Die Krankenakten aller 54 Patienten wurden retrospektiv fallbezogen ausgewertet hinsichtlich des Bestehens körperlicher Begleiterkrankungen, der Frage, inwieweit diese – bei Einbeziehung hausärztlicher und anderweitiger Vorinformationen – vorbekannt waren und welche therapeutischen Konsequenzen

Tabelle 2.1 Somatische Morbidität gerontopsychiatrischer Patienten: untersuchtes Kollektiv

	Gruppe A*	Gruppe B**
Patienten (n)	33	21
Alter (x±s)	76,3±6,84	74,1±5,03
Geschlechtsver- teilung m/w, %	39,4/60,6	28,6/71,4

* Gruppe A: Patienten mit organischen psychischen Störungen (ICD-9: 290–294, 310)
** Gruppe B: Patienten mit funktionellen psychischen Störungen (ICD-9: 295–309, 311,
312)

Tabelle 2.2 Häufigkeit somatischer Erkrankungen

	Gruppe A*	Gruppe B**
Patienten mit so- matischer Erkran- kung (n, %)	33 (100)	20 (95,2)
Zahl somatischer Diagnosen pro Pa- tient	2,79±1,49	2,43±1,25
wesentliche Ergän- zung der somati- schen Diagnosen (n, %)	22 (66,7)	9 (42,9)
Neubeginn bzw. wesentliche Ände- rung somatischer Therapiemaßnah- men (n, %)	26 (78,8)	14 (66,7)

folgender Weise auf die wichtigsten Krankheitsgruppen: kardiovaskuläre Leiden 33,6%
(wobei, der ICD-Klassifikation entsprechend,
die Hirndurchblutungsstörungen dieser Gruppe zugeordnet wurden); Affektionen von Stoffwechsel und Endokrinium 17,5%, Erkrankungen des Nervensystems und der Atmungs-
organe jeweils 7,7%, schließlich betrafen
22,3% der Diagnosen eine große Vielzahl sonstiger somatischer Erkrankungen.

Von den 92 Begleiterkrankungen in Gruppe
A waren 54,3% (n=50) vorbekannt, während der entsprechende Anteil in Gruppe B
78,4% (n=40) betrug. Dieser Unterschied
ist statistisch signifikant (Chi² 8,16, p <
0,005), d. h. somatische Erkrankungen waren bei Patienten mit funktionellen psychischen Störungen häufiger vorbekannt, als dies
bei der Gruppe mit organischen Psychosyn-
dromen der Fall war.

Die patientenbezogene Auswertung ergab,
daß die somatische(n) Diagnose(n) in Gruppe
A bei zwei Dritteln der Fälle und in Gruppe
B bei über 40% der Patienten in wesentli-
chem Umfang während der stationären psychiatrischen Behandlung ergänzt wurde(n) (Tabelle 2.2). Als „wesentliche Ergänzung" galt
hierbei, wenn mindestens eine somatische Erkrankung, die nicht vorbekannt war, neudiagnostiziert wurde, oder wenn sich bezüglich
einer bekannten somatischen Normabwei-
chung oder Erkrankung infolge während des
psychiatrischen Klinikaufenthalts durchgeführter Untersuchungen richtungsweisende
neue diagnostische Aspekte ergaben.

**Beispiel für eine „wesentliche Ergänzung der
Diagnose":** Bei einer 69jährigen Patientin mit einem dementiellen Syndrom war anläßlich eines einige Wochen zuvor stattgehabten Aufenthalts in
einer anderen Klinik ein unklarer Befund im
Kolonkontrasteinlauf erhoben worden. Dies ver-
anlaßte die Durchführung einer Koloskopie, bei
der ein Kolonkarzinom nachgewiesen wurde.

In den Tabellen 2.3 und 2.4 sind diejenigen
somatischen Erkrankungen im einzelnen aufgeführt, bezüglich derer relevante neue
Aspekte festgestellt wurden. Diese beiden
Aufstellungen zeigen, daß es sich überwie-

deren Diagnose nach sich zog. Den somatischen Diagnosen lag im Regelfall eine fach-
ärztliche Beurteilung zugrunde. Es wurden
nur diejenigen Erkrankungen berücksichtigt,
die aus klinischer Sicht aktuell bedeutsam erschienen.

Wie Tabelle 2.2 zeigt, waren mit einer Ausnahme alle Patienten von einer körperlichen Begleiterkrankung betroffen. Bei den 33
Patienten der Gruppe A wurden insgesamt 92
und bei den 21 Patienten von Gruppe B 51 Begleiterkrankungen diagnostiziert, so daß im
Durchschnitt pro Patient zwei bis drei
somatische Erkrankungen bestanden. Die 143
im Gesamtkollektiv registrierten komorbiden
somatischen Erkrankungen verteilten sich in

Tabelle 2.3 Neudiagnostizierte Erkrankungen bei Gruppe A (n=42)

1. Nicht vorbekannte Erkrankungen (n=34)

Kardiopulmonale (n=8)
- akute bronchopulmonale Infektion (n=2)
- Herzinsuffizienz (n=2)
- Vorhofflimmern (n=2)
- (extra-)zerebraler Gefäßprozeß (n=2)

Metabolische und endokrine (n=8)
- Diabetes mellitus Typ II (n=4)
- Vitamin B-12-Mangel
- Hyperkalzämie (bei prim. Hyperparathyreoidismus)
- Struma nodosa
- Hypokalzämie (nach Strumaresektion)

Nephrologische und urologische (n=6)
- Harnwegsinfektion (n=2)
- Nierenkelchkonkrement
- suspekter Prostatatastbefund
- kompensierte Niereninsuffizienz
- Prostatahyperplasie

Nervensystem, Sinnesorgane (n=4)
- Myasthenia gravis
- Polyneuropathie
- epidurales Hämatom
- Presbyakusis

Maligne Tumoren (n=2)
- Mammakarzinom
- zerebrales malignes Lymphom

Verschiedene (n=6)
- Anämie (n=2)
- unklare Schädelosteolysen
- chronische nicht eitrige destruierende Cholangitis
- unklarer gynäk. Tastbefund (Mamma)
- Refluxösophagitis

2. Partiell vorbekannte Erkrankungen (n=8)*
- nicht transmuraler Herzinfarkt
- hypertensive Herzerkrankung
- Kolonkarzinom
- Diabetes mellitus Typ II
- dekompensierte Herzinsuffizienz
- zerebrale Arteriosklerose
- Panzytopenie
- alkoholische Leberschädigung

* mitaufgeführt sind diejenigen Erkrankungen, bei denen vorbekannte somatische Befunde durch die Diagnostik während des psychiatrischen Klinikaufenthalts eine wesentliche Ergänzung in ihrer diagnostischen Einschätzung erfuhren (weitere Erläuterung im Text).

Tabelle 2.4 Neudiagnostizierte Erkrankungen bei Gruppe B (n=11)

1. Nicht vorbekannte Erkrankungen (n=7)
- Pneumonie (n=2)
- Diabetes mellitus (steroidinduziert)
- Gonarthrose
- Parkinson-Syndrom (n=2)
- rezidivierender Harnwegsinfekt

2. Partiell vorbekannte Erkrankungen (n=4)*
- kompensierte Herzinsuffizienz, ventrikuläre Arrhythmie
- Herzinsuffizienz
- ischämische Herzerkrankung, Herzinsuffizienz, Arrhythmie (ventrikulär u. supraventrikulär)
- venöse Insuffizienz

* siehe Anmerkung zu Tabelle 2.3

gend um nicht vorbekannte Leiden handelte, während bei einem kleineren Teil der Krankheitsbilder (12 von 51) für die Diagnose wichtige Vorinformationen verfügbar waren. Deutlich wird ferner, daß neben zahlreichen eher alltäglichen Erkrankungen gravierende Leiden in beträchtlichem Umfang neudiagnostiziert wurden.

Schließlich geht aus Tabelle 2.2 hervor, daß bei 40 von 54 Patienten (74,1 %) im Rahmen der stationären psychiatrischen Behandlung bei mindestens einer komorbiden somatischen Erkrankung therapeutische Maßnahmen entweder neueingeleitet wurden oder das therapeutische Vorgehen eine wesentliche Modifikation erfuhr (Beispiel für eine wesentliche Änderung: Umstellung der antihypertensiven Medikation bei vorbekanntem Bluthochdruck). Bezogen auf die Gesamtzahl der Diagnosen wurden in Gruppe A (in Klammern die Zahlen für Gruppe B) bei 36 (9) Erkrankungen therapeutische Maßnahmen neueingeleitet, bei 17 (17) Erkrankungen wurde das bisherige therapeutische Regime modifiziert, während bei 39 (25) der insgesamt 92 (51) Diagnosen keine (neuen) therapeutischen Konsequenzen gezogen wurden. Erwähnenswert erscheint noch, daß sich bei 40 der 53 Erkrankungen, die nicht oder nur partiell vorbekannt waren, aus deren Diagnose therapeutische Konsequenzen ergaben.

Diese Ergebnisse dürfen allerdings nicht ohne weiteres verallgemeinert werden, da von einer Überrepräsentation schwerer somatischer Erkrankungen in dem untersuchten Kollektiv auszugehen ist. Dies zum einen, da die Patienten auf einer Station der Klinik aufgenommen wurden, auf der schwerpunktmäßig Patienten mit körperlichen Begleiterkrankungen behandelt werden, zum anderen aber auch wegen der engen Anbindung der Abteilung an ein großes Krankenhaus der Zentralversorgung, von wo aus körperlich Schwerkranke mit komplizierenden psychischen Störungen relativ häufig übernommen werden.

Trotz dieser einschränkenden Bemerkungen zeigt die Literatur zur somatischen Morbidität von Menschen mit psychischen Alterserkrankungen, daß auch dann, wenn Selektionsfaktoren in weniger starkem Umfang zum Tragen kommen, der Gerontopsychiater bei einem beträchtlichen Teil seiner Patienten mit Multimorbidität und schweren körperlichen Beeinträchtigungen konfrontiert wird (Sheline 1990, Wagner 1988). Ähnlich wie in der eigenen Erhebung stellt dabei der Nachweis nicht vorbekannter Leiden keine Seltenheit dar. In zwei neueren Arbeiten war dies bei etwa einem Drittel der Patienten der Fall (Fallow et al. 1995, Perry et al. 1994). Noch höher liegt die entsprechende Rate in einer Untersuchung von Sweer et al. (1988), die bei 52 von 100 depressiven Patienten mindestens eine somatische Erkrankung neuentdeckten. Die weite Verbreitung körperlicher Probleme bei älteren depressiven Menschen wird auch deutlich aus den Ergebnissen von Lacro und Jeste (1994), die bei 48% dieser Patientengruppe drei oder mehr komorbide körperliche Leiden fanden. Evidenzen für eine deutliche Syntropie von psychischen und körperlichen Erkrankungen wurden im übrigen nicht nur in Inanspruchnahme-Populationen, sondern auch bei epidemiologischen Erhebungen, so beispielsweise in der sog. Oberbayern-Studie nachgewiesen (Weyerer et al. 1989). Damit stehen die eigenen Ergebnisse trotz der erwähnten Selektionsfaktoren in einem guten Einklang mit der Literatur, auch wenn eine

Häufung schwerer Begleiterkrankungen im eigenen Krankengut nicht in Abrede gestellt werden soll. Nach den eigenen Erfahrungen sind es vor allem Patienten mit organischen psychischen Störungen, bei denen mit einer substantiellen Rate nicht vorbekannter körperlicher Störungen zu rechnen ist.

Die Auswirkungen körperlicher Begleiterkrankungen auf Entstehung und Verlauf psychischer Alterserkrankungen können sehr unterschiedlich sein: Ebenso wie ein Zusammenhang völlig fehlen kann, es sich also um zufällig zusammentreffende Krankheitsprozesse handelt, können beide Ebenen untrennbar miteinander verknüpft sein, z. B. bei symptomatischen psychischen Störungen, die unmittelbar aus einem somatischen Krankheitsgeschehen resultieren, aber auch bei körperlichen Erkrankungen, die als Folge einer psychischen Störung anzusehen sind, wie beispielsweise eine Pneumonie nach einer in suizidaler Absicht vorgenommenen Tablettenintoxikation. Angesichts der Vielfalt somatischer und psychosozialer Bedingungsfaktoren, die im Einzelfall wirksam werden, ist es häufig jedoch nur annäherungsweise möglich, den genauen Umfang, in dem körperliche Faktoren das psychopathologische Geschehen beeinflussen, abzuschätzen. Trotz dieser Probleme bei der individuellen Ursachengewichtung ist generell von bedeutsamen Interaktionen zwischen körperlichen und seelischen Abläufen auszugehen, die auch die wesentliche Rechtfertigung für die Forderung darstellen, die allgemeinmedizinisch-internistische Patientenversorgung in die gerontopsychiatrische Diagnostik und Therapie zu integrieren. Dies soll im folgenden für die drei wichtigsten Syndrome in der Gerontopsychiatrie – Demenz, Delir und Depression – näher erörtert werden.

2.2 Typische internistische Probleme bei Demenzerkrankungen

Nach der Definition der ICD-10 ist das Demenzsyndrom gekennzeichnet durch eine

„Abnahme des Gedächtnisses und des Denkvermögens mit beträchtlicher Beeinträchtigung der Aktivitäten des täglichen Lebens" (Weltgesundheitsorganisation 1991). Aufgrund epidemiologischer Daten ist davon auszugehen, daß etwa 6 % der Bevölkerung im Alter über 65 Jahren von einer Demenzerkrankung mindestens mittleren Schweregrades betroffen sind (Cooper und Bickel 1989).

Ätiologische Aspekte: Vaskuläre Demenzen, die in der Regel in enger Beziehung zu internistischen Krankheitsprozessen stehen, stellen bekanntlich nach der Demenz vom Alzheimertyp die zweithäufigste Demenzform dar. In der Regel handelt es sich dabei um einen arteriosklerotischen oder degenerativen Gefäßprozeß, daneben sind rezidivierende embolische Infarktereignisse und eine Reihe von entzündlichen und hämatologischen bzw. hämostaseologischen Erkrankungen als mögliche Ursachen zu bedenken, die durch lokale oder diffuse zerebrale Zirkulationsstörungen dementielle Prozesse auslösen können (Geldmacher und Whitehouse 1996). In Tabelle 2.5 sind zusätzlich eine Reihe anderweitiger internistischer Erkrankungen aufgeführt, die über metabolisch-endokrine Veränderungen oder eine reduzierte Sauerstoff- bzw. Substratversorgung des Gehirns zu einer Einschränkung des kognitiven Leistungsvermögens führen können. Die arterielle Hypertonie ist der einzige gesicherte Risikofaktor für die Entstehung einer vaskulären Demenz. Als weitere Risikofaktoren werden diskutiert der Diabetes mellitus, Fettstoffwechselstörungen, Rauchen, das Vorliegen kardialer Emboliequellen, aber auch die intermittierende arterielle Hypotonie sowie synkopale Ereignisse (Übersicht bei Kloß et al. 1994). Daten einer kürzlich publizierten schwedischen Langzeitstudie erbrachten im übrigen Hinweise darauf, daß der Bluthochdruck möglicherweise auch für die Alzheimersche Krankheit mit spätem Erkrankungsbeginn einen Risikofaktor darstellt, wobei diese Daten auch zeigen, daß die Blutdruckerhöhung zum Manifestationszeitpunkt der Demenz nicht mehr bestehen muß (Skoog et al. 1996). Um-

Tabelle 2.5 Innere Erkrankungen als Ursache dementieller Syndrome*

Kardiovaskuläre und pulmonale Erkrankungen
- arteriosklerotische und degenerative Angiopathien
- Arteriitiden (z. B. SLE, Riesenzellarteriitis)
- schwere Herzerkrankungen (z. B. Herzinsuffizienz, Vitien, Arrhythmien)
- rezidivierende Hirnembolien
- chronische respiratorische Insuffizienz
- Schlafapnoesyndrom

Metabolische und endokrine Erkrankungen
- Endokrinopathien (z.B: Hypothyreose, Hypo-/Hyperparathyreoidismus, Hypoglykämie)
- B_{12}- und andere Vitaminmangelzustände
- urämische Enzephalopathie, Dialysedemenz, Hyponatriämie
- Leberinsuffizienz
- Stoffwechselerkrankungen (z. B. Fett-, Porphyrinstoffwechsel)
- Malabsorptionssyndrome

Erregerbedingte
- HIV-Infektion/Aids
- Borreliose
- M. Bang
- M. Whipple
- Malaria

Diverse
- hämatologische Erkrankungen (z. B. Polyzythämia vera, Paraproteinämien, Gerinnungsstörungen)
- Sarkoidose
- paraneoplastische limbische Enzephalitis

* Zusammenstellung ausgewählter Ursachen in Anlehnung an Mumenthaler 1987 und Lang 1994

gekehrt gibt es aber auch Hinweise auf eine Assoziation zwischen dementiellen Syndromen und niedrigen Blutdruckwerten. Die zugrundeliegenden pathogenetischen Zusammenhänge sind bisher nicht geklärt. Wenn nach den Ergebnissen einer schwedischen Arbeitsgruppe Demenzpatienten niedrigere Werte als Kontrollpersonen aufweisen, könnte es sich dabei durchaus auch um ein im Krankheitsverlauf auftretendes Sekundärphänomen handeln (Guo et al. 1996).

Die Häufigkeit kausal therapierbarer Demenzen, von denen ein Teil internistische Ursachen hat, wird kontrovers beurteilt. Während ältere Arbeiten den Anteil dieser Krankheitsbilder mit 10–30 % angaben (Übersicht bei Biedert et al. 1987, Mumenthaler 1987), werden in der aktuellen Literatur deutlich niedrigere Zahlen genannt. So kommt eine neuere Übersichtsarbeit zu dem Schluß, daß bei ca. 10 % der Demenzkranken durch die Behandlung spezifischer Grunderkrankungen eine partielle Reversibilität der Symptomatik erreicht werden kann (Weytingh et al. 1995), während der Anteil kompletter Remissionen sich in der Größenordnung von 1–2 % bewegen dürfte (Draper 1991, Weytingh et al. 1995). Daß diese diskrepanten Zahlen eine tatsächliche Veränderung im Spektrum der eine Demenz verursachenden Grunderkrankungen widerspiegeln, erscheint eher zweifelhaft. Wahrscheinlicher ist, daß die früheren optimistischen Schätzungen aus methodischen Gründen (z. B. fehlende Repräsentativität der Kollektive, Nichtverwendung ausreichend strikter diagnostischer Kriterien) nicht auf die Gesamtheit der Demenzkranken übertragen werden können (Barry und Moskowitz 1988). In diesem Zusammenhang wurde wiederholt auch darauf hingewiesen, daß es besser sei, von **potentiell** reversiblen Demenzen zu sprechen (Draper 1991), da bei 15–30 % der Patienten mit therapierbaren Grunderkrankungen trotz Behandlung eine Besserung der kognitiven Situation nicht eintritt (Clarfield 1988, Weytingh et al. 1995).

Diagnostik: Angesichts der möglichen Grunderkrankungen, von denen Tabelle 2.5 nur eine Auswahl enthält, stellt sich die Frage nach dem Umfang der internistischen Diagnostik, wenn bei einem Patienten eine Demenz neuentdeckt wurde. In Tabelle 2.6 werden diejenigen Untersuchungen zusammengefaßt, die aus Sicht der Verfasser und in Anlehnung an Expertenempfehlungen unverzichtbar erscheinen, wobei diese Ansicht hinsichtlich eines Teils der genannten Parameter (Luesserologie, Folsäure, Vitamin B-12) nicht von allen Autoren geteilt wird (Draper 1991, Siu 1991). Der mit den genannten Untersuchungen verbundene diagnostische Aufwand

Tabelle 2.6 Internistische Basisdiagnostik bei dementiellen Erkrankungen*

- **(Fremd)Anamnese**
- **körperlicher Befund**
- EKG
- Röntgen-Thorax
- Labor:
  - > BKS, Blutbild
  - > Elektrolyte
  - > Leber- und Nierenfunktionsparameter
  - > Blutzucker, Lipide
  - > Eiweißelektrophorese
  - > Schilddrüsenfunktion (TSH)
  - > Vitamin B_{12} und Folsäure
  - > Luesserologie
  - > Urinstatus und -sediment

weitere Untersuchungen: bei spezieller Indikation

* in Anlehnung an NIH Consensus Conference 1987, Mumenthaler 1987, Blazer 1994, Bergener und Vollhardt 1995, Corey-Bloom et al. 1995

ist begrenzt. Über die Notwendigkeit einer weiterführenden Diagnostik sollte individuell entschieden werden. Dies impliziert, daß eine sorgfältige Anamnese- und Befunderhebung von zentraler Bedeutung sind. Bezüglich der aus neurologischer Sicht obligaten Basisdiagnostik sei auf entsprechende Literatur verwiesen (z. B. Cummings und Benson 1993).

Bei bekannter Demenzerkrankung bedarf der Patient angesichts der regelhaft gegebenen somatischen Komorbidität (Fichter et al. 1995) neben der neurologisch-psychiatrischen auch einer allgemeinärztlichen Versorgung, da der Erhalt der körperlichen Homöostase eine wesentliche Voraussetzung für eine bestmögliche Stabilität in psychopathologischer Hinsicht darstellt (Six 1988). Eine besondere Herausforderung ergibt sich dabei aus dem Umstand, daß Patienten mit kognitiven Defiziten körperliche Beschwerden weniger klar und zuverlässig äußern, wie dies bei erhaltener kognitiver Kompetenz zu erwarten wäre. So konnte gezeigt werden, daß Alzheimerpatienten bereits in früheren Krankheitsstadien signifikant seltener über körperliche Symptome klagten, als dies bei Gleichaltrigen ohne kognitive Beeinträchtigung der Fall war, obwohl ihr objektiver Gesundheitszustand sich nicht von dem der Kontrollgruppe unterschied (McCormick et al. 1994). Deshalb ist auch bei vagen und unspezifischen Beschwerden Vorsicht geboten, ebenso ist zu beachten, daß körperliche Erkrankungen sich primär unter dem Bild einer psychopathologischen Verschlechterung manifestieren können (Hewer et al. 1992).

Internistische Kontrolluntersuchungen sollten in 6–12monatigen Abständen durchgeführt werden. Wie Tabelle 2.7 zeigt, sind dabei neben Anamnese und Befund nur relativ wenige Laborparameter routinemäßig zu erheben. Besonders geachtet werden sollte darauf, ob eine bedarfsgerechte Ernährung und Flüssigkeitszufuhr gewährleistet und inwieweit Begleiterkrankungen neu aufgetreten sind. Zu beachten ist auch, daß Demenzkranke in besonderem Maße von bronchopulmonalen Infekten betroffen sind, die bei dieser Gruppe im Vergleich zur Allgemeinbevölkerung gehäuft als Todesursache beobachtet werden (Förstl et al. 1991), wie überhaupt komorbide körperliche Erkrankungen die Überlebensdauer in erheblichem Umfang verkürzen (van Dijk et al. 1996).

Tabelle 2.7 Internistische Verlaufsdiagnostik bei dementiellen Erkrankungen

---

- **(Fremd)Anamnese**
- **körperlicher Befund**
  - > Ernährungszustand, Gewicht
  - > Hydratationszustand
  - > Infektzeichen
  - > Mobilität
  - > sensorische Defizite
- **Labor:**
  - > BKS, Blutbild
  - > Nierenfunktionsparameter
  - > Elektrolyte
  - > Albumin
  - > Blutzucker
  - > Urinstatus und -sediment

- weitere Untersuchungen: bei spezieller Indikation

Kontrovers wird die Frage diskutiert, ob es zwischen der Demenz vom Alzheimer- und vom vaskulären Typ Unterschiede in Bezug auf Art und Häufigkeit internistischer Begleiterkrankungen gibt. So wurde die Vermutung geäußert, Alzheimerpatienten seien „gesünder" als Patienten mit einer vaskulären Demenz (Holstein et al. 1994, Wolf-Klein et al. 1988). Gegen diese Annahme sprechen die Ergebnisse einer autoptischen Untersuchung, in der sich bei Patienten mit neuropathologisch gesicherter Diagnose keine Unterschiede hinsichtlich der Häufigkeit internistischer Begleiterkrankungen zwischen den beiden wichtigsten Demenzformen zeigten (Förstl et al. 1991). Bei der Erklärung der von manchen Autoren beschriebenen niedrigeren Prävalenzen, beispielsweise kardiovaskulärer Erkrankungen bei Alzheimerpatienten, müssen deshalb Selektionsartefakte diskutiert werden. So ist zu beachten, daß in die Diagnosestellung der vaskulären Demenz – wie etwa bei dem häufig benutzten Hachinski-Score (Hachinski et al. 1975) der Fall – das Vorhandensein einer extrazerebralen Arteriosklerose bzw. vaskulärer Risikofaktoren mit eingehen. Gegen eine „bessere Gesundheit" der Alzheimerpatienten spricht im übrigen auch die in vielen Untersuchungen nachgewiesene massive Übersterblichkeit dieser Patientengruppe (Hewer et al. 1991).

Therapeutische Aspekte: Auch wenn spezifisch therapierbare Demenzerkrankungen selten sind, verdienen sie besondere Beachtung, da die betroffenen Patienten bei nicht zu spät einsetzender Therapie vor dem Schicksal eines vermeidbaren geistigen Verfalls bewahrt werden können. Die übliche Situation im medizinischen Alltag besteht jedoch darin, daß ein Demenzpatient internistische Begleiterkrankungen aufweist, die in keinem unmittelbaren Zusammenhang mit seinem kognitiven Abbauprozeß stehen. Aus den weiter oben dargelegten Gründen sollten aber auch diese Erkrankungen in angemessener Form abgeklärt und therapiert werden. Mögliche iatrogene Schädigungen müssen aufgrund der besonderen Vulnerabilität kognitiv beeinträchtigter Patienten besonders beachtet werden. Dies betrifft gleichermaßen unerwünschte Arzneimittelwirkungen, wie Komplikationen invasiver Eingriffe wie auch ungünstige Auswirkungen einer Hospitalisation, die deshalb nur bei entsprechend eindeutiger Indikation erfolgen sollte (Six 1988).

Offen ist zum gegenwärtigen Zeitpunkt, in welchem Umfang spezifische internistische Behandlungsansätze einen Beitrag zur Prophylaxe und Therapie der vaskulären Demenz leisten können (Hennerici 1997). Generell gilt, daß mit zunehmender Dauer und Schwere der Symptomatik die Behandlungsaussichten sich verschlechtern, während in frühen Krankheitsstadien eine Besserung zumindest denkbar erscheint bzw. eine Verschlimmerung potentiell vermieden werden kann. Dahingehende positive Ergebnisse wurden von der Arbeitsgruppe um Meyer hinsichtlich der Blutdruckeinstellung, der Nikotinabstinenz und der Behandlung mit Acetylsalicylsäure mitgeteilt (Meyer et al. 1986, Meyer et al. 1989). Die vorhandenen Daten reichen jedoch nicht aus, um wissenschaftlich fundierte Empfehlungen für die Praxis zu formulieren. Eine Kontrolle erhöhter Blutdruckwerte mit einer Zielgröße von etwa 135–150 mmHg systolisch sollte angestrebt werden (Kloß et al. 1994). Die Blutdrucksenkung muß auf jeden Fall langsam und unter Berücksichtigung von Ausgangswert und klinischer Symptomatik erfolgen. Auf spontane oder therapieinduzierte Hypotonien muß unter Einschluß von Messungen in Orthostase geachtet werden.

2.3 Typische internistische Probleme beim Delir des alten Menschen

Der Terminus „Delir" stellt in der Nomenklatur der geltenden Klassifikationssysteme psychischer Erkrankungen (ICD-10, DSM-IV) den Oberbegriff für akute organische Psychosen dar, soweit sie mit einer globalen kognitiven Beeinträchtigung einhergehen und schließt damit den „akuten Verwirrtheitszustand" im Sinne der in der deutschen psychopathologischen Tradition gebrauchten Definition ein (Wetterling 1994). Das klinische Bild des Delirs ist nach der Definition der

ICD-10 gekennzeichnet durch „Störungen des Bewußtseins und der Aufmerksamkeit, der Wahrnehmung, des Denkens, des Gedächtnisses, der Psychomotorik, der Emotionalität und des Schlaf-Wach-Rhythmus" (Weltgesundheitsorganisation 1991). Die Wahrscheinlichkeit, ein Delir zu entwickeln, nimmt mit steigendem Lebensalter zu, ebenso besteht ein Zusammenhang mit der Ausprägung vorbestehender kognitiver Defizite und dem Vorliegen von Multimorbidität.

Man schätzt, daß bei ca. 20 % der betagten Patienten, die in Allgemeinkrankenhäuser aufgenommen werden, zu irgendeinem Zeitpunkt des stationären Verlaufs ein delirantes Syndrom auftritt. Aus den operativen Fächern werden z. T. noch höhere Inzidenzen berichtet (Übersicht bei Hewer und Förstl 1994). Das Auftreten eines Delirs ist insofern ein prognostisch ungünstiger Faktor, als bei den betroffenen Patienten nicht nur mit einer längeren Krankenhausverweildauer (Pompei et al. 1994, Thomas et al. 1988) und einem höheren Maß an längerfristiger Pflegebedürftigkeit (Levkoff et al. 1994, Rockwood 1993), sondern auch mit einer signifikant erhöhten Sterblichkeit im Vergleich zu Nichtbetroffenen zu rechnen ist (Francis 1992, Pompei et al. 1994).

Das Delir kann, wie beim jüngeren Menschen, auch im höheren Lebensalter durch psychotrope Substanzen hervorgerufen werden, häufiger ist jedoch die Verursachung durch vielfältige körperliche Erkrankungen. Nicht selten sind auch unerwünschte Arzneimittelwirkungen von ursächlicher Bedeutung, wobei sich in den meisten Fällen mehr als nur eine Ursache nachweisen läßt.

Die delirante Symptomatik ist umso eher reversibel, wie die auslösenden Noxen beseitigt werden können. Diese sind außerordentlich häufig auf internistischem Gebiet zu suchen: Tabelle 2.8 faßt die wichtigsten Ursachen von internistischer Seite zusammen, wobei prinzipiell jede schwere internistische Erkrankung sich delirogen auswirken kann, insoweit sie über Hämodynamik, Oxygenierung, Metabolismus, die Homöostase des Wasser- und

Tabelle 2.8 Delir beim alten Menschen: Internistische Risikofaktoren*

- Störungen des Wasser- und Elektrolythaushalts (z. B. Exsikkose, Hypo-/Hypernatriämie)
- Niereninsuffizienz
- Fieber, Hypothermie
- Albuminerniedrigung, kataboler Zustand
- Infektionen
- Hypoxämie
- Hypotonie
- Anämie
- Hypo-/Hyperglykämie

generell: schwere und akute Erkrankungen

* modifiziert nach Inouye 1994

Tabelle 2.9 Internistische Diagnostik und Therapie des Delirs

Diagnostik
- (Fremd)Anamnese
- körperlicher Befund
- Labor: BKS, Blutbild, Elektrolyte, Retentionswerte, Leberfunktionsparameter, Blutzucker, CK, Gesamteiweiß, Albumin, Urinstatus und -sediment
- EKG, Röntgen Thorax
- weitere Untersuchungen: bei spezieller Indikation

Therapie
- kausale Behandlung der verursachenden Erkrankungen
- Stabilisierung der Vitalfunktionen
- Thrombose-/Pneumonieprophylaxe Lagerung etc.
- bedarfsgerechte Ernährung und Flüssigkeitszufuhr, Überwachung und Korrektur des Wasser- und Elektrolythaushalts

Elektrolythaushalts oder auf dem Wege toxischer oder sonstiger humoraler Einwirkungen auf die Hirnfunktion Einfluß nimmt (Lipowski 1990).

Deshalb sind internistische Diagnostik und Therapie integraler Bestandteil der Versorgung des deliranten Patienten (Tabelle 2.9), die wegen der in der Regel gegebenen Schwere und Akuität der Erkrankungen ohne Verzug in die Wege geleitet werden müssen. Angesichts der zweifelhaften Prognose des deliranten Syndroms stellt sich weiterhin die Frage, ob der Krankheitsverlauf bei gefährdeten Pa-

tienten durch prophylaktische Maßnahmen günstig beeinflußt werden kann. Erste ermutigende Ergebnisse gibt es hierzu in Bezug auf die Verhinderung postoperativer Verwirrtheitszustände durch eine Optimierung der perioperativen Versorgung betagter Patienten (Aakerlund und Rosenberg 1994, Gustafson et al. 1991). In diesem Zusammenhang ist zu überlegen, ob die Früherkennung von Risikopatienten durch die Verwendung prognostischer Scores – wie in einer Untersuchung an chirurgischen Patienten geschehen (Marcantonio et al. 1994) – verbessert werden kann. Möglicherweise könnten zukünftig auch standardisierte Instrumente einen Beitrag zur Delirfrüherkennung leisten (Trzepacz 1994). Daneben ist zu wünschen, den heutigen Kenntnisstand über delirante Krankheitsbilder durch entsprechende Fortbildungsangebote über psychiatrische Institutionen hinaus den damit befaßten Ärzten und Pflegenden nahezubringen (Rockwood 1994). Insgesamt zeigen die vorausgegangenen Ausführungen, daß es sich bei dem Delir um diejenige psychische Störung handelt, bei der Wechselwirkungen mit internistischen Krankheitsprozessen in besonders augenfälliger Weise deutlich werden, wie bereits Anfang des Jahrhunderts von Bonhoeffer bei der Erstbeschreibung des akuten exogenen Reaktionstyps dargestellt (Bonhoeffer 1910).

2.4 Internistische Probleme bei der Altersdepression

Depressive Syndrome gehören zu den häufigsten Erkrankungen des älteren Menschen. Aufgrund epidemiologischer Untersuchungen sind 2–3 % der Altenbevölkerung von schweren Depressionen betroffen, bei Berücksichtigung aller Schweregrade kann man von Prävalenzen in der Größenordnung von 10–15 % ausgehen. Höhere Prävalenzen wurden gefunden bei Patienten von Allgemeinkrankenhäusern (Pitt 1994) sowie vor allem bei Bewohnern von Pflegeheimen, von denen bis zu 40 % von depressiven Syndromen betroffen sind (Weyerer et al. 1995). Diese Zahlen weisen bereits darauf hin, daß Altersdepressionen in erheblichem Maße durch komorbide somatische Erkrankungen determiniert werden (Lyness et al. 1996; Tabelle 2.10). Dies gilt besonders für diejenigen Patienten, die in der 7. Lebensdekade oder danach erstmals an einer Depression erkranken (Baldwin und Tomenson 1995, Kukull et al. 1986), ein Zusammenhang, auf den bereits auch Kay und Roth vor mehr als 40 Jahren hingewiesen haben (Kay und Roth 1955).

Tabelle 2.10 Häufigkeit körperlicher Begleiterkrankungen bei Patienten mit Altersdepressionen (n=41)*

	Häufigkeit(%)
Hypertonie	52
Koronare Herzkrankheit	52
Degenerative Erkrankungen d. Bewegungsapparats	31
Herzinsuffizienz	24
Magen-Darm-Erkrankungen	21
Diabetes mellitus	19
Obstruktive Atemwegserkrankungen	14
Neurologische Erkrankungen	14
Schilddrüsenerkrankungen	10

* nach Lacro und Jeste Biol. Psychiatry 36 (1994) 146–152

Internistische Erkrankungen können – wie körperliche Leiden generell – in verschiedener Weise auf die Entstehung eines depressiven Syndroms Einfluß nehmen. Ein unmittelbarer Zusammenhang ist gegeben bei der organischen depressiven Störung, bei der es sich nach der Definition der ICD-10 um die „Folge von (...) systemischen Erkrankungen, die sekundär das Gehirn betreffen" handelt. Genannt werden in diesem Zusammenhang endokrine Erkrankungen (z.B. Hypo-/Hyperthyreose, M. Cushing), Kollagenosen, Stoffwechsel-, Infektions- und bestimmte Tumorerkrankungen sowie unerwünschte Wirkungen primär nicht psychotroper Medikamente wie Antihypertensiva, Steroide oder L-Dopa (Weltgesundheitsorganisation 1991).

Eine organische depressive Störung kann allerdings nur dann diagnostiziert werden, wenn ein klarer Zusammenhang zwischen psychopathologischer Symptomatik und der als Ursache angesehenen körperlichen Erkrankung erkennbar ist. Ein wesentliches Kriterium hierfür ist die Parallelität der Abläufe auf der somatischen und der psychopathologischen Ebene, wie dies bereits von Kurt Schneider postuliert wurde (Schneider 1987).

Diese Voraussetzung ist bei der überwiegenden Zahl der Patienten nicht gegeben, so daß wir hier mit der Situation der Komorbidität konfrontiert sind – dem Vorliegen einer körperlichen Erkrankung einerseits und einer der verschiedenen Formen depressiver Störungen nach ICD-10 andererseits (z.B. rezidivierende depressive Störung, Dysthymie, depressive Anpassungsstörung). Auch bei diesen im Sinne der ICD-10 als nicht-organisch verursacht klassifizierten depressiven Syndromen besteht eine deutliche Korrelation mit begleitenden körperlichen und speziell auch internistischen Leiden. Welche kausalen Verknüpfungen dem zugrundeliegen, ist bislang nicht ausreichend geklärt, so daß amerikanische Experten anläßlich einer Consensus-Konferenz gefordert haben, daß diesem Bereich in Zukunft besonderes wissenschaftliches Interesse entgegengebracht werden sollte (Schneider et al. 1994).

Wahrscheinlich müssen die Bindeglieder auf verschiedenen Ebenen gesucht werden (Lyness et al. 1996): Denkbar sind zum einen die Beeinflussung neurobiologischer Prozesse, beispielsweise Veränderungen von Hirndurchblutung und -metabolismus, etwa bei Hypertonie (Salerno et al. 1995) oder Diabetes mellitus (Biessels et al. 1994). Ebenso müssen aber auch durch körperliche Leiden in Gang gesetzte psychologische Prozesse und Veränderungen in der sozialen Situation des Individuums beachtet werden. Die Untersuchung somatischer Determinanten für die Genese depressiver Erkrankungen im Alter ist nicht zuletzt von Belang für besonders problematische Krankheitsverläufe. So kamen verschiedene Untersucher übereinstimmend zu dem Ergebnis, daß komorbide körperliche Leiden einen wichtigen Risikofaktor für therapieresistente Depressionen darstellen (Bonner und Howard 1995, Kennedy et al. 1991, Murphy 1983). In die gleiche Richtung gehen die Ergebnisse einer Studie, nach der körperlich kranke Depressive einer längeren Aufenthaltsdauer im psychiatrischen Krankenhaus bedurften (Schubert et al. 1995).

Umgekehrt hat das Vorliegen einer Depression einen negativen Einfluß auf gleichzeitig bestehende körperliche Erkrankungen (Pitt 1994). Hier sind zum einen die somatischen Auswirkungen schwerer Depressionen zu beachten, die besonders bei älteren und vorgeschädigten Patienten ins Gewicht fallen, also im wesentlichen die Folgen von mangelnder Nahrungs- und Flüssigkeitsaufnahme und körperlicher Immobilität. Weiterhin wird der depressive Zustand bekanntlich bei manchen Patienten von einer Tendenz zur Selbstvernachlässigung begleitet, die eine unregelmäßige Medikamenteneinnahme und die Nichtbefolgung sonstiger Verhaltensmaßregeln in Bezug auf körperliche Begleiterkrankungen beinhalten kann. Auch konnte gezeigt werden, daß Patienten mit depressiven Erkrankungen einem erhöhten Mortalitätsrisiko unterliegen, das keineswegs nur durch Suizide, sondern auch durch natürliche Todesursachen determiniert wird (O'Brien und Ames 1994). Weiterhin liegen überzeugende Daten dahingehend vor, daß bei Vorliegen einer depressiven Symptomatik – bei Kontrolle der relevanten somatischen Variablen – eine erhöhte Sterblichkeit von Patienten mit kardialen Erkrankungen gegeben ist (Aromaa et al. 1994, Carney et al. 1988, Frasure-Smith et al. 1993). Gleichermaßen zeigt sich bei Pflegeheimbewohnern ein durch körperliche Variablen nicht erklärbarer Zusammenhang zwischen Depression und verminderter Überlebenszeit (Rovner et al. 1991). Auch wenn diese Beobachtungen bisher pathophysiologisch nicht ausreichend erklärt werden können, so liegt dennoch die Vermutung nahe, daß sich die mit einer Depression einhergehenden Veränderungen vegetativer und neuroendokriner Prozesse bei vorbestehenden

kardiovaskulären Erkrankungen in prognostisch ungünstiger Weise auswirken könnten.

In der Literatur herrscht Einigkeit dahingehend, daß Altersdepressionen häufig undiagnostiziert bleiben (Schneider et al. 1994). Ein Grund dafür dürfte sein, daß manche Beschwerden von Patient und Arzt allzu leicht dem Alterungsprozeß per se oder damit assoziierten Erkrankungen zugeschrieben werden. Bei bestehender somatischer Komorbidität – dem Regelfall beim älteren Patienten – ergeben sich bekanntermaßen diagnostische Schwierigkeiten, die bei jüngeren, körperlich Gesunden weitaus weniger bedeutsam sind. So zeigte sich im Rahmen der Berliner Altersstudie am Beispiel der weitverbreiteten Hamilton-Depressionsskala, daß bei insgesamt acht Symptomen erhebliche Divergenzen zwischen Internisten und Psychiatern bestanden hinsichtlich deren Zuordnung zu einer primär körperlichen Erkrankung oder einer Depression (Linden et al. 1995). Bei der Betrachtung der Kernsymptomatik depressiver Syndrome nach DSM-IV wird deutlich, daß vier von neun Symptomen in dieser Hinsicht problematisch sind (Tabelle 2.11). Angesichts der Tatsache, daß für die Syndromdiagnose fünf oder mehr Symptome gefordert werden, wird evident, in welchem Maße deren ursächliche Bewertung darauf Einfluß nimmt, ob

Tabelle 2.11 Kernsymptomatik depressiver Syndrome (Major Depression nach DSM-IV, American Psychiatric Association 1994)*

1) Depressive Stimmungslage

2) Freudlosigkeit, Interessensverlust

3) *Appetit-/Gewichtsverlust*

4) *Schlafstörungen*

5) Psychomotorische Agitiertheit oder Hemmung

6) *Müdigkeit, Antriebsminderung*

7) Insuffizienz-/Schuldgefühle

8) *Konzentrationsstörungen,* Entscheidungsunfähigkeit

9) Todesgedanken, Suizidideen

* Symptome, die häufig auch körperlicher Natur sind, kursiv gedruckt (nach Kathol et al. 1990)

man eine Depression diagnostiziert oder das Beschwerdebild auf eine körperliche Erkrankung zurückführt.

Für die diagnostische Bewertung dieser schwierig zuzuordnenden Symptome werden unterschiedliche Strategien diskutiert, und zwar im einzelnen das *inklusive,* das *exklusive,* das *substitutive* und das *ätiologische* Vorgehen (Cohen-Cole und Stoudemire 1987). Bei der inklusiven Strategie werden die entsprechenden Symptome bei der Diagnosestellung im Sinne eines depressiven Syndroms gewertet, auch wenn eine körperliche Verursachung nicht ausgeschlossen werden kann, während bei dem exklusiven Ansatz der umgekehrte Weg beschritten wird. Substitutiv bedeutet, daß potentiell somatogene Symptome durch solche ersetzt werden, die eindeutig psychopathologischer Natur sind. Der ätiologische Ansatz beinhaltet schließlich, die Beschwerden in jedem Einzelfall ihrer mutmaßlichen Ursache zuzuordnen. Jede der genannten Vorgehensweisen ist mit bestimmten Vor- und Nachteilen verbunden (Pitt 1995), deren Erörterung den Rahmen dieser Darstellung sprengen würde. Für den medizinischen Alltag kann die im DSM-IV empfohlene modifizierte inklusive Strategie empfohlen werden, wonach die entsprechenden Symptome für die Diagnose einer Depression verwendet werden dürfen, es sei denn, daß eine klare und eindeutige körperliche Ursache nachweisbar wäre (American Psychiatric Association 1994). Erste empirische Hinweise für die Praktikabilität dieses Ansatzes liegen bereits vor (Koenig et al. 1995).

Für die Indikationsstellung zur Therapie ist es wesentlich zu beachten, daß depressive Syndrome hinsichtlich der Beeinträchtigung bei der Wahrnehmung alltäglicher Aktivitäten mindestens ebenso starke Einbußen zur Folge haben, wie dies bei chronischen körperlichen Erkrankungen (z. B. Diabetes, Hypertonie, rheumatische Leiden) der Fall ist (Hays et al. 1995). Deshalb sollte man sich nicht damit abfinden, wenn nach wie vor Depressionen bei alten Menschen in der Mehrzahl nicht adäquat therapiert werden (Schneider et al. 1994). Problematisch ist ferner, daß viele Untersuchungen zur Pharmakotherapie depressiver Syndrome im höheren Lebensalter Kollektive erfassen, die nicht als repräsentativ angesehen werden können. So wurden hochbetagte (Finkel 1996) und körperlich schwerkranke, multimorbide Patienten in den bisherigen Studien nur ausnahmsweise eingeschlossen (Tabelle 2.12). Ergebnisse, die an Kollektiven körperlich nicht oder nur wenig beeinträchtigter Patienten erhoben wurden, können jedoch nicht ohne weiteres auf Patienten mit ausgeprägter somatischer Komorbidität übertragen werden. Dies zeigte sich beispielhaft bei Tumorkranken mit begleitenden depressiven Syndromen, deren Ansprechquote auf trizyklische Antidepressiva deutlich niedriger als in den zum Vergleich herangezogenen Kollektiven lag (Popkin et al. 1985; eine systematische Darstellung der Therapie mit Antidepressiva bei somatischer Komorbidität findet sich in dem Beitrag Kapfhammer in diesem Buch).

Tabelle 2.12 Metaanalyse zur Wirksamkeit von Antidepressiva im höheren Lebensalter*

	Zahl der untersuchten Patienten
Ambulanzpatienten	732
stationäre Patienten	292
Patienten aus Allgemeinpraxen	152
körperlich Kranke stationär	48
pflegebedürftige Heimpatienten	30
Status unklar	361
Gesamtzahl	*1615*

* Doppelblindstudien aus den Jahren 1987–1992
Anstey und Brodaty Int. J. Geriat. Psychiat. 10 (1995) 265–279

Aus den vorausgegangenen Ausführungen folgt, daß die Betreuung altersdepressiver Menschen eine interdisziplinäre Aufgabe darstellt, die von der Psychiatrie gemeinsam mit den beteiligten somatischen Fachgebieten erfüllt werden muß (Evans 1994; Tabelle 2.13). Aufgrund der skizzierten psychophysischen Wechselwirkungen muß die psychiatrische

Tabelle 2.13 Behandlungsprinzipien bei körperlich kranken depressiven Patienten

1) Sorgfältige Einstellung der körperlichen Grund-/Begleiterkrankung(en)
2) Intensive psychiatrische Behandlung (pharmakologisch, psycho-/soziotherapeutisch)
3) Enge Zusammenarbeit zwischen somatischer Medizin und Psychiatrie

Behandlung durch eine Versorgung auf körperlichem Gebiet ergänzt werden. In gleicher Weise sollte von seiten der somatischen Fachgebiete Offenheit bestehen gegenüber psychiatrisch-psychotherapeutischen Behandlungsansätzen, da die alleinige somatische Behandlung des körperlich kranken depressiven Menschen zwar eine notwendige, aber nicht unbedingt hinreichende Voraussetzung darstellt für das Erreichen eines therapeutischen Optimums.

2.5 Ausblick

Die vorausgegangene Übersicht dürfte gezeigt haben, daß es eine Reihe wissenschaftlich nicht hinreichend untersuchter Fragen gibt. Dies betrifft – beispielsweise in Bezug auf delirante Syndrome bei Allgemeinerkrankungen – die Beschreibung von Risikogruppen, die frühzeitige Erkennung derartiger Verläufe sowie die Evaluation der Wirksamkeit kausal orientierter internistischer Therapieansätze. Ähnliches gilt für die Frage einer wirksamen und verträglichen antidepressiven Pharmakotherapie bei körperlich schwer beeinträchtigten alten Menschen, das genauere Verständnis der Interaktionen zwischen körperlichen und psychopathologischen Prozessen bei Altersdepressionen oder Untersuchungen zur Therapie der vaskulären Demenz. Damit sind nur einige der Felder genannt, auf denen eine Intensivierung der wissenschaftlichen Bemühungen wünschenswert wäre.

Wie die vorangegangenen Ausführungen zeigen sollten, ist es für die Praxis der Krankenversorgung unverzichtbar, daß der psychisch kranke alte Mensch immer auch einer angemessenen körperlichen Untersuchung unterzogen werden muß. Diese Forderung beinhaltet nicht die routinemäßige Durchführung einer aufwendigen laborchemischen und sonstigen apparativen Zusatzdiagnostik, deren Wert ohnehin nicht erwiesen ist (Harms und Hermans 1994, Quigley und Daly 1995) als vielmehr die sorgfältige Erhebung von Anamnese und Befund, ergänzt durch eine begrenzte Zahl von Labortests und spezielle apparative Verfahren, für die eine Indikationsstellung aufgrund der individuellen Befundkonstellation erfolgen sollte (Lederbogen und Hewer 1997).

Eine derartige somatische Basisdiagnostik kann bei entsprechender Erfahrung und Fortbildung durchaus vom gerontopsychiatrisch tätigen Arzt zuverlässig durchgeführt werden (Tench et al. 1992). Umgekehrt ist es angesichts der heutigen demographischen Situation wünschenswert, daß Ärzte, die in der Allgemeinmedizin oder speziellen somatischen Fachgebieten tätig sind, Offenheit für gerontopsychiatrische Probleme zeigen, da psychische und somatische Erkrankungen im höheren Lebensalter eng miteinander verwoben sind, und insofern somatische und psychiatrische Versorgung des alten Menschen immer einer gegenseitigen Ergänzung bedürfen (Katz et al. 1994). Damit zeigt die Auseinandersetzung mit gerontopsychiatrischen Problemen in besonderem Maße, daß die Psychiatrie mit Recht ein Fachgebiet der Medizin ist.

Literatur

Aakerlund, L.P., J. Rosenberg: Postoperative delirium: treatment with supplementary oxygen. Brit. J. Anaesth. 72 (1994) 286–290

American Psychiatric Association: Diagnostic and statistical manual of mental disorders (DSM-IV). American Psychiatric Press, Washington D.C., 1994

Anstey, K., H. Brodaty: Antidepressants and the elderly: double blind trials 1987–1992. Int. J. Geriat. Psychiat. 10 (1995) 265–279

Aromaa, A., R. Raitasalo, K. Reunanen et al.: Depression and cardiovascular diseases. Acta Psychiatr. Scand. 377 (suppl) (1994) 77–82

Baldwin, R.C., B. Tomenson: Depression in later life. A comparison of symptoms and risk factors in early and late onset cases. Brit. J. Psychiat. 167 (1995) 649–652

Barry, P.P., M.A. Moskowitz: The diagnosis of reversible dementia in the elderly: a critical review. Arch. Int. Med. 148 (1988) 1914–1918

Bergener, M., B. Vollhardt: Gerontopsychiatrie (Psychogeriatrie). In: Faust, V. (Hrsg.): Psychiatrie: Ein Lehrbuch für Klinik, Praxis und Beratung. Gustav Fischer Verlag, Stuttgart, Jena, New York, 1995

Bickel, H.: Epidemiologie psychischer Erkrankungen im Alter. In: Förstl, H. (Hrsg): Lehrbuch der Gerontopsychiatrie. Ferdinand Enke Verlag, Stuttgart, 1997

Biedert, S., U. Schreiter, B. Alm: Behandelbare dementielle Syndrome. Nervenarzt 58 (1987) 137–149

Biessels, G.J., A.C. Kappelle, B. Bravenboer et. al.: Cerebral function in diabetes mellitus. Diabetologia 37 (1994) 643–650

Blazer, D.: Geriatric psychiatry. In: Hales, R.E., S.C. Yudofsky, J.A. Talbott: The American Psychiatric Press textbook of psychiatry. 2nd Ed Washington, D.C., 1994

Bonhoeffer, K.: Die symptomatischen Psychosen im Gefolge von akuten Infektionen und inneren Erkrankungen. Deuticke, Leipzig, Wien 1910

Bonner, D., R. Howard: Treatment resistant depression in the elderly. Int. J. Geriat. Psychiat. 10 (1995) 259–264

Carney, R.M., M.W. Rich, K.E. Freeland et al.: Major depressive disorder predicts cardiac events in patients with coronary artery disease. Psychosom. Med. 50 (1988) 627–633

Clarfield, A.M.: The reversible dementias: do they reverse? Ann. Int. Med. 109 (1988) 476–486

Cohen-Cole, S.A., A. Stoudemire: Major depression and physical illness. Psychiat. Clin. N. America 10 (1987) 1–17

Cooper, B., H. Bickel: Prävalenz und Inzidenz von Demenzerkrankungen in der Altenbevölkerung. Ergebnisse einer populationsbezogenen Längsschnittstudie in Mannheim. Nervenarzt 60 (1989) 472–482

Corey-Bloom, J., L.J. Thal, D. Galasko et al.: Diagnosis and evaluation of dementia. Neurology 45 (1995) 211–218

Cummings, J.L., D.F. Benson: Dementia: a clinical approach. 2nd Ed. Butterworth-Heinemann, Boston, London, Oxford, 1992

Draper, B.: Potentially reversible dementia: a review. Aust. NZ. J. Psychiat 25 (1991) 506–518

Evans. M.E.: Physical illness and depression. In: Copeland, J.R.M., M.T. Abou-Saleh, D.G. Blazer (Eds): Principles and practice of geriatric psychiatry. John Wiley and Sons, Chichester 1994

Fallow, S., C. Bowler, M. Dennis, P. Jones: Undetected physical illness in older referrals to a community mental health service. Int. J. Geriat. Psychiat. 10 (1995) 74–75

Fichter, M.M., I. Meller, H. Schröppel, R. Steinkirchner: Dementia and cognitive impairment in the oldest old in the community: prevalence and comorbidity. Brit. J. Psychiat 166 (1995) 621–629

Finkel, S.I.: Efficacy and tolerability of antidepressants in the old-old. J. Clin. Psychiat. 57 (suppl. 5) (1996) 23–28

Förstl, H., A. Burns, P. Luthert, A. Cairns: Demenz und internistische Erkrankungen: Die Häufigkeit innerer Erkrankungen bei Alzheimer-Demenz, vaskulärer Demenz und anderen dementiellen Erkrankungen. Z. Gerontol. 24 (1991) 91–93

Francis, J.: Delirium in older patients. J. Am. geriat Soc. 40 (1992) 829–838

Frasure-Smith, N., F. Lesperance, M. Talajic (1993): Depression following myocardial infarction. Impact on 6-month survival. JAMA 270 (1993) 1819–1825

Geldmacher, D.S., P.J. Whitehouse: Evaluation of dementia. N. Engl. J. Med. 335 (1996) 330–336

Guo, Z, M. Viitanen, L. Fratiglioni, B. Winblad: Low blood pressure and dementia in elderly people: the Kungsholmen project. Brit. Med. J. 312 (1996) 805–808

Gustafson, Y., B. Brännström, D. Berggren et al.: A geriatric-anesthesiologic program to reduce acute confusional states in elderly patients treated for femoral neck fractures. J. Am. Geriat. Soc. 39 (1991) 655–662

Hachinski ,V.C., L.D. Iliff, E. Zilhka et al.: Cerebral blood flow in dementia. Arch. Neurol. 32 (1975) 632–637

Harms, H., P. Hermans: Admission laboratory testing in elderly psychiatric patients without organic mental syndromes: should it be routine? Int. J. Geriat. Psychiat. 9 (1994) 133–140

Hays, R.D., K.B. Wells, C.D. Sherbourne et al: Functioning and well-being outcomes of patients with depression compared with chronic general medical illnesses. Arch. Gen. Psychiat. 52 (1995) 11–19

Hennerici, M.: Vaskuläre Demenzen. In: Förstl, H. (Hrsg): Lehrbuch der Gerontopsychiatrie. Ferdinand Enke Verlag, Stuttgart, 1997

Hewer, W., W. Rössler, B. Fätkenheuer, E. Jung: Mortalität von Patienten mit organisch bedingten psychischen Störungen während des Zeitraums stationärer psychiatrischer Behandlung. Nervenarzt 62 (1991) 170–176

Hewer, W., S. Biedert, H. Förstl, B. Alm: Unentdeckte körperliche Erkrankungen bei psychiatrischen Neuaufnahmen. Psychiat. Prax. 19 (1992) 171–177

Hewer, W., H. Förstl: Verwirrtheitszustände im höheren Lebensalter – eine aktuelle Literaturübersicht. Psychiat. Prax. 21 (1994) 131–138

Holstein, J., G. Chatellier, F. Piette, R. Moulias: Prevalence of associated diseases in different types of dementia among elderly institutionalized patients: analysis of 3447 records. J. Am. Geriat. Soc. 42 (1994) 972–977

Inouye, S.K.: The dilemma of delirium: clinical and research controversies regarding diagnosis and evaluation of delirium in hospitalized elderly medical patients. Am. J. Med. 97 (1994) 278–287

Kathol, R., R. Noyes, J. Williams et al.: Diagnosing depression in patients with medical illness. Psychosomatics 31 (1990) 434–440

Katz, I. R., J. Streim, P. Parmelee: Psychiatric-medical comorbidity: implications for Health Services delivery and for research on depression. Biol. Psychiat. 36 (1994) 141–145

Kay, D. W. K., M. Roth: Physical accompaniments of mental disorder in old age. Lancet 2 (1955) 741–745

Kennedy, G.J., H.R. Kelman, C. Thomas: Persistence and remission of depressive symptoms in late life. Am. J. Psychiat. 148 (1991) 174–178

Kloß, Th. M., R. Maleßa, C. Weiller, H.Ch. Diener: Vaskuläre Demenz im Wandel – eine Übersicht zur vaskulären Demenz von zurückliegenden zu neuen Konzepten. Fortschr. Neurol. Psychiat. 62 (1994) 197–219

Koenig, H.G., P. Pappas, T. Holsinger, J.R. Bachar: Assessing diagnostic approaches to depression in medically ill older adults: how reliably can mental health professionals make judgements about the cause of symptoms? J. Am. Geriat. Soc. 43 (1995) 472–478

Kukull, W.A., T.D. Koepsell, T.S. Inui et al.: Depression and physical illness among elderly general medical clinic patients. J. Aff. Dis. 10 (1986) 153–162

Lacro, J. P., D.V. Jeste: Physical comorbidity and polypharmacy in older psychiatric patients. Biol. Psychiat. 36 (1994) 146–152

Lang, Ch.: Demenzen: Diagnose und Differentialdiagnose. Chapman und Hall, London, Weinheim, 1994

Lederbogen, F., W. Hewer: Somatische Diagnostik. In: Förstl, H. (Hrsg:): Lehrbuch der Gerontopsychiatrie. Ferdinand Enke Verlag, Stuttgart, 1997

Levkoff, S.E., B. Liptzin, D.A. Evans et al.: Progression and resolution of delirium in elderly patients hospitalized for acute care. Am. J. Geriat. Psychiat. 2 (1994) 230–238

Linden, M., M. Borchelt, S. Barnow, B. Geiselmann: The impact of somatic morbidity on the Hamilton Depression Rating Scale in the very old. Acta Psychiatr. Scand. 92 (1995) 150–154

Lipowski, ZJ.: Delirium: acute confusional states. Oxford University Press, New York, 1990

Lyness, J.M., M.L. Bruce, H.G. Koenig et al.: Depression and medical illness in late life: report of a symposium. J. Am. Geriat. Soc. 44 (1996) 198–203

Marcantonio, E.R., L. Goldman, C.M. Mangione et al.: A clinical prediction rule for delirium after elective noncardiac surgery. JAMA 271 (1994) 134–139

McCormick, W.C., W.A. Kukull, G. van Belle et al.: Symptom patterns and comorbidity in the early stages of Alzheimer's disease. J. Am. Geriat. Soc. 42 (1994) 517–521

Meyer, J.S., B.W. Judd, T. Tawaklna et al.: Improved cognition after control of risk factors for multi-infarct dementia. JAMA 256 (1986) 2203–2209

Meyer, J.S., R.L. Rogers, K. McClintic et al.: Randomized clinical trial of daily aspirin therapy in multi-infarct dementia. J. Am. Geriat. Soc. 37 (1989) 549–555

Mumenthaler, M.: Behebbare und vermeidbare Demenzen. Schweiz. med. Wschr. 117 (1987) 964–967, 1002–1008, 1040–1045

Murphy, E.: The prognosis of depression in old age. Brit. J. Psychiat. 142 (1983) 111–119

National Institutes of Health: Consensus conference: Differential diagnosis of dementing diseases. JAMA 258 (1987) 3411–3416

O'Brien, J.T.O., D. Ames: Why do the depressed elderly die? Int. J. Geriat. Psychiat. 9 (1994) 689–693

Perry, D. W., E. Milner, V. H. R. Krishnan: Physical morbidity in a group of patients referred to a psychogeriatric unit; a 6-month prospective study. Int. J. Geriat. Psychiat. 10 (1995) 151–154

Pitt, B.: Medical co-morbidity: presentation in a general hospital setting. In: Chiu, E., D. Ames (Eds): Functional psychiatric disorders of the elderly. Cambridge University Press, Cambridge, 1994

Pitt, B.: Depressed and physically ill: how to diagnose and what to do? Curr. Opinion Psychiat. 8 (1995) 235–236

Pompei, P., M. Foreman, M. A. Rudberg et al.: Delirium in hospitalized older persons: outcomes and predictors. J. Am. Geriat. Soc. 42 (1994) 809–815

Popkin, M. K., A. L. Callies, T. B. Mackenzie: The outcome of antidepressant use in the medically ill. Arch. Gen. Psychiat. 42 (1985) 1160–1163

Quigley, N., O. Daly: The use of haematological screening tests in acute psychogeriatric admissions. Irish J. Psychol. Med. 12 (1995) 34–36

Rockwood, K.: The occurrence and duration of symptoms in elderly patients with delirium. J. Gerontol. 48 (1993) M 162-M 166

Rockwood, K., S. Cosway, P. Stolee et al.: Increasing the recognition of delirium in elderly patients. J. Am. Geriat. Soc. 42 (1994) 252–256

Rovner, B. W., P. S. German, L. J. Brant et al.: Depression and mortality in nursing homes. JAMA 265 (1994) 963–966

Salerno, J. A., C. Grady, M. Mentis et al.: Brain metabolic function in older men with chronic essential hypertension. J. Gerontol. 50 A (1995) M147-M154

Schneider, K.: Klinische Psychopathologie. 13. Aufl. Georg Thieme Verlag, Stuttgart, New York, 1987

Schneider, L. S., C. F. Reynolds, B. D. Lebowitz, A. J. Friedhoff (Eds.): Diagnosis and treatment of depression in late life: results of the NIH Consensus Development Conference. American Psychiatric Press, Washington D.C., 1994

Schramm, A.: Polypathie und Multimorbidität. In: Lang, E. (Hrsg): Praktische Geriatrie. Ferdinand Enke Verlag, Stuttgart, 1988

Schubert, D. S. P., J. Yockley, D. Sloan, H. Gottesman: Impact of the interaction of depression and physical illness on a psychiatric unit's length of stay. Gen. Hosp. Psychiat. 17 (1995) 326–334

Sheline, Y. I.: High prevalence of physical illness in a geriatric psychiatric inpatient population.

Gen. Hosp. Psychiat. 12 (1990) 396–400

Siu, A. L.: Screening for dementia and investigating its causes. Ann. Int. Med. 115 (1991) 122–132

Six, P.: Psychische und somatische Folgen der Demenz vom Alzheimertyp. In: Uchtenhagen, A., N. Jovic (Hrsg): Psychogeriatrie: Neue Wege – Hinweise für die Praxis. Asanger, Heidelberg, 1988

Skoog, I., B. Lernfelt, B. Palmertz et al.: 15-year longitudinal study of blood pressure and dementia. Lancet 347 (1996) 1141–1145

Sweer, L., D. C. Martin, R. A. Ladd et al.: The medical evaluation of elderly patients with major depression. J. Gerontol. 43 (1988) M53–M58

Tench, D. W., S. M. Benbow, E. W. Benbow: Do old age psychiatrists miss physical illnesses? Int. J. Geriat. Psychiat. 7 (1992) 713–718

Thomas, R. I., D. J. Cameron, M. C. Fahs: A prospective study of delirium and prolonged hospital stay. Arch. Gen. Psychiat. 45 (1988) 937–940

Trzepacz, P. J.: A review of delirium assessment methods. Gen. Hosp. Psychiat. 16 (1994) 397–405

van Dijk, P. T. M., D. W. J. Dippel, J. H. P. van der Meulen, J. D. F. Habbema: Comorbidity and its effect on mortality in nursing home patients with dementia. J. Nerv. Ment. Dis. 184 (1996) 180–187

Wagner, H.: Multimorbidität dementer Patienten. Psycho 14 (1988) 334–335

Weltgesundheitsorganisation: Internationale Klassifikation psychischer Störungen ICD-10, Kapitel V (F). In: Dilling, H., W. Mombour, M. H. Schmidt (Hrsg): Klinisch-diagnostische Leitlinien. Huber Verlag, Bern, 1991

Wetterling, T.: Delir – Stand der Forschung. Fortschr. Neurol. Psychiat. 62 (1994) 280–289

Weyerer, S., W. Hewer, M. Pfeifer-Kurda, H. Dilling: Psychiatric disorders and diabetes – results from a community study. J. Psychosom. Res. 33 (1989) 633–640

Weyerer, S., A. H. Mann, D. Ames: Prävalenz von Depression und Demenz bei Altenheimbewohnern in Mannheim und Camden (London). Z. Gerontol. Geriat. 28 (1995) 169–178

Weytingh, M. D., P. M. M. Bossuyt, H. van Crevel: Reversible dementia: more than 10 % or less than 1 %? A quantitative review. J. Neurol. 242 (1995) 466–471

Wolf-Klein, G. P., F. A. Silverstone, M. S. Brod et al.: Are Alzheimer patients healthier? J. Am. Geriat. Soc. 36 (1988) 219–224

3 Häufige internistische Probleme bei Alkoholmißbrauch und -abhängigkeit

G. Egerer, H.K. Seitz

Einleitung

Alkohol ist der bedeutendste suchterzeugende Stoff in unserer Gesellschaft, dessen chronischer Mißbrauch nicht nur zu Abhängigkeit führt, sondern auch zu Organschädigungen.

Diese Organschäden haben in den letzten Jahren an Häufigkeit signifikant zugenommen, sie sind oft von ernster Natur und enden gar nicht selten letal. Aus diesem Grund erscheint es wichtig, daß Psychiater, Psychosomatiker und Psychologen die alkoholassoziierten Organschäden kennen und sie richtig einschätzen, denn nur dadurch kann eine rechtzeitige, mitunter lebensrettende Therapie gewährleistet werden. Die vorliegende Übersicht wendet sich deshalb in erster Linie an Kollegen, die im psychiatrischen Bereich tätig sind. Es sollen die einzelnen alkoholassoziierten Organschäden genannt und die diagnostischen Möglichkeiten aufgeführt werden, die eine rechtzeitige Diagnose und Therapie erlauben. Von besonderer Bedeutung erscheint uns das Kapitel über die Auswirkungen des Alkohols auf den Arzneimittelstoffwechsel, da sich deletäre Interaktionen insbesondere zwischen Alkohol und Psychopharmaka ergeben können. Alkohol kann die Halbwertzeit von Medikamenten sowohl verkürzen als auch verlängern mit entsprechenden Konsequenzen für deren Wirkungen bzw. das Auftreten unerwünschter Effekte.

Des weiteren gibt es sehr viele alkoholabhängige Patienten, die an einer Mangelernährung leiden, sowohl hinsichtlich ihrer kalorischen Versorgung als auch die Zufuhr von Vitaminen und Mineralien betreffend. Auch hier ist es möglich, durch eine frühzeitige Intervention mit Vitaminsupplementation zum Teil schwere zerebralen Komplikationen vorzubeugen, z. B. dem Wernicke-Korsakow-Syndrom durch Vitamin-B1-Gabe. Letztendlich soll darauf hingewiesen werden, daß bei frühzeitiger Erkennung einer überhöhten chronischen Alkoholzufuhr eine wirksame Intervention eher möglich ist. Eine solche Früherkennung gelingt durch sogenannte Statemarker, von denen einige Erwähnung finden sollen, insbesondere das kohlenhydratdefiziente Transferrin (CDT), das in den letzten Jahren weltweit in zunehmendem Maße diagnostisch eingesetzt wird. Wir hoffen, daß mit dieser Übersicht einige praktische, für den Alltag in der Psychiatrie wichtige Probleme angesprochen werden und daß die Übersicht dazu beiträgt, auch weniger bekannte Zusammenhänge zwischen Alkohol und Organschäden den Lesern nahezubringen. Für diejenigen, die etwas mehr ins Detail gehen wollen, wird auf das jüngst erschienene Handbuch „Alkoholismus und alkoholbedingte Organschäden" (Seitz et al. 1995) verwiesen.

3.1 Alkoholbedingte Organschäden

3.1.1 Leber

Das klinische Erscheinungsbild alkoholbedingter Lebererkrankungen variiert stark. Am einen Ende des Spektrums steht der Patient ohne Beschwerden oder Symptome, bei dem eine Lebervergrößerung oder Konsistenzänderung im Rahmen einer Routineuntersuchung festgestellt wird. Das andere Extrem bieten vom klinischen Aspekt her schwerkranke Patienten mit ausgeprägter Gelbsucht und den Zeichen eines Leberversagens.

Zur Definition der Art der alkoholbedingten Leberveränderungen eignet sich am besten der morphologische Befund. Aufgrund morphologischer Kriterien werden in erster Linie drei Formen alkoholinduzierter Leberschäden voneinander abgegrenzt: 1. die alkoholbedingte Fettleber, 2. die Alkoholhepatitis und 3. die Alkoholzirrhose. Nur der histologische Befund gestattet die sichere Abgrenzung gegenüber Lebererkrankungen anderer Ätiologie.

3.1.1.1 Alkoholbedingte Lebererkrankungen: Klinik, Laborchemie, Pathologie

Die alkoholische Fettleber ist eher ein Zustand als eine Erkrankung. In den meisten Fällen ist sie unter Alkoholabstinenz reversibel.

Typischerweise findet sich eine deutliche Erhöhung der Gamma-GT im Serum. Eine leichte Erhöhung der Transaminasen findet sich in 80–90 % der Fälle. Die Werte der GOT sind meist deutlicher erhöht als die der GPT. Eine leichte Hyperbilirubinämie meist nicht über 2–2,5 mg/dl findet sich bei 20–30 % der Patienten (Bode et al. 1984).

Die Bezeichnung **Alkoholhepatitis** wird für die akute schwere, mit Gelbsucht einhergehende Erkrankung mit charakteristischer Symptomatik und typischen morphologischen Befunden gewählt (Beckett et al. 1961).

Histologisch ist die Alkoholhepatitis charakterisiert durch unterschiedlich ausgeprägte Fetteinlagerungen, Schwellung, Vakuolisierung und Nekrose von Hepatozyten, das Auftreten von alkoholischem Hyalin (Mallory-Körper), entzündliche Infiltrate mit vorwiegend neutrophilen Granulozyten, Kollagenablagerung im Bereich der Sinusoide und Fibrosebildung (Thaler 1979, Hall 1985). Mallory-Körper lassen sich in bis zu 80 % der Fälle nachweisen (Bode et al. 1984). Sie sind typisch für alkoholbedingte Leberschäden, aber nicht pathognomonisch. Unter Alkoholabstinenz kommt es bei leichter bis mittelschwerer Alkoholhepatitis innerhalb einiger Wochen bis Monate zu einem Verschwinden der Fetteinlagerungen, von Leberzellnekrose, Mallory-Körpern und entzündlichen Infiltraten.

Das klinische Bild der Alkoholhepatitis reicht von der asymptomatischen Form bis hin zu schwersten Erkrankungen mit zunehmendem Leberversagen. Bei leichten bis mittelschweren Formen der Alkoholhepatitis ändert sich das Beschwerdebild und die Symptomatologie häufig in kurzer Zeit in Abhängigkeit von dem aktuellen Alkoholkonsum (Lieber und Salaspuro 1992).

Die vergrößerte Leber ist häufig druckschmerzhaft. Verhältnismäßig häufig findet sich bei Patienten mit Alkoholhepatitis Fieber ohne Hinweis auf eine extrahepatische Ursache. Vermutlich ist dies ebenso wie die häufig zu beobachtende Leukozytose Folge einer Endotoxämie intestinaler Herkunft (Fukui et al. 1991). Hautveränderungen wie bei chronischen Lebererkrankung finden sich bei Patienten mit Alkoholhepatitis häufiger als bei Patienten mit Alkoholfettleber.

Die Aktivität der Gamma-GT ist bei Patienten in allen Stadien der Alkoholhepatitis charakteristischerweise deutlich erhöht. Die Werte der Transaminasen zeigen dagegen in der Regel eine nur leicht- bis mittelgradige Erhöhung. Werte über 400 U/l werden nur selten beobachtet (Lieber und Salaspuro 1992). Ein Quotient GOT/GPT über 2 wird als nahezu diagnostisch für alkoholbedingte Lebererkrankungen angesehen (Matloff et al. 1980). Die Höhe der Serumbilirubinkonzentration korreliert relativ gut mit der Ausprägung morphologischer Zeichen der Alkoholhepatitis (Klatskin 1971). Die Serumproteine, die in der Leber synthetisiert werden (Albumin, Prothrombin und andere Gerinnungsfaktoren, Cholinesterase), sind in Abhängigkeit von dem Ausmaß einer Einschränkung der Leberfunktion vermindert. Bei schwererer Erkrankung findet sich häufig eine deutliche Erhöhung der Beta- und Gamma-Globuline. Besonders ausgeprägt ist eine Erhöhung der IgA-Konzentration (Lieber und Salaspuro 1992).

Die **alkoholische Leberzirrhose** ist definiert durch eine Zerstörung der normalen Läppchenstruktur, das Auftreten von Pseudolobuli und einer ausgeprägten Fibrose. Histologisch können alle für die Alkoholhepatitis beschriebenen Veränderungen mehr oder weniger ausgeprägt nachweisbar sein (Hall 1985). Nach lang anhaltender Abstinenz können andererseits die für alkoholbedingte Lebererkrankungen charakteristischen Veränderungen fehlen. Einziger Hinweis auf die alkoholische Ätiologie kann dann der kleinknotige Umbau der Leber sein (Hall 1985).

Obwohl eine enge Korrelation zwischen Alkoholkonsum und dem Risiko für die Entwicklung einer Zirrhose besteht, findet sich bei Trinkern nur in 15–30 % der Fälle eine Zirrhose (Bode et al. 1976). Beschwerden und Symptome entsprechen weitgehend denen bei Vorliegen einer etwas ausgeprägteren Alkoholhepatitis. Entsprechend dem fortgeschritteneren Krankheitsstadium werden Störungen des Allgemeinbefindens wie Schwächegefühl und Anorexie sowie ein Ikterus häufig beobachtet. Das gleiche gilt für Folgen einer Leberinsuffizienz und eines Pfortaderhochdrucks wie Ödeme und Aszites, Splenomegalie, hepatische Enzephalopathie, Oesophagus- oder Fundusvarizen sowie Blutungsneigung infolge plasmatischer Gerinnungsstörungen und Thrombopenie. Bei Männern finden sich häufiger Zeichen einer Feminisierung wie Gynäkomastie und femininer Behaarungstyp. Hautzeichen chronischer Lebererkrankungen wie Gefäßspinnen, Palmarerythem und Teleangiektasien sind in der Mehrzahl der Fälle nachweisbar. Auch die Dupuytrensche Konktraktur der Palmarfascie wird bei Patienten mit Zirrhose gehäuft beobach-

tet. Als weitere wichtige Komplikation ist das Auftreten einer spontanen bakterieller. Peritonitis zu nennen (Conn 1982, Savli et al. 1991). Die Entwicklung eines hepatorenalen Syndroms ist bei Patienten mit Alkoholzirrhose besonders häufig.

Histologisch finden sich mäßiggradige bis deutliche Zeichen einer Cholestase bei 10–20 % der Patienten mit klinisch manifester Alkoholhepatitis bzw. Zirrhose (Klatskin 1971, Bode et al. 1984). Die Häufigkeit und das Ausmaß histologischer Cholestasezeichen nehmen mit der Ausprägung histologischer Veränderungen im Sinne einer Alkoholhepatitis zu. In einer amerikanischen Studie fanden sich signifikante Korrelationen zwischen Cholestase und Mangelernährung (Nissenbaum et al. 1990). Die Patienten mit Cholestasezeichen hatten in dieser Studie eine deutlich schlechtere Prognose als Patienten ohne Cholestase.

3.1.1.2 Prognose

Die Prognose von Patienten mit alkoholbedingter Lebererkrankung wird entscheidend von der Schwere der Leberschädigung und dem weiteren Alkoholkonsum bestimmt. Bei Alkoholfettleber und leichter Alkoholhepatitis sind unter Abstinenz die klinisch-chemischen und morphologischen Veränderungen innerhalb einiger Wochen bis Monate reversibel (Bode et al. 1976). Bei Patienten mit ausgeprägter Alkoholhepatitis und/oder Zirrhose wurden zahlreiche prognostische Kriterien beschrieben (Galambos 1974, Orrego et al. 1983). Bei den klinischen Befunden weisen folgende Veränderungen auf ein erhöhtes Sterberisiko hin: Ein ausgeprägter Ikterus, Ödeme, Aszites, Zeichen eines Umgehungskreislaufes sowie Oesophagusvarizen, Blutungen und insbesondere das Auftreten einer hepatischen Enzephalopathie. Bei den klinisch-chemischen Befunden fand sich ein enger Zusammenhang des Sterberisikos mit den Werten von Bilirubin, Albumin, Prothrombinzeit, dem Ausmaß der Retention harnpflichtiger Substanzen sowie einer deutlichen Anämie oder ausgeprägten Leukozytose. Bei den morphologischen Befunden sind ausgeprägte Zeichen einer Alkoholhepatitis, eine ausgeprägte perivenuläre Sklerose und Fibrose (Lieber und Salaspuro 1992) sowie histologische Zeichen einer Cholestase (Nissenbaum et al. 1990) prognostisch ungünstig.

3.1.1.3 Therapie

Die entscheidende therapeutische Maßnahme in allen Stadien einer Alkoholhepatitis mit oder ohne zirrhotischen Umbau ist die vollständige Alkoholabstinenz. Auch bei Patienten mit Alkoholzirrhose wird die Prognose durch Alkoholabstinenz deutlich verbessert (Galambos 1974). Der histologische Befund kann sich auch bei ausgeprägter Alkoholhepatitis unter Abstinenz normalisieren. Des weiteren sollte für eine bedarfsgerechte kalorienreiche Ernährung mit Vitaminsubstitution Sorge getragen werden (Schenker 1995).

Bei der sehr guten Prognose leichterer Formen alkoholinduzierter Lebererkrankungen einschließlich der anikterischen Alkoholhepatitis unter Abstinenz erübrigt sich jede Form einer medikamentösen Therapie. Kontrollierte Studien zum Einfluß von Medikamenten auf den Krankheitsverlauf wurden daher vorwiegend bei Patienten mit klinisch-manifester Alkoholhepatitis und Alkoholzirrhose durchgeführt. Hierbei hat sich die Gabe von Glucocorticoiden bei schweren Verläufen der akuten alkoholbedingten Hepatitis durchgesetzt. Therapeutische Ansätze mit anabolen Steroiden, Propylthiouracil und Colchicin sind umstritten.

Die Behandlung von Patienten mit fortgeschrittenen Stadien einer alkoholischen Leberzirrhose durch orthotope Lebertransplantation wird kontrovers beurteilt. Das Für und Wider wurde eingehend in Übersichtsarbeiten zu diesem Problem diskutiert (Schenker et al. 1990, Lucey und Beresford 1992). Bei einer Selektion der Patienten nach Kriterien, die den klinischen Status im Hinblick auf Operabilität und die psychiatrische Situation berücksichtigen, unterscheiden sich die Ergebnisse der Lebertransplantation bei Patienten mit Alkoholzirrhose nicht wesentlich von denen bei Patienten mit Zirrhose anderer Ätiologie (Reeck et al. 1997). Die Rückfallquote ist nach bisheriger Beobachtung in den ersten zwei Jahren nach Transplantation gering (Lucey und Beresford 1990).

3.1.2 Pankreas

3.1.2.1 Epidemiologie und Klinik der chronischen Pankreatitis

Es ist eindeutig erwiesen, daß Alkoholkonsum im ursächlichen Zusammenhang mit der chronischen Pankreatitis steht. Durbec und Sarles (1978) haben festgestellt, daß bei allen Personen, die regelmäßig Alkohol zu sich nehmen, ein von der konsumierten Alkoholmenge abhängiges Risiko für die Entstehung eines akuten Schubes einer chronischen Pankreatitis besteht. Gullo beobachtete, daß die Dauer des Alkoholabusus vor dem Beginn der Pankreatitis bei leichten Trinkern (weniger als 100 g/Tag) 17 Jahre und bei starken Trinkern (mehr als 200 g/Tag) 13 Jahre betrug und zog daher die Schlußfolgerung, daß die konsumierte Alkoholmenge zur Dauer der Latenzzeit vor dem Auftreten von Symptomen umgekehrt proportional ist.

Eine **alkoholinduzierte chronische Pankreatitis** (ACP) wird häufiger bei Männern als bei Frauen festgestellt. Dies erklärt sich vermutlich aus dem häufigeren Auftreten von Alkoholismus unter Männern (3–5 % bei Männern und 0,1 % bei Frauen) (Goodwin 1979). In einer Untersuchung wurde festgestellt, daß es bei Frauen früher als bei Männern zur ACP kommt (Latenzzeit von 18 Jahren bei Männern, von 11 Jahren bei Frauen). Diese Ergebnisse sind ein Hinweis darauf, daß Frauen für die toxischen Auswirkungen von Alkohol empfänglicher sind als Männer.

Die erste klinische Manifestation der Erkrankung ist ein **akuter Pankreatitisanfall**. Dazu kommt es in der Regel nach 10–20 Jahren regelmäßigen Trinkens, obwohl auch Fälle beobachtet wurden, bei denen es bereits nach knapp zweijährigem Alkoholabusus zur ACP kam. Das Durchschnittsalter zum Zeitpunkt des ersten Auftretens der Symptome bewegte sich in verschiedenen Untersuchungsserien in der Größenordnung von 35 bis 40 Jahren.

Die ACP geht in über 95 % der Fälle mit Oberbauchschmerzen, dem Leitsymptom der Erkrankung, einher. Bei maximal 5 % der Patienten ist eine primäre Pankreatitis schmerzfrei. Während der ersten 5 Jahre nach Symptombeginn sind Häufigkeit und Intensität der Schmerzen am höchsten (Ammann et al. 1986). Die Beschwerden treten in der Regel in der oberen Hälfte des Abdomens mit unterschiedlicher Intensität, Dauer und Häufigkeit auf und können seitlich bis in den Rücken ausstrahlen. Da die Schmerzen typischerweise durch Mahlzeiten ausgelöst werden, kommt es häufig zu einer verminderten Nahrungsaufnahme. Die Dauer der Symptome kann von wenigen Stunden bis zu einigen Tagen reichen. Gelegentlich ist ein dumpfer Schmerz für Wochen oder für Monate zu verspüren. Nach dem Abklingen können die Beschwerden in unregelmäßigen Abständen wieder aufflammen. Der langfristige Verlauf des bei chronischer Pankreatitis auftretenden Schmerzes ist noch umstritten. In einer Reihe von Untersuchungen (Gullo 1991, Gastard et al. 1973) wird berichtet, daß es im Verlauf der Zeit zu einem allmählichen Abklingen der Schmerzen kommt. In Frankreich wurden von Gastard et al. (Gastard et al. 1973) 243 Patienten mit chronischer Pankreatitis, von denen 85 % Alkoholiker waren, einer Verlaufsbeobachtung unterzogen. Die Autoren kamen zu der Schlußfolgerung, daß bei drei Vierteln der Patienten über einen Zeitraum von 10–20 Jahren Schmerzen auftreten, welche allerdings im Verlauf der Zeit an Intensität und Häufigkeit nachlassen.

Zum Zeitpunkt der Diagnose läßt sich bei 20–85 % der Patienten eine endokrine Pankreasinsuffizienz nachweisen. Im weiteren Verlauf der Erkrankung kommt es bei der Mehrzahl der Patienten zur Herausbildung eines manifesten Diabetes mellitus (Gastard et al. 1973).

Bei Diagnosestellung kann in Abhängigkeit der Empfindlichkeit des eingesetzten Tests bei 17 – 86 % der ACP-Patienten eine exokrine Pankreasinsuffizienz nachgewiesen werden. Im Verlauf der Zeit kommt es zur progressiven Verschlechterung der Pankreasfunktion und fünf Jahre nach dem ersten Auftreten der Symptome bei etwa 50 % der Patienten zu einer schweren exokrinen Insuffizienz (Ammann et al. 1984).

Pankreassteine sind charakteristisch für eine chronische Pankreatitis.

3.1.2.2 Komplikationen der chronischen Pankreatitis

Die bei einer chronischen Pankreatitis auftretenden Komplikationen lassen sich wie folgt einteilen:

a) Komplikationen infolge der exokrinen oder endokrinen Pankreasinsuffizienz: Gewichtsverlust, Infektionen und Diabetes mellitus
b) Komplikationen infolge der akuten oder chronischen Pankreasentzündung: Pseudozysten, benigne Gallengangsstenosen, splenoportale Venenthrombose und Duodenalstenose.
c) das Auftreten eines pankreatischen oder extrapankreatischen Malignoms, wobei eine Häufung von Pankreaskarzinomen bei dieser Patientengruppe nicht gesichert ist.

Mit der ACP gehen ferner eine Reihe von extrapankreatischen Erkrankungen einher, die in den meisten Fällen auf Alkohol- und Tabakmißbrauch zurückzuführen sind. Im Zusammenhang damit sterben Patienten mit ACP häufiger an extrapankreatischen Erkrankungen als an den unmittelbaren Folgen der chronischen Pankreasentzündung. In elf weit angelegten Untersuchungsserien kam es zu insgesamt 412 Todesfällen. Davon waren nur 40 % Folge der Pankreatitis, während die Todesursache bei 60 % der Fälle überwiegend auf andere mit der Alkoholabhängigkeit assoziierte Komplikationen zurückzuführen war.

3.1.2.3 Behandlung der alkoholinduzierten chronischen Pankreatitis

Allgemeine Behandlungsmaßnahmen sind:

1. Alkoholabstinenz
   In zahlreichen Untersuchungen wurde festgestellt, daß Abstinenz schmerzlindernd wirkt, den Prozeß der Verschlechterung der Pankreasfunktion verlangsamt und die Überlebensrate erhöht (Gullo 1991, Gastard et al. 1973).
2. Diät
   Die bei der ACP zu verordnende Diät sollte die erforderliche Kalorienmenge 2000 bis 3000 kcal/Tag enthalten sowie fettarm sein. Die Einnahme sollte in kleinen, aber häufigeren Mahlzeiten erfolgen (5–6 pro Tag). Besteht eine schwere Steatorrhoe trotz adäquater Pankreasenzymsubstitution, kann der Fettanteil allmählich durch mittelkettige Triglyceride ersetzt werden.

Patienten mit einem akuten Pankreatitisschub sollten fasten und bis zum Abklingen der Entzündung parenteral ernährt werden. Zur Reduzierung der Pankreasstimulation durch die in den Zwölffingerdarm gelangende Magensäure können Säureinhibitoren, wie H2-Rezeptorantagonisten oder Protonenpumpenhemmer verabreicht werden.

Für die häufig unerträglichen Schmerzzustände wird die folgende medikamentöse Stufentherapie empfohlen:

Stufe 1: peripher wirkende Analgetika (500–1000 g Paracetamol alle 4 Stunden)

Stufe 2 a): peripher wirkende Analgetika und schwach zentral wirkende Medikamente (Paracetamol plus 30–100 mg Codeinphosphat alle 4 Stunden)

Stufe 2 b): peripher wirkende Medikamente und zentral wirkende Psychopharmaka, wie 10–20 mg Levomepromazin alle 8 Stunden oder Gabe von Antidepressiva, wie 25 mg Clomipramin alle 8 Stunden

Stufe 3: bei Bedarf zusätzlich starke Opiate wie Pentazocin

Mit Hilfe der Endoskopie können Steine entfernt, Strikturen erweitert, Stents in den Ductus pancreaticus eingesetzt und die Drainage von Pseudozysten durchgeführt werden.

Ein chirurgischer Eingriff ist entweder bei Patienten mit Komplikationen, wie Pseudozysten, biliären Stenosen, symptomatischen splenoportalen Venenthrombosen und intestinalen Stenosen, oder bei Patienten ohne solche Komplikationen angezeigt, die jedoch unter einem unkontrollierbaren schweren abdominellen Schmerz leiden.

Pankreasenzyme werden erfolgreich zur Behandlung der Maldigestion eingesetzt. Zur Beseitigung einer Steatorrhoe ist es erforderlich, daß etwa 30.000 U Lipase in den Darm gelangen (Beger et al. 1989). Dies entspricht etwa 10 % der postprandialen Lipaseausschüttung beim Gesunden (Regan et al. 1977).

Bei endokriner Insuffizienz sollte eine Diabetesdiät eingehalten werden. Im Frühstadium der Erkrankung können die Patienten auch auf Verabreichung von oralen Antidiabetika ansprechen, später werden sie jedoch insulinpflichtig.

3.1.3 Gastrointestinaltrakt

3.1.3.1 Oropharynx

Alkohol schädigt die Speicheldrüsen. 12 % aller chronischen Alkoholiker haben eine vergrößerte Parotisdrüse, wobei die Häufigkeit dieser Veränderung bei zusätzlich bestehender Leberzirrhose noch höher liegt (Bode 1980). Eine Hyperamylasämie wird bei vielen Patienten beobachtet (Domalski und Wedge 1948). Neben einer Pankreasschädigung muß hierbei auch eine Schädigung der Speicheldrüsen bzw. eine verminderte renale Clearance der Amylase bedacht werden (Dutta et al. 1989). Chronische Alkoholzufuhr führt zu einer Reduktion der Speichelsekretion (Dutta et al. 1989), die mit einer Viskositätssteigerung des Speichels verbunden ist. Histologisch findet sich eine Atrophie und lipomatöse Umwandlung des Parenchyms der Kopfspeicheldrüsen. Chronische Alkoholiker leiden häufig unter Glossitis oder Stomatitis

(Larato 1973). Weiterhin wird eine erhöhte Prävalenz von Karies und Paradontose beobachtet (Bode 1980). Schließlich ist das Risiko eines Oropharynxkarzinoms bei Alkoholikern massiv erhöht.

3.1.3.2 Oesophagus

Klinisch wird allgemein angenommen, daß chronische Alkoholiker vermehrt eine Oesophagitis aufweisen, wobei nur wenige epidemiologische Daten, die diese Annahme stützen, vorliegen (Wienbeck und Berges 1985). In einer unlängst publizierten Studie fand sich allerdings eine signifikant höhere Inzidenz von Oesophagitiden bei Alkoholikern ohne Lebererkrankung, verglichen mit Kontrollen ohne Alkoholabusus (Ederle et al. 1990).

In anderen Studien wurde ein Zusammenhang zwischen chronischem Alkoholabusus und histologischen Abnormalitäten der Ösophagusmucosa (z. B. Zylinderepithelien im unteren Öesophagus) bzw. makroskopisch erkennbaren Veränderungen im Sinne eines Barrett-Oesophagus beschrieben (Messian et al. 1978, Wienbeck und Berges 1995). In zwei retrospektiven Untersuchungen fand sich eine erhöhte Alkoholzufuhr bei der Mehrzahl von Patienten mit Zylinderepithelien im unteren Oesophagus (Martini und Wienbeck 1974; Messian et al. 1978). Ohne Zweifel führt chronischer Alkoholabusus zu einem gesteigerten Risiko für das Oesophaguskarzinom.

3.1.3.3 Magen

Beim Menschen verzögert die Zufuhr von Alkohol die Magenentleerung um 5–30% (Barboriak und Meade 1970). 1 g Alkohol/kg Körpergewicht, zusammen mit einer Mahlzeit gegeben, führen zu einer signifikanten Verzögerung der gastralen Entleerung von festen Bestandteilen und in weitaus geringerem Umfang auch der Flüssigkeitsentleerung (Jian et al. 1986). Die Alkoholabsorption ist vermindert bei verzögerter Magenentleerung und bei gleichzeitiger Nahrungsaufnahme.

Bei gesunden, nichtalkoholkranken Probanden führt die intragastrale Instillation von 250–500 ml Alkohol in Konzentrationen zwischen 1 und 5 % zu einer Steigerung der Magensaftsekretion (Singer et al. 1987). Bier und Wein sind potente Stimulatoren der Magensäuresekretion, während alkoholische Getränke mit einem hohen Alkoholgehalt, wie z. B. Whisky, Cognac, keine entsprechende Wirkung haben (Singer et al. 1983, 1987). Die Ergebnisse verschiedener Studien zeigen, daß die alkoholinduzierte Stimulation der Magensekretion zumindest teilweise zentral, vermittelt über den N. vagus, verursacht wird (Bode 1980). Andere Untersuchungen haben gezeigt, daß Alkohol die Magensäuresekretion auch indirekt über die Freisetzung von Histaminen steigert (Dinoso et al. 1976). Verschiedene alkoholische Getränke enthalten einen signifikanten Gehalt an Histaminen, so z. B. Rotwein und Sherry, die bis zu 1,5 mg/100 ml Histamine enthalten können (Bode 1980).

Alkohol ist eine bedeutende Ursache der hämorrhagisch-erosiven Gastritis beim Menschen (Pötzi et al. 1982). Eine durch Alkohol induzierte venöse Stauung der Mucosa wurde bereits durch Beaumont 1833 beschrieben. Ein Erythem, Hämorrhagien und eine eosinophile Infiltration treten schon bereits drei Stunden nach Alkoholzufuhr auf (Gottfried et al. 1978).

Verschiedene Studien legen den Schluß nahe, daß die Prävalenz einer Oberflächen- und/oder atrophischen Gastritis beim Menschen, die chronisch Alkohol trinken, erhöht ist (Göbel 1977). Schwerer Alkoholmißbrauch wurde bei 17 von 20 Männern unter 30 Jahren mit atrophischer Gastritis registriert.

Eine alkoholinduzierte akute Gastritis und Erosionen wurden nur beobachtet, wenn exzessive Mengen an Alkohol aufgenommen wurden. Möglicherweise besteht deshalb nur bei schweren Trinkern (Alkoholverbrauch > 80–100 g/die) das Risiko, ein Magengeschwür zu entwickeln. In einer kontrollierten Studie war bei Männern die Alkoholzufuhr mit der Wahrscheinlichkeit, ein Duodenalulcus zu entwickeln, signifikant korrelierbar, und dies war auch mit einer erhöhten Mortalität vergesellschaftet (Piper et al. 1984). Peptische Geschwüre wurden bei mehr als 20 % der Patienten mit alkoholischen Lebererkrankungen gefunden (Bode 1980). Neueste Untersuchungen weisen darauf hin, daß es bei Helicobacter pylori-Besiedlung des Magens und gleichzeitiger Alkoholexposition zu einer durch Helicobacter hervorgerufenen verstärkten Bildung von Azetaldehyd kommen kann, der über die bakterielle bzw. äthyltoxische Schädigung der Mukosa hinaus eine weitere auf die gastrale und duodenale Schleimhaut einwirkende Noxe darstellt.

3.1.3.4 Dünndarm

Chronischer Alkoholismus ist eine wichtige Ursache für Durchfälle, Malabsorption, Mangelernährung und Gewichtsverlust. Obwohl Mangelernährung und Gewichtsverlust hauptsächlich durch eine verminderte nutritive Zufuhr verursacht werden, spielt die Malabsorption von Nährstoffen ebenfalls eine bekannte Rolle. Akute und chronische Alkoholzufuhr haben unterschiedliche Effekte auf die Morphologie, den Stoffwechsel und die Funktion des Dünndarms.

Während es bei akuter Exposition gegenüber höherkonzentriertem Alkohol im Duodenum zu einem Schleimhautödem mit Zottenspitzenschädigung kommt, sind die hinsichtlich der Wirkungen chronischer Alkoholzufuhr auf die Morphologie des Dünndarms erhobenen Befunde uneinheitlich. Die meisten Studien haben eine normale Mucosa bei chronischen Alkoholikern beschrieben (Halsted et al. 1971), während in einigen Untersuchungen ultrastrukturelle Veränderungen nach chronischer Alkoholzufuhr gefunden wurden (Rubin et al. 1972, Rossi und Zucoloto 1977, Seitz und Simanowski 1986). Es wurde darauf hingewiesen, daß Malabsorption und Mucosaschäden das Ergebnis eines Folatmangels oder einer veränderten luminalen Ernährungssituation sein könnten (Bianchi et al. 1970). Jedoch wurden auch beim normal er-

nährten Alkoholiker signifikante Veränderungen der jejunalen Mucosa morphometrisch beobachtet (Seitz und Simanowski 1986).

Alkoholismus führt zu einer Verstärkung einer vorbestehenden Laktoseintoleranz (Keshavarizian et al. 1986) mit Verminderung der Laktaseaktivität im Jejunum bei dunkelhäutigen, jedoch kaum bei weißen Alkoholikern in den USA (Perlow et al. 1977). Zudem vermindert Alkohol auch die intestinale Saccharidaseaktivität, wobei beide Enzymaktivitäten nach Alkoholabstinenz wieder zur Norm zurückkehren.

3.1.3.5 Kolon und Rektum

Die Mucosa des Dickdarms ist Alkoholkonzentrationen ausgesetzt, die mit denen im Blut identisch sind, da die Alkoholabsorption bereits im Ileum abgeschlossen ist. Unabhängig davon kommt es unter Alkoholeinfluß im Dickdarm zu einer Motilitäts- und Sekretionssteigerung. Aufgrund der Besiedlung des Colons mit Mikroorganismen ist der bakterielle Stoffwechsel von Äthanol im Dickdarm nicht zu vernachlässigen. Azetaldehyd als Abbauprodukt von Äthanol stellt aller Wahrscheinlichkeit nach wegen seiner Toxizität einen die alkoholassoziierte Karzinogenese im Rektum vermittelnden Faktor dar.

3.1.4 Kardiovaskuläres System

3.1.4.1 Myokardiale Funktion und Kardiomyopathie

In der Regel wird eine alkoholische Kardiomyopathie auf dem Wege des Ausschlusses diagnostiziert, nämlich dann, wenn andere ursächliche Faktoren einer Kardiomyopathie wie beispielsweise eine KHK ausscheiden und gleichzeitig ein langjähriger Alkoholabusus vorliegt. Schwierig kann die Abgrenzung einer unmittelbar durch Alkohol verursachten Schädigung des Herzens von Pathomechanismen im Zusammenhang mit alkoholassoziierten Faktoren sein. Dazu gehören Fehlernährung und Vitaminmangel (Thomson et al. 1983) oder die Aufnahme begleitender toxischer Substanzen, wie Kobalt im Bier (Knieriem et al. 1969), Arsen im Wein (Munzinge 1987) oder Blei im Whisky (Asokan et al. 1972). Alkohol selbst besitzt einen toxischen Effekt auf das Myokard und kann — wie experimentell gezeigt werden konnte – die myokardiale Kontraktilität direkt beeinflussen (Schulman et al. 1991).

Im Rahmen experimenteller Studien konnte gezeigt werden, daß chronischer Alkoholkonsum bereits in nicht exzessiven Mengen (30 % der gesamten Kalorien in Form von Alkohol) bereits zu einer deutlichen Einschränkung der myokardialen Funktion führen kann (Capasso et al. 1992). Die Entwicklung einer alkoholischen Kardiomyopathie wird möglicherweise durch eine toxisch verursachte Störung der Energiebereitstellung begünstigt. Gleichzeitig wurde eine chronische Aktivierung des sympathoadrenergen Systems als möglicher Pathomechanismus postuliert. Aus experimentellen Studien ist bekannt, daß allein eine langfristige Steigerung der Herzfrequenz eine Herzinsuffizienz induzieren kann (Marzo et al. 1991). Auch chronischer Alkoholkonsum führt zu einer Steigerung der Herzfrequenz, wobei zusätzlich eine deutliche Reduktion der Herzfrequenzvariabilität die Störung der autonomen Funktion belegt (Malpas et al. 1991).

Die Prognose der alkoholischen Kardiomyopathie ist schlecht: etwa 40 % der Patienten sterben innerhalb von 4 Jahren nach klinischer Diagnosestellung (Demakig et al. 1974). Allerdings konnten einige Studien eine erstaunliche Reversibilität auch bei deutlich eingeschränkter myokardialer Funktion nach vollständiger Abstinenz dokumentieren (Baudet et al. 1979).

3.1.4.2 Alkoholbedingte kardiale Arrhythmien

Chronischer Alkoholabusus führt, wie bereits erwähnt, zur Steigerung der Herzfrequenz, im wesentlichen zu einer Sinustachykardie, die möglicherweise durch eine autonome Dysregulation verursacht ist (Malpas et al. 1991). Aber auch andere, z.T. schwerwiegende tachykarde Rhythmusstörungen werden vermehrt nach chronischem Alkoholkonsum beobachtet und sowohl auf die chronische als auch auf die akute Wirkung des Alkohols auf Myokard und Reizleitungssystem zurückgeführt (Wannamethee et al. 1992). Klinisch stehen an erster Stelle die Tachyarrhythmia absoluta bei Vorhofflimmern und andere supraventrikuläre Rhythmusstörungen (Kupari et al. 1991).

Daneben sind ventrikuläre Ektopien von wesentlicher Bedeutung, zum Teil erreichen sie einen vital bedrohlichen Schweregrad (z. B. Kammertachykardien, die zu Kammerflimmern degenerieren können). Bei chronischen Alkoholikern konnten bei ca. jedem dritten Patienten ventrikuläre Extrasystolien höheren Schweregrades beobachtet werden (Bashour et al. 1975). Das Auftreten von tachykarden Rhythmusstörungen wird durch zusätzlich komplizierende Faktoren wie beispielsweise Elektrolytverschiebungen deutlich begünstigt (Roth et al. 1993).

3.1.4.3 Alkohol und arterielle Hypertonie

Der Zusammenhang zwischen chronischem Alkoholkonsum und dem Auftreten einer arteriellen Hypertonie wurde früh erkannt (Lian 1915). Experimentell konnte sowohl im Akut- als auch im Langzeitversuch eine blutdrucksteigernde Wirkung des Alkohols nachgewiesen werden (Nakano et al. 1972).

Die Assoziation von überhöhtem Alkoholkonsum und Blutdrucksteigerung könnte – so wurde es von mehreren Autoren postuliert – auch darauf zurückzuführen sein, daß die Blutdruckmessung häufig in der Phase des Alkoholentzugs stattfindet (Potter et al. 1984), wenn entsprechende Dysregulationen des Zentralnervensystems, insbesondere eine Aktivierung des sympathoadrenergen Systems eingetreten sind. Dazu passend sind in den ersten Tagen des Alkoholentzugs eine deutliche Blutdrucksteigerung und eine oft krisenhafte Sinustachykardie häufig nachweisbar. Diese sympathikotonen Phänomene benötigen bis zu ihrer Rückbildung etwa eine Woche (Panthan et al. 1980), wobei bei fixiertem Hypertonus mit begleitenden Gefäßveränderungen dieser Zeitraum für die Normalisierung der erhöhten Druckwerte nicht ausreichend sein kann, unter Umständen sogar eine arterielle Hypertonie bei anhaltender Abstinenz persistieren kann.

Darüber hinausgehend konnte jedoch in größeren Beobachtungsstudien der Nachweis erbracht werden, daß nicht allein akute Effekte des Alkohols bzw. das beginnende Auftreten eines Alkoholentzugssyndroms zum Zeitpunkt der Blutdruckmessung die Ursache für die Assoziation von Alkoholabusus und erhöhtem Blutdruck darstellen (Beevers 1977). Aufgrund epidemiologischer Studien scheint der Grenzwert für die hypertone Wirkung bei ca. 25–30 g Alkohol pro Tag zu liegen (Holzgreve 1992). Bei einem Konsum in dieser Größenordnung spielt der Alkohol als Risikofaktor für die Entstehung der arteriellen Hypertonie eine gleichwertige Rolle wie beispielsweise die Adipositas.

3.1.4.4 Alkohol, koronare Herzerkrankung und Lipoproteinstoffwechsel

Die Ergebnisse einer großen Anzahl epidemiologischer Studien weisen übereinstimmend darauf hin, daß durch leichten bis mäßigen Alkoholgenuß die Entwicklung und der Verlauf einer koronaren Herzerkrankung günstig beeinflußt und das Myokardinfarktrisiko um ca. 25–45 % reduziert werden können (Hennekens et al. 1978). Die mit mäßigem Alkoholgenuß assoziierte Reduktion des koronaren Risikos ist unabhängig von eventuell zusätzlich vorhandenen Risikofaktoren wie Nikotinabusus, arterielle Hypertonie und Hypercholesterinämie nachweisbar. Im Rahmen der Friedman-Studie wurde die durch koronare Herzerkrankung bedingte Mortalität über 24 Jahre verfolgt. Dabei waren Männer mit starkem Nikotinkonsum und gleichzeitiger Alkoholabstinenz mit dem höchsten

Risiko belastet. Mäßiger Alkoholkonsum resultierte in einer Reduktion des koronaren Risikos, wobei die Mortalität nichtrauchender Männer stets deutlich unter der von Rauchern lag (Friedman und Kimball 1986). Auch bei Frauen konnte das koronare Risiko bei einem täglichen Alkoholkonsum von ca. 10–15 g um etwa 40 % vermindert werden (Stampfer et al. 1988). Diese Menge entspricht ungefähr 0,35 l Bier, 0,12 l Wein oder 0,02 l Branntwein.

Diese eher günstige Situation bei leichtem bis mäßigem Alkoholgenuß verändert sich entscheidend, wenn der Alkoholgenuß bestimmte Grenzen überschreitet, und die gesundheitsschädlichen Effekte überwiegen. So sind Alkoholiker und sogenannte Problemtrinker unabhängig vom Geschlecht gegenüber Nichttrinkern und Konsumenten geringer und mäßiger Alkoholmengen mit einem deutlich erhöhten Risiko belastet, am plötzlichen Herztod zu sterben (Suhonen et al. 1987). Das erhöhte kardiovaskuläre Risiko exzessiven Alkoholgenusses trifft nicht nur Patienten mit Kardiomyopathie, sondern auch Patienten mit koronarer Herzerkrankung (Suhonen et al. 1987). So wurde starker Alkoholkonsum mit einer erhöhten Infarktrate in Verbindung gebracht (Bergstrand et al. 1983).

3.1.5 Muskulatur und Knochen

Etwa ein bis zwei Drittel aller Alkoholiker haben eine alkoholische Myopathie. Es ist die häufigste Muskelerkrankung der westlichen Hemisphäre, die bisher aber noch wenig erforscht ist. Myalgien, Schwäche, Krämpfe, verminderte Koordinationsfähigkeit und Beweglichkeit sind die wichtigsten Symptome. Möglicherweise besteht ein Zusammenhang zwischen der alkoholbedingten Schädigung des Skelett- und des Herzmuskels. Die Diagnose der alkoholinduzierten Muskelerkrankung stützt sich auf verschiedene Verfahren: Untersuchungen der mechanischen Kraft, Elektromyographie, Histologie und Messungen des elektrischen Widerstandes. Histologisch ist eine Atrophie der Typ-II-Faser charakteristisch für die chronische alkoholinduzierte Myopathie.

Nach Abstinenz ist die chronische alkoholinduzierte Myopathie zwar reversibel (Slavin et al. 1983, Peters et al. 1985). Es kann jedoch davon ausgegangen werden, daß vereinzelte subzelluläre Veränderungen bestehen bleiben.

Langfristiger übermäßiger Alkoholkonsum schädigt den Knochenbau und spielt möglicherweise eine wichtige Rolle bei der Auslösung von ausgeprägtem Knochenschwund und Osteoporose (Seeman et al. 1983). In verschiedenen Untersuchungen wurde eine Verminderung der Trabekel, insbesondere in den Wirbelknochen (Bickle et al. 1985), Rippen (Dalen und Feldreich 1976), im Darmbeinkamm (Saville 1965), Schenkelhals und Fersenbein (Nilsson 1970) festgestellt. Chronische Alkoholiker neigen zu Knochenbrüchen, mitunter auch schon bei minimaleren Traumata (Spencer et al. 1986). Häufig werden bei Röntgenuntersuchungen Mehrfachfrakturen unterschiedlichen Alters festgestellt. Diese gehen teilweise auf Traumata, aber auch auf Veränderungen der strukturellen und mechanischen Eigenschaften des Knochens zurück. In verschiedenen Untersuchungen wurde nachgewiesen, daß Alkoholiker im Vergleich zu nicht-alkoholabhängigen Kontrollpersonen eine verminderte Knochenmasse aufwiesen (Bickle et al. 1985).

Eine Aussage darüber, ob Alkoholabusus die Hauptursache für den Knochenschwund bei Frakturpatienten darstellt, ist oftmals schwierig zu treffen, da sich die Höhe des Alkoholkonsums nur in seltenen Fällen genau ermitteln läßt, und der Blutalkoholspiegel fast nie bestimmt wird. Der Grad des Knochenschwunds bei Alkoholikern ist wahrscheinlich nicht dosisabhängig, sondern eher von anderen Faktoren, wie Ernährungsstatus und Rauchen, abhängig. Angemerkt sei, daß dabei einerseits ein unterschiedliches Stadium des Alkoholismus vorlag, und andererseits die Schätzungen zur Quantifizierung des Alkoholkonsums widersprüchlich bzw. unzuverlässig waren.

3.1.6 Zentralnervensystem

Chronische Alkoholzufuhr kann im zentralen Nervensystem im wesentlichen die folgenden Sekundärschäden nach sich ziehen:

– Wernicke-Korsakow-Syndrom
– kognitive Störungen bis hin zur Alkoholdemenz
– sog. Black-outs (d. h. intoxikationsbedingte transitorische Amnesien)
– epileptische Anfälle
– extrapyramidale Bewegungsstörungen
– Kleinhirnatrophie
– Zentrale pontine Myelinolyse (ZPM)
– Marchiafava-Bignami-Syndrom (MBS)
– hepatische Enzephalopathie

3.2 Alkohol und Arzneimittelstoffwechsel

Interaktionen zwischen Alkohol und einer großen Anzahl von Arzneimitteln stellen ein relevantes klinisches Problem dar. Die meisten Xenobiotika werden über verschiedene Cytochrom-P450-Isoenzyme oxidiert, einige davon über das alkoholspezifische Cytochrom-P450- 2E1. Von daher ist es verständlich, daß hier Interaktionen beobachtet werden. Da Alkohol gegenüber Xenobiotika zumeist bevorzugt verstoffwechselt wird, werden diese bei gleichzeitiger Alkoholzufuhr vermindert abgebaut, was zu einer Erhöhung ihrer Toxizität führen kann. Bei chronischem Alkoholkonsum hingegen kommt es über eine Induktion des Cytochroms-P450-2E1 zu einem beschleunigten Stoffwechsel von Xenobiotika, sobald keine signifikanten Alkoholspiegel mehr vorliegen. Die Wirksamkeit von Arzneimitteln kann so herabgesetzt sein. Auf dem gleichen Wege können auch Prokarzinogene vermehrt aktiviert werden und somit zu einer Förderung der Karzinogenese beitragen. Ebenfalls aufgrund desselben Mechanismus ist auch die Toxizität verschiedener Xenobiotika bei chronischem Alkoholabusus erhöht. Dazu zählen u.a. Acetaminophen (Paracetamol), Tetrachlorkohlenstoff, Kokain, Halothan und Enfluran, um nur einige zu nennen.

3.2.1 Hemmung der Alkohol-Dehydrogenase (ADH) durch Xenobiotika

Es ist schon lange bekannt, daß die ADH-3 der Leber durch den experimentell angewandten ADH-Inhibitor Pyrazol (Salaspuro und Lindros 1985) und durch die Medikamente Chlorpromazin und Choralhydrat (Koff und Fitts 1972) gehemmt wird.

Es konnte in vitro gezeigt werden, daß selbst kleine Konzentrationen von Cimetidin (< 1 mM) die ADH des Magens signifikant hemmen (Seitz et al. 1993). Die Folge ist, daß die kontinuierliche Zufuhr von Cimetidin den First-Pass-Stoffwechsel von Alkohol im menschlichen Magen vermindert und hieraus erhöhte Blutalkoholkonzentrationen resultieren (Seitz et al. 1984). Deshalb ist die gleichzeitige Einnahme von Cimetidin und Alkohol mit besonderen Risiken verbunden. Auch Ranitidin führt zu einer Hemmung der ADH, während Famotidin diesen hemmenden Effekt auf die ADH nicht zu haben scheint (Di Padova et al. 1992). In vivo Untersuchungen mit dem neuen $H^+K^+ATPase$-Inhibitor Omeprazol haben ebenfalls keinen Effekt dieses Medikaments auf die Magen-ADH und somit auf den First-Pass-Stoffwechsel von Alkohol gezeigt (Roine et al. 1990). Die Interaktionen von H2-Rezeptorantagonisten und Alkohol im Magen sind besonders von Bedeutung, wenn die Magen-ADH durch andere Umstände bereits in sehr niedriger Aktivität vorliegt. Dies ist z. B. der Fall bei jüngeren Frauen (Seitz et al. 1990, Seitz et al. 1993), im Alter (Seitz et al. 1990, Seitz et al. 1993), nach chronischer Alkoholzufuhr (Di Padova et al. 1987, Seitz et al. 1993), auch beim Alkoholiker im Fastenzustand (Di Padova et al. 1987) sowie beim Vorliegen einer atrophischen Gastritis (Egerer et al. 1992). In all diesen Situationen findet sich eine sehr niedrige Magen-ADH-Aktivität, die dann durch die gleichzeitige Gabe der genannten H2-Rezeptorantagonisten komplett gehemmt werden, was zu klinisch bedeutsamen Erhöhungen der Alkoholkonzentration nach oraler Zufuhr führen kann.

Auch die **Azetaldehyddehydrogenase** kann durch Xenobiotika gehemmt werden, wodurch es zu erhöhten Azetaldehydspiegeln nach Alkoholkonsum kommen kann. Zu diesen Substanzen gehören Cyanamid, Disulfiram und Antidiabetika vom Sulphonylharnstofftyp.

3.2.2 Interaktion zwischen Xenobiotika und Alkohol über das mikrosomale Äthanoloxidierende System (MEOS)

3.2.2.1 Akute Effekte von Äthanol

In Gegenwart von Alkohol ist der mikrosomale Stoffwechsel von Xenobiotika in vitro und in vivo im allgemeinen gehemmt. So resultiert die akute Gabe von Äthanol in einer Verlängerung der Halbwertszeit für verschiedene Medikamente, wie z. B. Meprobamat, Pentobarbital (Rubin et al. 1970a, b), Diazepam (Hoyumpa et al. 1980), Lorazepam (Hoyumpa et al. 1981), Clomethiazol (Hoyumpa und Schenker 1982) und Tolbutamid (Carulli et al. 1971). Dieser inhibitorische Effekt von Alkohol wurde für den Synergismus von Äthanol und zentral wirkenden Psychopharmaka verantwortlich gemacht. Durch akute Alkoholgabe wird die mikrosomale Demethylierung von Methadon gehemmt, wodurch die Konzentrationen von Methadon in Gehirn und Leber ansteigen. Dieses gewinnt an klinischer Bedeutung, da ungefähr 50 % der Patienten, die Methadon einnehmen, auch einen Alkoholmißbrauch betreiben.

3.2.2.2 Chronischer Effekt von Äthanol

Aufgrund der Induktion von Cytochrom-P450-2E1 durch chronische Alkoholzufuhr werden Substanzen, die über das gleiche Cytochrom verstoffwechselt werden, wesentlich schneller abgebaut. Die Voraussetzung hierfür ist, daß kein Alkohol zum Zeitpunkt der Medikamentengabe im Organismus vorhanden ist, und damit eine Kompetition an der

Bindungsstelle des Cytochrom nicht stattfindet. Praktisch gesehen bedeutet dies, daß chronische Trinker mit induziertem Cytochrom-P450 der Leber dann Arzneimittel schneller abbauen, wenn sie vorübergehend nüchtern sind (z. B. morgens am Arbeitsplatz). Die Konsequenz eines gesteigerten mikrosomalen Stoffwechsels beinhaltet einen beschleunigten Abbau von Medikamenten mit verminderten Serumkonzentrationen und einer damit verminderten Wirkung.

Aus den dargelegten Gründen zeigen Alkoholiker nicht nur eine Toleranz gegenüber Alkohol, sondern auch gegenüber den verschiedensten Arzneimitteln. Es handelt sich hierbei um eine metabolische Adaptation. So führt die chronische Gabe von Alkohol bei freiwilligen Probanden zu einer Steigerung der Blutclearance für Meprobamat und Pentobarbital (Misra et al. 1971). Ein ähnlicher Anstieg des Stoffwechsels wurde nach anhaltendem Alkoholkonsum für Warfarin und Phenytoin sowie für Propranolol und Rifampicin (Lieber 1990) beschrieben.

3.3 Alkohol und Mangelernährung

Beim exzessiven Trinker werden 50 % und mehr der täglichen Energiezufuhr durch Alkohol abgedeckt. Es tritt dann durch verminderte Aufnahme von Nährstoffen eine primäre Malnutrition auf. Die sekundäre Malnutrition hingegen resultiert aus einer alkoholbedingten Maldigestion und Malabsorption und anderen alkoholbedingten Stoffwechselstörungen. Der Metabolismus von Proteinen, Kohlenhydraten und Lipiden, Vitaminen und Spurenelementen wird durch Alkohol beeinflußt. Wird Alkohol, bei einem Energiegehalt von 7,1 kcal pro g, der üblichen Nahrung zugegeben, so tritt eine Gewichtszunahme auf. Mit zunehmendem Alkoholkonsum verdrängt dann der Alkohol andere Energie- und Nährstoffquellen, es steigt das Risiko einer primären bzw. sekundären Malnutrition. Daher ist Gewichtsverlust eine typische Erscheinung bei schwerem Alkoholabusus.

Bei gesunden Probanden führt Alkoholaufnahme zu einer Verminderung der Fettoxidierung. Die Kohlenhydratoxidation wird nicht beeinflußt. Chronischer Alkoholkonsum führt zu einem Mangel der Vitamine A, E und D. Außerdem beeinflußt Alkohol den Metabolismus der genannten fettlöslichen Vitamine. Alkoholismus ist die wichtigste Ursache für einen Vitamin-B1 (Thiamin)-Mangel. Auch die anderen B-Vitamine, Vitamin C, Niacin und insbesondere Folsäure werden in ihrem Metabolismus durch Alkohol beeinträchtigt. Bei den Spurenelementen führt chronischer Alkoholkonsum zu einem Mangel an Magnesium, Zink und Selen. Der bei Alkoholikern häufig anzutreffende Zinkmangel kann zu Geschmacksstörungen, Hypogonadismus, Infertilität und Störungen des Dämmerungssehens führen. Die Indikation zur Substitution von Vitaminen und/oder Spurenelementen muß jedoch vorsichtig gestellt werden, da fortgesetzter Alkoholkonsum nicht nur einen Mangel der genannten Substanzen bewirkt, sondern auch durch eine Veränderung des Metabolismus deren Toxizität steigern kann.

Was die alkoholbedingten Schäden des Nervensystems angeht, scheint Vitamin-B1 (Thiamin) von besonderer Bedeutung zu sein. Ein Vitamin-B1-Mangel führt zum Wernicke-Korsakow-Syndrom und evtl. zu einer Polyneuropathie (Basel 1987). Eine Verarmung an Thiamin hat einen verminderten oxidativen Hirnmetabolismus zur Folge, der an der Pathogenese bestimmter Alkoholentzugserscheinungen – wie dem Delirium tremens – beteiligt ist.

Ein Nährstoffmangel ist zum Teil auch in der Pathogenese verschiedener alkoholassoziierter Krebsformen im oberen Gastrointestinaltrakt und Respirationstrakt von Bedeutung (Seitz und Simanowski 1988). So führt der beim Alkoholiker häufige Zinkmangel in den Epithelzellen der Speiseröhrenmucosa über das Cytochrom-P450-System zu einer vermehrten Aktivierung von karzinogenen Nitrosaminen (Barch et al. 1984).

Weitere wichtige klinische Krankheitsbilder infolge eines alkoholinduzierten Nährstoffmangels sind die Nachtblindheit und die Hodenatrophie mit verminderter Spermatogenese infolge Vitamin-A-Mangels (Roe 1976) sowie megaloblastäre Anämien infolge Folsäuremangels (Lindenbaum und Rohman 1980). Der Folsäuremangel ist ein Beispiel dafür, daß ein alkoholinduzierter Nährstoffmangel zu einer Verstärkung der alkoholinduzierten Pathologie (Schädigung des Darmepithels) führt.

3.4 Früherkennung von chronischem Alkoholismus

Da die Behandlung der mit Alkoholabusus verbundenen Erkrankungen um so erfolgreicher ist, je früher damit begonnen wird (Kristenson et al. 1983, Chick et al. 1985, Antti-Poika et al. 1988, Levine 1990), ist eine möglichst frühe Diagnosestellung von großer Bedeutung (Reyna et al. 1995, Sherin et al. 1982, Anderson 1985). Diese wird erleichtert durch die Anwendung verschiedener Screening-Fragebogen und Labortests.

3.4.1 Fragebogen

Der Michigan Alkoholismus Screening Test (MAST) (Selzer 1971), mit dem starke Trinker zu 50 % richtig erkannt werden sollen, umfaßt 25 Fragen. Eine vereinfachte Form dieses Fragebogens stellen der Brief-MAST (Pokorny et al. 1972), der Short Michigan Alkoholismus Screening Test (S-MAST) (Selzer et al. 1975) sowie der Malmö-MAST (Kristenson und Trell 1982) dar.

Ein gleichfalls häufig genutzter und leicht zu beantwortender Screening-Test ist der CAGE-Test (Mayfield et al. 1974).

Weitere Fragebogen sind der Mortimer-Vilkins-Test (Ennis und Vingilis 1981), die computergestützte Reich- (Reich et al. 1975) und MAST-Befragung (Anderson 1987) und der Münchener Alkoholismustest (Feuerlein et al. 1977).

Mit all diesen Fragebogen läßt sich schwerer Alkoholismus (Brown 1979, Bernadt et al. 1982, Saunders et al. 1980) mit ausreichender Sicherheit feststellen. Bei Fragebogen besteht jedoch stets die Möglichkeit, daß auf die Fragen bewußt eine falsche Antwort gegeben wird. Darüber hinaus ist mit Fragebogen ein hoher zeitlicher Aufwand verbunden, was nicht dazu beiträgt, daß sie von vielbeschäftigten Ärzten gerne eingesetzt werden.

3.4.2 Biologische Marker

3.4.2.1 Trait Marker

Unter präventiven Gesichtspunkten wäre es prinzipiell wünschenswert, Personen, die eine Veranlagung für die Entwicklung einer Alkoholkrankheit aufweisen, zu einem Zeitpunkt, zu dem eine manifeste Abhängigkeit noch nicht besteht, zu identifizieren. In zahlreichen Studien wurde versucht, Merkmale im Sinne von sog. Trait Markern nachzuweisen, wobei in erster Linie Kinder alkoholabhängiger Eltern untersucht wurden. Dabei kamen ganz unterschiedliche Verfahren (biochemische, neurophysiologische, psychophysiologische etc.) zur Anwendung. Vor einem in der Zukunft vielleicht möglichen Einsatz von Trait Markern in der medizinischen Praxis muß deren diagnostischer Stellenwert jedoch noch durch weitere Untersuchungen näher bestimmt werden.

3.4.2.2 State Marker

Zustandsmarker spiegeln die pathophysiologischen Veränderungen wider, die sich im Körper während und nach dem Alkoholkonsum vollziehen. Diese Marker dienen hauptsächlich der Früherkennung eines übermäßigen Alkoholkonsums und können somit zu einer rechtzeitigen Einschränkung eines potentiell schädlichen Alkoholkonsums beitragen.

Laborbefunde zeigen bei übermäßigem Alkoholkonsum verschiedene Normabweichungen

(Salaspuro 1986, 1987, 1989, 1993), wobei deren Sensitivitäten und Spezifitäten hinsichtlich der Feststellung von Alkoholismus und alkoholinduzierten Organschäden stark variieren. Darüber hinaus werden viele von ihnen nicht nur durch Alkohol, sondern auch durch Drogen, Alter, Ernährung, Rauchen und nicht-alkoholinduzierte Erkrankungen beeinflußt (Lumeng 1986, Watson 1986).

Ein idealer Zustandsmarker für übermäßiges Trinken wurde bisher noch nicht gefunden.

3.4.2.3 Für die klinische Praxis relevante laborchemische Marker

Äthanol

Der am einfachsten anzuwendende und zugleich spezifischste Indikator für einen kürzlichen Alkoholkonsum besteht im Nachweis von Äthanol im Blut, Atem, Urin, Schweiß oder Speichel. Allerdings gestattet der Nachweis von Alkohol nur dann eine Unterscheidung zwischen gelegentlichem und regelmäßigem Alkoholkonsum in schädlichen Mengen, wenn gleichzeitig eine Alkoholtoleranz verifiziert werden kann, d. h. daß bei höheren Spiegeln keine oder nur geringe Intoxikationszeichen erkennbar sind. Detaillierte Kriterien für das Vorliegen einer Alkoholtoleranz wurden vom National Council on Alcoholism (1972) festgelegt.

Gamma-Glutamyl-Transferase (Gamma-GT)

Die Gamma-GT ist ein gut beschriebenes, membrangebundenes Enzym, das allgemein für die Diagnose hepato-biliärer Erkrankungen genutzt wird (Teschke 1985, Salaspuro, 1987). Derzeit ist die Gamma-GT der am häufigsten eingesetzte Einzellabortest zum Nachweis von Alkoholabusus. Wie aus zahlreichen Studien hervorgeht, führt starker chronischer Alkoholkonsum bei einem unterschiedlichen Anteil der Patienten (29–90 %) zu einer gesteigerten Gamma-GT-Serumaktivität. Ein akuter Alkoholkonsum ruft hingegen keine Steigerung der Gamma-GT-Serumaktivität hervor (Clark et al. 1982, Devgun et al. 1985).

Insbesondere bei Männern im mittleren Alter läßt sich häufig eine gesteigerte Gamma-GT-Aktivität nachweisen. So wurde in einer randomisierten Untersuchung schwedischer Männer im mittleren Alter bei 16 % eine gesteigerte Gamma-GT-Serumaktivität festgestellt (Kristenson et al. 1980). In einer ähnlichen Studie aus Finnland traf dies für 15,1 % der untersuchten Personen (Suokas 1992) zu. In den beiden oben genannten Untersuchungen wurde in 75 % der Fälle Alkohol als die wahrscheinliche Ursache der Gamma-GT-Steigerung ermittelt, während sich in einer anderen Untersuchung an scheinbar gesunden Männern die Steigerung der Gamma-GT-Aktivität nur bei 50 % auf einen übermäßigen Alkoholkonsum zurückführen ließ (Penn et al. 1981).

Ein erhöhter Gamma-GT-Spiegel wird außer bei Alkoholismus häufig bei hepatobiliären und pankreatischen Erkrankungen beobachtet (Whitfield et al. 1972, Lum und Gambino 1972). Darüber hinaus kann eine gesteigerte Gamma-GT auch bei zahlreichen weiteren Erkrankungen vorliegen. Dazu gehören Myokardinfarkt, Herzversagen, nephrotisches Syndrom, Abstoßung von Nierentransplantaten, Diabetes mellitus, Lebermetastasen und schwere abdominelle Traumen (Penn und Wartington 1983, Wadstein und Skude 1979). Weiterhin kommen Medikamente als Ursache für eine gesteigerte Gamma-GT-Serumaktivität in Frage. Dazu gehören Antiepileptika, Antikoagulanzien und Barbiturate (Rosalki et al. 1971).

Mittleres Erythozytenvolumen (MCV)

Wenngleich ein Zusammenhang zwischen Makrozytose und Alkoholismus bereits vor mehr als einem halben Jahrhundert (Bianco und Jolliffe 1938) erkannt wurde, wurde eine Erhöhung der MCV erst seit den frühen 70er Jahren als Marker für übermäßigen Alkoholkonsum genutzt (Wu et al. 1974). Die für das MCV angegebene Empfindlichkeit ist wie bei der Gamma-GT sehr unterschiedlich, was vor allem auf Unterschiede bei der Grenzwertfestlegung und Auswahl der Testpersonen zurückzuführen ist. Zwischen erhöhten MCV-Werten und der Häufigkeit der Höhe und Dauer des Alkoholkonsums wurde eine positive Korrelation festgestellt (Chick et al. 1981). Die Wahrscheinlichkeit, daß der Alkoholkonsum eines Patienten 450 g pro Woche übersteigt (etwa 6 Drinks pro Tag), nimmt bei steigendem MCV progressiv zu und erreicht 66 %, wenn das MCV mehr als 98 fl beträgt (Chick et al. 1981). Der genaue Mechanismus, wodurch Alkohol zu Größenzunahme der roten Blutzellen führt, ist nicht eindeutig geklärt, man geht jedoch von einem direkt toxischen Effekt des Äthanols auf die Erythroblasten aus. Ein erhöhtes MCV besitzt als biologischer Marker für starkes Trinken eine höhere Spezifität als z. B. die Gamma-GT, da anderweitig bedingte Makrozytosen relativ selten sind. Als wichtigste Ursache hierfür ist der Mangel an Vitamin-B12 und Folat zu nennen (Carney und Sheffield 1978), gelegentlich kommen aber auch Lebererkrankungen nichtalkoholischer Genese, eine Retikulozytose infolge von Hämolysen oder die Einnahme von Antiepileptika als Ursache für eine Makrozytose in Betracht.

Da die Lebensdauer von Erythrozyten etwa 120 Tage beträgt, gehen erhöhte MCV-Werte im Verlauf der Abstinenz nur relativ langsam (innerhalb von Monaten) auf den Normalwert zurück.

Kohlenhydratdefizientes Transferrin (CDT)

Transferrin ist das Plasmaprotein, das für den Transport von Eisen beim Menschen verantwortlich ist. Anhand von Studien unter Verwendung der isoelektrischen Focussierung mit Immunfixation wurde vor gut einem Jahrzehnt nachgewiesen, daß bei Alkoholikern der Kohlenhydratgehalt dieses Proteins abnormal ist (Stilber et al. 1978, 1980). Spätere Analysen ergaben, daß dies durch den verminderten Gehalt von Zyalinsäure, neutraler Galaktose und N-Acetylglucosamin bedingt ist (Stilber und Borg 1986). Seitdem wurde diese Anomalie von zahlreichen Forschungsteams zur Feststellung von Alko-

holproblemen genutzt, wobei vielversprechende Ergebnisse erzielt werden konnten, bei einer Empfindlichkeit des Tests zwischen 69 und 91 % und einer Spezifität von annähernd 100 % (Takase et al. 1985, Stilber et al. 1986). Ein hoher CDT-Serumspiegel wird außer bei Alkoholabusus in der Regel nur noch bei Patienten mit schwerer Leberinsuffizienz infolge einer Zirrhose auf dem Boden einer chronisch-aktiven Hepatitis oder bei primär-biliärer Zirrhose, bei einer genetisch seltenen D-Variante des Transferrins oder bei Patienten mit einer ererbten Störung des Glycoprotein-Stoffwechsels, dem Glycoproteinsyndrom mit Kohlehydratmangel, beobachtet. Die Halbwertzeit eines erhöhten CDT-Spiegels liegt bei etwa 2 Wochen, weshalb er als Marker für einen Alkoholabusus, der wenige Tage zuvor aufgegeben wurde, gut geeignet ist (Stibler et al. 1986). Der Test spricht bereits auf eine Trinkmenge von mehr als 60 g reinen Alkohols pro Tag an (Salmela et al. 1993). Ein Hinderungsgrund für die Nutzung von CDT bildete bis vor kurzem die Kompliziertheit der Analysemethode. Dieses Problem wurde jedoch zum Teil mit dem nun kommerziell erhältlichen RIA-Kit (Pharmacia AB Schweden) gelöst, wenngleich die Empfindlichkeit des Kits offenbar geringer als die des Originaltests ist. Ein weiterer Nachteil der neuen Methode ist der hohe Preis des RIA-Kits, wodurch CDT-Bestimmungen wesentlich kostenintensiver als z. B. Gamma-GT-Analysen sind und damit eine Routineanwendung des Tests einschränken.

Literaturverzeichnis

Ammann, R., A. Akovbiantz, F. Largiader, G. Schueler: Course and outcome of chronic pancreatitis. Gastroenterology 86 (1984) 820

Ammann, R., H. Buehler, W. Bruehlmann, O. Kehl, R. Muench, B. Stamm: Acute (nonprogressive) alcoholic pancreatitis. Prospective longitudinal study of 144 patients with recurrent alcoholic pancreatitis. Pancreas 1 (1986) 195

Anderson, J.L.: Computerized MAST for college health service. J. Am. Coll. Health 36 (1987) 83

Anderson, P.: Managing alcohol problems in general practice. Br. Med. J. 290 (1985) 1873

Antti-Poika, I., E. Karaharju, R. Roine, M. Salaspuro: Intervention of heavy drinking – a prospective and controlled study of 438 consecutive injured male patients. Alcohol 23 (1988) 115

Asokan, S.K., A.C. Witham: Myocardial malfunction of unknown cause. Cardiovasc. Clin. 4 (1972) 113

Barboriak, J.J., R.C. Meade: Effect of alcohol on gastric emptying in man. Am. J. Clin. Nutr. 23 (1970) 1151

Barch, D.H., S.C. Kuemmerle, P.F. Hollenberg, P.M. Iannaccone: Esophageal microsomal metabolism of N-nitrosomethylbenzylamine in the zinc deficient rat. Cancer Res. 44 (1984) 5629

Basel, H.G.: Alcohol intake and thiamin. Ernährung/Nutrition 11 (1987) 329

Bashour, T.T., F.H. Fahdul, T. Cheng: Electrocardiographic abnormalities in alcoholic cardiomyopathy: a study of 56 patients. Chest 68 (1975) 24

Baudet, M., M. Rigaud, P. Rocha, J. Bardet, J.P. Bourdarias: Reversibility of alcohol cardiomyopathy with abstention from alcohol. Cardiology 64 (1979) 317

Beckett, A.T., A.V. Livingstone, K.R. Hill: Acute alcoholic hepatitis. Br. Med. J. 2 (1961) 1113

Beevers, D.G.: Alcohol and hypertension. Lancet II (1977) 114

Beger, H.G., M. Buechler, R.R. Bittner, et al.: Duodenum preserving resection of the head of the pancreas in severe chronic pancreatitis. Ann. Surg. 209 (1989) 273

Bergstrand, R., A. Vedin, C. Wilhelmsson, L. Wilhelmsen: Characteristics of males with myocardial infarction below age 40. J. Chron. Dis. 36 (1983) 289

Bernadt, M.W., J. Mumford, C. Taylor, B. Smith, R.M. Murray: Comparison of questionnaire and laboratory tests in the detection of excessive drinking and alcoholism. Lancet I (1982) 325

Bianchi, A., D.W. Chipman, A. Dreskin, N. Rosensweig: Nutritional folic acid deficiency with megaloblastic change in the small bowel epithelium. N. Engl. J. Med. 282 (1970) 859

Bianco, A., N. Jolliffe: The anemia of alcohol addicts. Am. J. Med. Sci. 196 (1938) 414

Bickle, D.D., H.K. Genant, R.R. Recker, B.P. Halloran, G.J. Strewler: Bone disease in alcohol abuse. Ann. Int. Med. 103 (1985) 42

Bode, J.C., E. Wötke, O. Kahm, G. Korb: Zu Häufigkeit, Schwere und Rückbildungsfähigkeit von Leberschäden bei chronischen Alkoholikern mit und ohne Delirium tremens. Dtsch. Med. Wschr. 101 (1976) 1061

Bode, J.C.: Alcohol and the gastrointestinal tract. Adv. Intern. Med. 1 (1980) 45

Bode, J.C., G. Kruse, P. Mexas, G.A. Martini: Alkoholfettleber, Alkoholhepatitis und Alkoholzirrhose. Trinkverhalten und Häufigkeit klinischer, klinisch-chemischer und histologischer Befunde bei 282 Patienten. Dtsch. Med. Wschr. 109 (1984) 1516

Brown, R.A.: Use of Michigan Alcoholism Screening Test with hospitalized alcoholics, psychiatric patients, drinking drivers, and social drinkers in New Zealand. Am. J. Drug Alcohol Abuse 6 (1979) 375

Capasso, J.M., P. Li, G. Guideri, A. Malhotra, R. Cortese, P. Anversa: Myocardial mechanical, biochemical, and structural alteration induced by chronic ethanol ingestion in rats. Circ. Res. 71 (1992) 346

Carney, M.W.P., B.F. Sheffield: Serum folate and B12 and haematological status of in-patient alcoholics. Br. J. Addict. 73 (1978) 3

Carulli, N., F. Maneti, M. Gallo, G.F. Saviolo: Alcohol-drug interactions in man: Alcohol and tolbutamide. Eur. J. Clin. Invest. 1 (1971) 421

Chick, J., N. Kreitman, M. Plant: Mean cell volume and gammaglutamyltranspeptidase as markers of drinking in working men. Lancet I (1981) 1249

Chick, J., G. Lloyd, E. Crombie: Counselling problem drinkers in medical wards: a controlled study. Br. Med. J. 290 (1985) 965

Clark, P.M.S., L.J. Kricka, S. Zaman: Drivers, binge drinking, and gammaglutamyltranspeptidase. Br. Med. J. 285 (1982) 1656

Conn, O.H.: Acidic ascitic fluid: A leap forward (or a step?). J. Hepatol. 2 (1982) 507

Dalen, N., A. L. Feldreich: Osteopoenia in alcoholism. Clin. Orthop. 99 (1976) 201

Demakig, J.G., A. Proskey, S.H. Rahmitoola, M. Jamil, G.C. Sutton, K.M. Rosen, R.M. Gunnar, J.R. Tobin: The natural course of alcoholic cardiomyopathy. Ann. Int. Med. 80 (1974) 293

Devgun, M.S., J.A. Dunbar, J. Hagart, B.T. Martin, S.A. Ogston: Effects of acute and varying amounts of alcohol consumption on alkaline phosphatase, aspartate transaminase, and gamma-glutamyltransferase. Alcoholism: Clin. Exp. Res. 9 (1985) 235

Dinoso, V.P., J. Chuang, S.N.S. Murthy: Changes in mucosal and venous histamine concentrations during instillation of ethanol in the canine stomach. Am. J. Dig. Dis. 21 (1976) 93

DiPadova, C., T.M. Worner, R.J.K. Kulkunen, C.S. Lieber: Effects of fasting and chronic alcohol consumption on the first pass metabolism of ethanol. Gastroenterology 92 (1987) 1169

DiPadova, C., R. Roine, M. Frezza, R. Gentry, E. Baraona, C.S. Lieber: Effects of ranitidine on blood alcohol levels after ethanol ingestion. JAMA 267 (1992) 83

Domalski, C.A., B.M. Wedge: Elevated serum amylase in alcoholics. Am. J. Clin. Path. 18 (1948) 43

Durbec, J.P., H. Sarles: Multicenter survey of the etiology of pancreatic disease. Relationship between the relative risk of developing chronic pancreatitis and alcohol, protein and lipid consumption. Digestion 18 (1978)

Dutta, S.K., M. Dukehart, A. Narang, P.S. Latham: Functional and structural changes in parotid glands of alcoholic cirrhotic patients. Gastroenterol. 96 (1989) 510

Ederle, A., G. Franzini, G. Bulighin, R. Musola, G. Formentinin, G. Zamboni: Relationship between non-acute digestive tract diseases, alcohol intake and liver diseases (abstract). Eur. J. Gastroenterol. Hepatol. 2 Suppl. 1 (1990) 24

Egerer, G., S. Krämer, T. Leucht, U.A. Simanowski, H.K. Seitz: Chronic atrophic gastritis results in decreased gastric alcohol dehydrogenase activity. Alcohol. Clin. Exp. Res. (A) 16 (1992) 606

Ennis, P., E. Vingilis: The validity of a revised version of the Mortimer-Filkins Test with impaired drivers in Oshawa, Ontario. J. Stud. Alcohol. 42 (1981) 685

Feuerlein, W., C. Ringer, H. Kufner, K. Antons: Diagnose des Alkoholismus mit dem Münchener Alkoholismustest (MALT). Münch. Med. Wschr. 119 (1977) 1275

Friedman, L.A., A.W. Kimball: Coronary heart disease mortality and alcohol consumption in Framingham. Am. J. Epidemiol. 124 (1986) 481

Fukui, H., B. Brauner, J.C. Bode, C. Bode: Plasma endotoxin concentrations in patients with alcoholic and non-alcoholic liver disease:

reevaluation with an improved chromogenic assay. J. Hepatol. 12 (1991) 162

Galambos, J.T.: Alcohol hepatitis. In: Schaffner, F., S. Sherlock, C.M. Leevy (Hrsg.): The liver and its diseases. Georg Thieme Verlag, Stuttgart, 1974

Gastard, J., T. Joubaud, J. Farbos et al.: Etiology and course of primary chronic pancreatitis in Western France. Digestion 9 (1973) 416

Göbel, D.: Die chronisch-atrophische Gastritis aus klinischer Sicht. Med. Klin. 72 (1977) 1246

Goodwin, D.W.: Alcoholism and heredity. A review and hypothesis. Arch. Gen. Psychiatry 36 (1979) 57

Gottfried, E.B., M.A. Korsten, C.S. Lieber: Alcohol-induced gastric and duodenal lesions in man. Am. J. Gastroenterol. 70 (1978) 587

Gullo, L.: Chronic pancreatitis in Italy. In: Sarles, H., C.D. Johnson, J.F. Sauniere (Hrsg.): Pancreatitis: New data and geographical distribution. Arnette, Paris, 1991

Hall, P.: Pathology and pathogenesis of alcoholic liver disease. In: Hall, P. (Hrsg.): Alcoholic liver disease. Pathobiology, Epidemiology and clinical aspects. Edward Arnold, London, 1985

Halsted, C.H., E.A. Robles, E. Mezey: Decreased jejunal uptake of labelled folic acid (3HPGA) in alcoholic patients: roles of alcohol and nutrition. N. Engl. J. Med. 285 (1971) 701

Hennekens, C.H., B. Rosner, D.S. Cole: Daily alcohol consumption and fatal coronary artery disease. Am. J. Epidemiol. 107 (1978) 196

Holzgreve, H.: Alkohol und Blutdruck. Münch. Med. Wschr. 134 (1992) 340

Hoyumpa, A.M., S. Schenker: Major drug interactions. Effect of liver disease, alcohol and malnutrition. Annu. Rev. Med. 33 (1982) 113

Hoyumpa, A.M., P.V. Desmond, R.K. Roberts, S. Nichols, R.F. Johnson, S. Schenker: Effect of ethanol and benzodiazepine disposition in dogs. J. Lab. Clin. Med. 95 (1980) 310

Hoyumpa, A.M., R. Patwardhan, M. Maples, R.V. Desmond, R.F. Johnson, A.P. Sinclair, S. Schenker: Effect of short term ethanol administration on lorazepam clearance. Hepatology 1 (1981) 47

Jian, R., A. Cortot, F. Ducrot G. Jobin, J.A. Chayvialle, R. Modigliany: Effect of ethanol ingestion on postprandial gastric emptying and secretion, biliopancreatic secretions, and duodenal absorption in man. Dig. Dis. Sci. 31 (1986) 604

Keshavarzian, A., L. Iber, M.D. Dangleis, R. Cornish: Intestinal transit and lactose intolerance in chronic alcoholics. Am. J. Clin. Nutr. 44 (1986) 70

Klatskin, G.: Alcoholic hepatitis. In: Gerok, W., K. Sickinger, H.H. Hennekeuser (Hrsg.): Alkohol und Leber. Schattauer, Stuttgart, 1971

Knieriem, H.J., G. Herbertz: Electronmicroscopic findings and photometric activation: Analytical results in experimental cardiac insufficiency caused by cobaltous chloride. Virchows Arch. (B) 2 (1969) 32–46

Koff, R.S., J.J. Fitts: Chlopromazine inhibition of ethanol metabolism without prevention of fatty liver. Biochem. Med. 6 (1972) 77

Kristenson, H., H. Öhlin, M.-B. Hultèn-Nosslin, E. Trell, B. Hood: Identification and intervention of heavy drinking in middle-aged men: Results and follow-up of 24–60 months of long-term study with randomized controls. Alcoholism: Clin. Exp. Res. 7 (1983) 203

Kristenson, H., E. Trell: Indicators of alcohol consumption: Comparisons between a questionnaire (Mm-MAST), interviews and serum gamma-glutamyltransferase (GGT) in a health survey of middle-age males. Br. J. Addict. 77 (1982) 297

Kristenson, H., E. Trell, G. Fex, B. Hood: Serum gamma-glutamyltransferase: Statistical distribution in a middle-aged male population and evaluation of alcohol habits in individuals with elevated levels. Prev. Med. 9 (1980) 108

Kupari, M., P. Koskinen: Time of conset of supraventricular tachyarrhythmia in relation to alcohol consumption. Am. J. Cardiol. 67 (1991) 718

Larato, D.C.: Geweberänderungen in der Mundhöhle bei chronischen Alkoholikern. Quintessenz 12 (1973) 131

Levine, J.: The relative value of consultation, questionnaire and laboratoy investigation in the identification of excessive alcohol consumption. Alcohol. Alcohol. 25 (1990) 539

Lian, C.: L'Alcoolisme-cause d'hypertension arterielle. Bull. Acad. Natl. Med. 74 (1915) 525

Lieber, C.S., M.P. Salaspuro: Alcoholic liver disease. In: Sadler-Millward, G.H., R. Wright, M.J.P. Arthur (Hrsg.): Whright's liver and biliary disease. 3. Aufl., Saunders, London, 1992

Lieber, C.S.: Interaction of ethanol with drugs, hepatotoxic agents, carcinogens and vitamins. Alcohol. Alcohol. 25 (1990) 157

Lindenbaum, J., M.R. Roman: Nutritional anaemia in alcoholism. Am. J. Clin. Nutr. 33 (1980) 2727

Lucey, M.R., T.P. Beresford: Alcoholic liver disease: to transplant or not to transplant? Alcohol. Alcohol. 27 (1992) 103

Lum, G., S.R. Gambino: Serum gamma-glutamyltranspeptidase activity as an indicator of disease of liver, pancreas and bone. Clin. Chem. 18 (1972) 358

Lumeng, L.: New diagnostic markers of alcohol abuse. Hepatology 6 (1986) 742

Malpas, S.C., E.A. Whiteside, T.J. Maling: Heart rate variability and cardiac autonomic function in men with chronic alcohol dependence. Br. Heart J. 65 (1991) 84

Martini, G.A., M. Wienbeck: Begünstigt Alkohol die Entstehung eines Barrett-Syndroms (Endobrachyösophagus)? Dtsch. med. Wschr. 99 (1974) 434

Marzo, K.P., M.J. Frey, J.R. Wilson, B.T. Liang, D.R. Manning, V. Lanoce, P.B. Molinoff: β-adrenergic receptor-G protein-adenylate cyclase complex in experimental canine congestive heart failure produced by rapid ventricular pacing. Circ. Res. 69 (1991) 1546

Matloff, D.S., M.J. Selinger, M.M. Kaplan: Hepatic transaminase activity in alcoholic liver disease. Gastroenterol. 78 (1989) 1389

Mayfield, D., G. McLeod, P. Hall: The CAGE questionnaire: Validation of a new alcoholism screening instrument. Am. J. Psychiatry 131 (1974) 1121

Messian, R., J.A. Hermos, A.H. Robbins, D.M. Friedlander, E.M. Schimmel: Barrett's esophagus. Clinical review of 26 cases. Am. J. Gastroenterol. 69 (1978) 458

Misra, P.S., A. Lefevre, H. Ishii, E. Rubin, C.S. Lieber: Increase of ethanol, meprobamate and pentobarbital metabolism after chronic ethanol administration in man and in rats. Am. J. Med. 51 (1971) 346

Munzinge, W.: Cardiomyopathy and arsenic intoxication. Arch. Klin. Med. 19 (1887) 444

Nakano, J., J. Kessinger: Cardiovascular effects of ethanol, its congeners and synthetic bourbon in dogs. Eur. J. Pharmacol. 17 (1972) 195

National Council on Alcoholism, The Criteria Committee: Criteria for the diagnosis of alcoholism. Ann. Intern. Med. 77 (1972) 249

Nilsson, B.E.: Conditions contributing to fractures in the femoral neck. Acta Chirurgica Scand. 136 (1970) 383

Nissenbaum, M., A. Chedid, C. Mendenhall, P. Gartside, and the VA Cooperative Study Group 119: Prognostic significance of cholestatic alcoholic hepatitis. Dig. Dis. Sc. 35 (1990) 891

Orrego, H., A. Medline, L.M. Blendis, J.G. Rankin, D.A. Kreaden: Collagenisation of the disse space in alcoholic liver disease. Gut. 20 (1979) 673

Panthan, A., J. Ciccone, J. Munger, M. Saliva, B. Haider, J.T. Regan: Characteristics of labile hypertension in alcoholism. Clin. Res. 28 (1980) 335 A

Penn, R., L.J. Worthington, C.A. Clarke, A.G.W. Whitfield: Gammaglutamyltranspeptidase and alcohol intake. Lancet I (1981) 894

Penn, R., D.J. Worthington: Is serum gammaglutamyltransferase a misleading test? Br. Med. J. 286 (1983) 531

Perlow, W., E. Baraona, C.S. Lieber: Symptomatic intestinal disaccharidase deficiency in alcoholics. Gastroenterology 72 (1977) 680

Peters, T.J., F. Martin, K. Ward: Chronic alcoholic skeletal myopathy – common and reversible. Alcohol 2 (1985) 485

Piper, D.W., R. Nasiry, J. McIntosh, C.M. Shy, J. Pierce, K. Byth: Smoking, alcohol, analgetics, and chronic duodenal ulcer. A controlled study of habits before first symptoms and before diagnosis. Scand. J. Gastroenterol. 19 (1984) 1015

Pötzi, R., E. Minar, F.X. Pesendorfer, P. Ferenci, S. Meryn: Notfallendoskopie bei Patienten mit chronischem Alkoholabusus. Z. Gastroenterol. 20 (1982) 722

Pokorny, A.D., B.A. Miller, H.B. Kaplan: The Brief MAST: A shortened version of the Michigan Alcoholism Screening Test. Am. J. Psychiatry 129 (1972) 342

Potter, J.F., D.G. Beevers: The possible mechanism of alcohol associated hypertension. Ann. Clin. Res. 16 (suppl 43) (1984) 97

Reeck, U.H., G. Egerer, G. Otto, W. Hoffmann, J.C. Arnold, L. Theilmann, C. Conradt, C. Herfarth, H.K. Seitz: Rehabilitation von Patienten mit alkoholischer Leberzirrhose nach orthotoper Lebertransplantation: Ein 7-jähriges Follow-up. Die Rehabilitation. Georg Thieme Verlag, 1997

Regan, P.T., J.R. Malagelade, E.P. DiMagno, S.L. Glanzmann, V.L.W. Go: Comparative effects of antacids, cimetidine, and enteric coating on the therapeutic response to oral enzymes in severe pancreatic insufficiency. N. Engl. J. Med. 297 (1977) 854

Reich, T., L.N. Robins, R.A. Woodruff, M. Taibleson, C. Rich, L. Cunningham: Computer assisted derivation of a screening interview for alcoholism. Arch. Gen. Psychiatry 32 (1975) 847

Reyna, T.M., H.W. Hollis Jr., R.C. Hulsebus: Alcohol-related trauma. The Surgeon's responsibility. Ann. Surg. 201 (1985) 194

Roe, D.A.: Drug induced nutritional deficinecies. AVI Publ. Company, Westport, 1976

Roine, R., R. Hernandez-Munoz, E. Baraona, R. Greenstein, C.S. Lieber: Effect of omeprazole on gastric first-pass metabolism of alcohol. Dig. Dis. Sci. 37 (1992) 891

Rosalki, S.B., D. Tarlow, D. Rau: Plasma gamma-glutamyltranspeptidase elevation in patients receiving enzyme-inducing drugs. Lancet II (1971) 376

Rossi, M.A., S. Zucoloto: Effect of chronic ethanol ingestion on the small intestinal ultrastructure in rats. Betr. Pathol. 161 (1977) 50

Roth, D.A., K. Urasawa, G.A. Helmer, H.K. Hammond: Downregulation of cardiac guanosine 5'-triphosphate-binding proteins in right atrium and left ventricle in pacing-induced congestive heart-failure. J. Clin. Invest. 91 (1993) 939

Rubin, E., H. Gang, P.S. Misra, C.S. Lieber: Inhibition of drug metabolism by acute ethanol intoxication: A hepatic microsomal mechanism. Am. J. Med. 49 (1970) 801

Rubin, E., P. Bacchin, H. Gang, C.S. Lieber: Induction and inhibition of hepatic microsomal membranes and associated mitochondrial functions. Lab. Invest. 23 (1970) 620

Rubin, E., et al.: Ultrastructural changes in the small intestine induced by ethanol. Gastroenterology 63 (1972) 801

Salaspuro, M., K.O. Lindros: Metabolism and toxicity of acetaldehyde. In: Seitz, H.K., B. Kommerell (Hrsg.): Alcohol Related Diseases in Gastroenterology. Springer Verlag, Berlin, New York, 1985

Salaspuro, M.: Conventional and coming laboratory markers of alcoholism and heavy drinking. Alcoholism: Clin. Exp. Res. 10 (1986) 5

Salaspuro, M.: Use of enzymes for the diagnosis of alcohol-related organ damage. Enzyme 37 (1987) 87

Salaspuro, M.: Characteristics of laboratory markers in alcohol related organ damage. Scand. J. Gastroenterol. 24 (1989) 769

Salaspuro, M., R. Roine: Substance abuse, Alcohol. In: Noe, D.A. (Hrsg.): Laboratory Medicine: The selection and interpretation of clinical laboratory studies. (Im Druck)

Salmela, K., K. Laitinen, M. Nyström, M. Salaspuro: Carbohydrate-deficient transferrin during three week's moderate alcohol intake. Alcoholism: Clin. Exp. Res. (1993)

Saunders, W.M., P.W. Kershaw: Screening tests and self-identification in the detection of alcolism – findings from a community study. Br. J. Addict. 75 (1980) 37

Saville, P.D.: Changes in bone mass and alcoholism. J. Bone and Joint Surgery. 47A (1965) 492

Savli, H., H. Pristautz, G. Zach, A. Eherer, F. Schreiber, G.J. Krejs: Spontaneous bacterial peritonitis: A serious problem in patients with ascites. Europ. J. Gastroenterol. & Hepatol 4 (1991) 165

Schenker, S., H.S. Perkins, M.F. Sorrell: Should patients with endstage alcoholic liver disease have a new liver? Hepatol. 11 (1990) 314

Schenker, S., A.M. Hoyumpa: Nutritional therapy of alcoholic liver disease. In: Arroye, V., J. Bosch, J. Roder (Eds.): Treatment in Hepatology. Masson, Barcelona, 1995

Schulman, S.P., E.G. Lakatta, R.G. Weiss, M.R. Wolff, O. Hano, G. Gerstenblith: Contractile, metabolic and electrophysiologic effects of ethanol in the isolated rat heart. J. Mol. Cell. Cardiol. 23 (1991) 417

Seeman, E., L.J.H. Melton III, W.M. Oallon, B.L. Riggs: Risk factors for spinal osteoporosis in men. Am. J. Med. 75 (1983) 977

Seitz, H.K., S. Veith, P. Czygan, J. Bösche, B. Simon, R. Gugler, B. Kommerell: In vivo interactions between H2-receptor antagonists and ethanol metabolism in man and in rats. Hepatol. 4 (1984) 1231

Seitz, H.K., U.A. Simanowski: Alkohol und Intestinum. Verdauungskrankheiten 4 (1986) 54

Seitz, H.K., U.A. Simanowski: Alcohol and Carcinogenesis. Ann. Rev. Nutr. 8 (1988) 99

Seitz, H.K., G. Egerer, U.A. Simanowski: High blood alcohol leads in women. N. Engl. J. Med. 323 (1990) 58

Seitz, H.K., G. Egerer, U.A. Simanowski, R. Waldherr, R. Eckey, D.P. Agarwal, H.W. Goedde, J.P. Wartburg, J.P.: Human gastric alcohol dehydrogenase activity: effect of age, gender and alcoholism. Gut 34 (1993) 1433

Seitz, H.K., C.S. Lieber, U.A. Simanowski: Handbuch Alkohol, Alkoholismus, Alkoholbedingte Organschäden. Johann Ambrosius Barth, Leipzig, Heidelberg (1995)

Selzer, M.L.: The Michigan Alcoholism Screening Test: The quest for a new diagnostic instrument. Am J. Psychiatry 127 (1971) 1653

Selzer, M.L., A. Vinokur, L. Van Rooijen: A Self-Administered Short Michigan Alcoholism Screening Test (SMAST). J. Stud. Alcohol 36 (1975) 117

Sherin, K.M., Z.H. Piotrowski, S.M. Panek, M.C. Doot: Screening for alcoholism in a community hospital. J. Fam. Pract. 15 (1982) 1091

Singer, M.V., V. Eysselein, H. Goebell: Beer and wine but not whisky and pure ethanol do stimulate release of gastrin in humans. Digestion 26 (1983) 73

Singer, M.V., C. Leffmann, V.E. Eysselein, H. Calden, H. Goebell: Action of ethanol and some alcoholic beverages on gastric acid secretion and release of gastrin in humans. Gastroenterology 93 (1987) 1247

Slavin, G., F. Martin, P. Ward, J. Levi, T. Peters: Chronic alcohol excess is associated with selective but reversible injury to type 2B muscle fibres. J. Clin. Pathol. 36 (1983) 772

Spencer, H., N. Rubio, E. Rubio, M. Indreika, A. Seitman: Chronic alcoholism, frequently overlooked cause of osteoporosis in men. Amer. J. Med. 80 (1986) 393

Stampfer, M.J., G.A. Colditz, W.C. Willett, F.E. Speizer, C.H. Hennekens: A prospective study of moderate alcohol consumption and risk of coronary disease and stroke in women. N. Engl. J. Med. 319 (1991) 373

Stibler, H., C. Allgulander, S. Borg, K.G. Kjellin: Abnormal microheterogeneity of transferrin in serum and cerebrospinal fluid in alcoholism. Acta Med. Scand. 204 (1978) 49

Stibler, H., S. Borg: Carbohydrate composition of serum transferrin in alcoholic patients. Alcoholism 10 (1986) 61

Stibler, H., S. Borg, C. Allgulander: Abnormal microheterogeneity of transferrin – a new marker of alcoholism. Subst. Alcohol. Actions Misuse 1 (1980) 247

Suhonen, O., A. Aromaa, P.A. Knekt Alcohol consumption and sudden coronary death in middle-aged Finnish men. Acta Med. Scand. 221 (1987) 335

Suokas, A.: Brief intervention of heavy drinking in primary health care: Hämeenlinna siudy. Academic dissertation, University of Helsinki, 1992 (ISBN 952–90–4311–2)

Takase, S., A. Takada, M. Tsutsumi, Y. Matsuda: Biochemical markers of chronic alcoholism. Alcohol 2 (1985) 405

Teschke, R.: Gamma-glutamyltransferase and other markers for alcoholism. In: Seitz, H., B. Kommerell (Hrsg.): Alcohol-related diseases in gastroenterology. Springer Verlag, Berlin, 1985

Thaler, H.: Die Alkoholhepatitis. Ist sie die ausschließliche Ursache einer Alkoholzirrhose? Internist 20 (1979) 179

Thomson, A.D., P.R. Ryle, G.K. Shaw: Ethanol, thiamine and brain damage. Alcohol 18 (1983) 27

Wadstein, J., G. Skude: Serum ethanol, hepatic enzymes and length of debauch in chronic alcoholics. Acta Med. Scand. 205 (1979) 317

Wannamethee, G., A.G. Shaper: Alcohol and sudden cardiac death. Br. Heart J. 68 (1992) 443

Watson, R.R., M.E. Mohs, C. Eskelson, R.E. Sampliner, B. Hartmann: Identification of alcohol abuse and alcoholism with biological parameters. Alcohol. Clin. Exp. Res. 10 (1986) 364

Whitfield, J.B., R.E. Pounder, G. Neale, D.W. Moss: Serum gammaglutamyltranspeptidase activity in liver disease. Gut. 13 (1972) 702

Wienbeck, M., W. Berges: Esophageal and gastric lesion in the alcoholic. In: Seitz, K.H., B. Kommerell (Hrsg.): Alcohol Relates Diseases in Gastroenterology, Springer Verlag, Berlin, 1985

Wu, A., I. Chanarin, A.J. Levi: Macrocytosis of chronic alcoholism. Lancet I (1974) 829

4 Internistische Aspekte der Behandlung mit Antidepressiva

H.P. Kapfhammer

Einleitung

Das Risiko, im Laufe des Lebens an einer depressiven Störung zu erkranken, ist beträchtlich. Es liegt beispielsweise für Männer in den USA bei ca. 12 % und übersteigt bei Frauen 20 % (Sturt et al. 1984). Depressive Störungen zeichnen sich durch eine starke Rezidivneigung aus. In ca. einem Fünftel kommt es zu einer Chronifizierung (Keller et al. 1983). Die Erkrankung bedeutet für eine betroffene Person ein hohes Maß an subjektivem Leiden. Sie ist mit grundlegenden Beeinträchtigungen im Selbstwerterleben, in den interpersonalen Beziehungen und den psychosozialen Rollenanforderungen verbunden (Mintz et al. 1992, Sargeant et al. 1990). Depressive Störungen verursachen im Gesundheits- und Wirtschaftssystem eines Landes erhebliche Kosten (Klerman und Weissman 1992). In der ätiopathogenetischen Betrachtung der vielfältigen klinischen Manifestationsweisen einer depressiven Erkrankung ist stets eine multidimensionale Perspektive beizubehalten. Dieser differenzierte Standpunkt beansprucht auch Gültigkeit für die Therapie depressiver Störungen. Dem Arzt stehen mittlerweile eine Reihe hoch spezialisierter psychotherapeutischer Behandlungsverfahren einerseits sowie reich diversifizierte psychopharmakologische Strategien andererseits für eine erfolgversprechende antidepressive Therapie zur Verfügung.

4.1 Allgemeines

Dem Arzneiverordnungsreport '96 zufolge zählten Psychopharmaka zu den verordnungs-stärksten Medikamentengruppen im gesamten Bundesgebiet. 46,4 Millionen Verordnungen mit einem Gesamtumsatzvolumen von 1,6817 Milliarden DM im Jahre 1995 bedeuten gegenüber 1994 Steigerungsquoten von 5,9 % bzw. 11,0 %. Psychopharmaka rangierten damit an 5. Stelle unter den Indikationsgruppen (Schwabe und Paffrath 1996). Für die Rubrik der Antidepressiva konnten 320 Millionen definierte Tagesdosen (DDD, gegenüber 291 Millionen DDD 1994) ermittelt werden. Nach wie vor rangierten traditionelle Vertreter der tri- und tetrazyklischen Antidepressiva wie Amitriptylin, Doxepin, Clomipramin und Maprotilin vor den modernen selektiven Serotonin-Wiederaufnahmehemmern (SSRI) wie Fluoxetin oder den selektiven reversiblen MAO-Hemmern (RIMA) wie Moclobemid.

Dieses Verordnungsverhalten unterstreicht neben klinisch-differentialtherapeutischen Erwägungen auch marktpreispolitische Aspekte. Es reflektiert möglicherweise ferner bei vielen Ärzten eine überwiegend konservative Behandlereinstellung, die sich auf langjährige Erfahrungen und ein Vertrautsein mit wenigen bewährten Präparaten stützt und sich erst langsam gegenüber neu eingeführten Medikamenten öffnet.

Unter einer pharmakologischen, pharmakokinetischen und pharmakodynamischen Perspektive hat sich das Spektrum der Antidepressiva in den letzten Jahren erheblich geweitet (Tab. 4.1) Neben den traditionellen Substanzklassen der heterozyklischen Antidepressiva, den irreversiblen MAO-Hemmern und den indikationsmäßig nur sehr be-

Tab. 4.1 Auswahl wichtiger Antidepressiva

Substanzklasse	Einzelsubstanzen
Trizyklische Antidepressiva:	Amitriptylin (z. B.: Laroxyl®, Saroten®)
	Clomipramin (z. B.: Anafranil®)
	Desipramin (z. B.: Pertofran®)
	Dibenzepin (Noveril®)
	Doxepin (z. B.: Aponal®)
	Imipramin (z. B.: Tofranil®)
	Maprotilin (z. B.: Ludiomil®)[1]
	Nortriptylin (Nortrilen®)
	Trimipramin (z. B.: Stangyl®)
Serotonin-Rückaufnahmehemmer:	Fluoxetin (Fluctin®)
	Fluvoxamin (Fevarin®)
	Paroxetin (Tagonis®, Seroxat®)
	Citalopram (Cipramil®, Sepram®)
	Sertalin (Zoloft®)
MAO-Inhibitoren:	Moclobemid (Aurorix®)
	Tranylcypromin (Parnate®, Jatrosom N®)
Sonstige Antidepressiva:	Mianserin (z. B.: Tolvin®)
	Trazodon (Thombran®)
	Viloxan (Vivalan®)
	Venlafaxin (Trevilor®)
	Mirtazapin (Remergil®)

[1] Tetrazyklische Substanz, wegen der engen Verwandtschaft zu den Trizyklika hier aufgeführt

schränkt eingesetzten, aber in jüngster Zeit gerade im konsiliarpsychiatrischen Setting wieder verstärkt beachteten amphetaminergen Präparaten ist die Entwicklung vor allem durch die Einführung zweier Substanzklassen vorangetrieben worden. Es sind dies die selektiv wirksamen Serotonin-Wiederaufnahmehemmer (SSRI) einerseits sowie die selektiven und reversiblen MAO-Hemmer (RIMA) andererseits.

- Aus der **Substanzklasse der SSRI** sind mittlerweile fünf Präparate auf dem deutschen Markt erhältlich: Fluvoxamin, Fluoxetin, Paroxetin, Citalopram und Sertralin. Die SSRI zeichnen sich pharmakologisch gegenüber den traditionellen Heterozyklika zunächst durch eine selektivere Beeinflussung der serotonergen Transmission, d. h. der Wiederaufnahmehemmung von Serotonin aus dem synaptischen Spalt aus.

Große Unterschiede ergeben sich auch durch das weitgehende Fehlen einer relevanten Interaktion mit anderen Neurotransmittersystemen, aus denen bei den Trizyklika teilweise gravierende Nebenwirkungen resultieren.

- Aus der **Substanzklasse der RIMA** ist vorläufig nur **Moclobemid** als reversibler und selektiver Hemmer der Monoaminoxidase-A im Handel. Eine Reihe von Folgepräparaten mit gleichartigem Wirkmechanismus befindet sich noch im Prüfstadium. Durch die selektive und vor allem reversible Hemmung der MAO-A sind die unter irreversiblen MAO-Hemmern (Tranylcypromin) aufgetretenen Zwischenfälle bei Interaktion mit tyraminhaltigen Substanzen weitgehend unterbunden.

- Während der pharmakologische Fortschritt dieser beiden Substanzklassen vor allem auf dem **Prinzip der Selektivität** beruht, trifft das für eine ebenfalls erst jüngst eingeführte Substanz, das **Venlafaxin**, nicht in demselben Maße zu. Venlafaxin zeigt ein duales Wirkprinzip in der Wiederaufnahmehemmung von Serotonin und Noradrenalin. Hierin ist es vielen klassischen Trizyklika ähnlich. Es besitzt aber im Unterschied zu diesen keine nennenswerte Affinität zu histaminergen, muscarinergen, dopaminergen und adrenergen Rezeptoren. Venlafaxin wird als „selektiver Serotonin-Noradrenalin-Wiederaufnahmehemmer" (SSNI) bezeichnet.

- **Mirtazapin**, eine neue tetrazyklische Substanz, verstärkt durch eine antagonistische Wirkung an den präsynaptischen alpha-2-Rezeptoren sowohl die noradrenerge als auch die serotonerge Übertragung an der Synapse. Da es spezifisch die Serotonin-Rezeptortypen 5-HT 2 und 5-HT 3 blockiert, wirkt das freigesetzte Serotonin spezifisch über den 5-HT 1A-Rezeptor. Mirtazapin wird deshalb als „noradrenerges und spezifisch serotonerges Antidepressivum" (NaSSA) bezeichnet.

Vergleicht man diese neuen Antidepressiva mit den alt bewährten Präparaten, um eventuelle Fortschritte in der Pharmakotherapie depressiver Störungen zu ermessen, so genügt ein bloßer Wirksamkeitsvergleich nicht. Es ist vielmehr eine multidimensionale Vergleichsanalyse anzustellen. Diese beinhaltet nicht nur die Aspekte der globalen Wirksamkeit, des klinischen Wirkprofils und der Schnelligkeit des Wirkungseintritts, sondern berücksichtigt im gleichen Maße auch die globale Verträglichkeit, das typische Nebenwirkungsspektrum, das Letalitätsrisiko bei Intoxikationen und relevante Interaktionen mit anderen Pharmaka. Eine Beurteilung der einzelnen antidepressiven Substanzklassen stützt sich also auf eine differenzierte Nutzen-Risiko-Kalkulation (Möller 1996).

Ein **Wirksamkeitsvergleich** muß selbstverständlich auch eine Bewertung des antidepressiven Effektes bei schweren depressiven Störungen einschließen. Hier treten die klassischen Trizyklika in erster Linie mit den SSRI, weniger mit den RIMA, in Konkurrenz. Vorliegende empirische Untersuchungen lassen noch keine definitive Aussage zu. Während sich in einigen Studien eine Überlegenheit der trizyklischen Antidepressiva gegenüber den SSRI in der Akutbehandlung

von schweren depressiven Syndromen abzeichnete (z. B. Nortriptylin vs. Fluoxetin: Roose et al. 1994), sprechen andere Studien durchaus für eine Gleichwertigkeit (z. B. Amitriptylin vs. Paroxetin: Möller et al. 1993). Behauptete differentielle Effekte, beispielsweise eine schnellere und bessere Kontrolle von Suizidalität bei depressiven Störungen als mögliche Vorteile der SSRI gegenüber den Trizyklika, können nach vorliegenden Metaanalysen nicht als gesichert gelten (Kasper et al. 1994).

Andererseits besteht wiederum kein Zweifel, daß die beiden Substanzklassen – Trizyklika und SSRI – unterschiedliche Nebenwirkungsprofile aufweisen, die eine Reihe von Vorteilen auf Seiten der SSRI erkennen lassen (Abb. 4.1). Auch die RIMA beweisen ein recht günstiges Nebenwirkungsprofil, so daß mit diesen Neueinführungen gerade in der Behandlung von bestimmten Risikogruppen interessante therapeutische Alternativen entstanden sind (s. u.). Auch im Hinblick auf das Letalitätsrisiko bei versehentlicher oder suizidaler Einnahme von toxischen Dosierungen erweisen sich die Trizyklika als klar im Nachteil (Henry 1989).

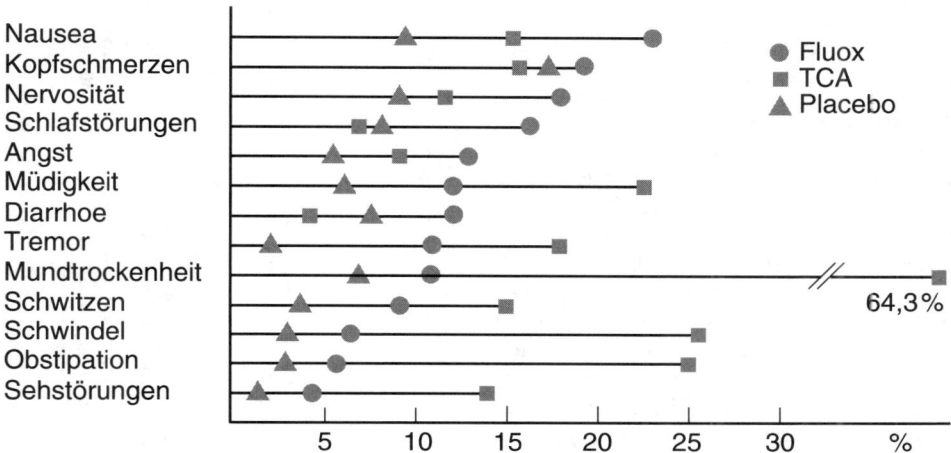

Abb. 4.1 Die häufigsten unerwünschten Ereignisse in klinischen Prüfungen von Fluoxetin im Vergleich zu triyzklischen Antidepressiva (TCA) und Placebo [nach Cooper 1988]

4.2 Internistisch relevante unerwünschte Arzneimittelwirkungen der Antidepressiva (UAW)

Nebenwirkungen einer Behandlung mit Antidepressiva beruhen auf einer Reihe von neurochemischen Mechanismen, wie der Wiederaufnahmehemmung von einzelnen Neurotransmittern aus dem synaptischen Spalt oder der Blockade von Rezeptoren in den unterschiedlichen Neurotransmittersystemen (Tab. 4.2). Tab. 4.3 gibt einen Überblick über wichtige Nebenwirkungen einiger Vertreter der antidepressiven Substanzklassen.

Im Nachfolgenden sollen – gegliedert nach den verschiedenen Organsystemen – **internistisch relevante Nebenwirkungen der trizyklischen Antidepressiva, der SSRI, MAO-Hemmer und amphetaminergen Substanzen** dargestellt werden.

4.2.1 Herz

4.2.1.1 Reizbildung/Reizleitung

Die anticholinerge Wirkkomponente der meisten **trizyklischen Antidepressiva** bewirkt über eine reflektorisch induzierte sympathische Aktivierung eine **Tachykardie**. Nur selten bedingt dieser Mechanismus eine klinisch behandlungsbedürftige Symptomatik (Roose und Glassman 1989).

Alle trizyklischen Antidepressiva führen zu einer signifikanten Verlängerung der Reizleitung (Stoudemire et al. 1990). Sie verlangsamen die atriale und ventrikuläre Depolarisierung, verlängern die PR-, QRS- und QT-Intervalle und bewirken eine Abflachung der T-Welle. Diese kardialen Effekte beruhen auf einer Hemmung des Na^+-Einstroms, der durch die schnellen Natrium-Kanäle vermittelt wird, und der selbst wiederum die initiale schnelle Depolarisierung des Herz-Aktionspotentials bewirkt.

Klinisch bedeutsam sind die Verzögerungen der elektrischen Überleitung vor allem im

Tab. 4.2 Mögliche klinische Folgen der Neurotransmitter-Wiederaufnahmehemmung und der Neurotransmitter-Rezeptorblockade [nach Richelson 1994]

Hemmung/ Blockade	NA-Wiederaufnahme	5-HT-Wiederaufnahme	DA-Wiederaufnahme	histaminerge H1-Rezeptoren	cholinerge Rezeptoren	alpha-1 adrenerge Rezeptoren	dopaminerge D2-Rezeptoren
mögliche klinische Folgen	Tremor / Tachykardie / erektile / ejakulatorische Dysfunktion / Blockade der antihypertensiven Effekte von Guanethidin	gastrointestinale Störungen / Anstieg / Reduktion von Angst (dosisabhängig) / sexuelle Dysfunktion / extrapyramidal-motorische Symptome / Interaktionen mit L-Tryptophan, MAO-I, Fenfluramin	psychomotorische Aktivierung / Antiparkinson-Effekte / Aggravation einer Psychose	Potenzierung von ZNS-depressorischen Medikamenten / Sedierung / Obstipation / Benommenheit / Gewichtszunahme / Hypotension	verschwommenes Sehen / Mundtrockenheit / Sinustachykardie / Obstipation / Harnverhalt / mnestische Störungen	Potenzierung der antihypertensiven Effekte von Prazosin, Terazosin, Doxazosin / orthostatische Hypotension	extrapyramidal-motorische Störungen / endokrine Veränderungen / sexuelle Dysfunktion (Mann)

NA: Noradrenalin, 5-HT: Serotonin, DA: Dopamin

Tab. 4.3 Ausgewählte Antidepressiva: Haupteffekte in aminergen Neurotransmittersystemen und Nebenwirkungsprofil [nach Baldessarini 1996]

Substanzgruppen	Vermittlung der antidepressiven Effekte	Sedierung	anticholinerge Wirkung	Hypotension	kardiale Wirkung	Krampfanfälle	Gewichtszunahme
Heterozyklika							
tertiäre Amine							
Amitriptylin	NA, 5-HT	+++	+++	+++	+++	++	++
Clomipramin	NA, 5-HT	++	+++	++	+++	+++	+
Doxepin	NA, 5-HT	+++	++	+++	++	++	++
Imipramin	NA, 5-HT	++	++	++	+++	++	++
Trimipramin	NA, 5-HT	+++	+++	++	+++	++	++
sekundäre Amine							
Desipramin	NA	0/+	+	+	++	+	+
Nortriptylin	NA	+	+	+	++	+	+
Protriptylin	NA	0/+	++	+	+++	++	+
Maprotilin	NA	++	++	++	++	+++	+
Serotonin-Wieder-aufnahmehemmer							
Fluvoxamin	5-HT	0/+	0	0	0	0	0
Fluoxetin	5-HT	0/+	0	0	0	0	0
Paroxetin	5-HT	0/+	0	0	0	0	0
Atypische Antidepressiva							
Trazodon	5-HT	+++	0	++	0/+	0	+
MAO-Hemmer							
Tranylcypromin	NA, 5-HT, DA	+	0	++	0	0	+

NA: noradrenerg, 5-HT: serotonerg, DA: dopaminerg; 0: fehlend, +: gering , ++: mäßig, +++: ausgeprägt

His-Purkinje-System (Stoudemire und Atkinson 1988). Bei einer erhöhten Empfindlichkeit des Reizleitungssystems oder bei hohen Dosen können Trizyklika einen AV- oder Schenkelblock induzieren. Zusätzlich zeigen die trizyklischen Antidepressiva durch ihren Na^+-antagonistischen Effekt eine ähnliche **antiarrhythmische Wirkung** wie Chinidin, Propafenon oder Flecainid (Typ I A – und I C – Antiarrhythmika nach Vaughan-Williams). Dieser Effekt ist bei Imipramin und Desipramin ausgeprägter als bei Doxepin (Burrows et al. 1977). Trotzdem wäre es verfehlt, hieraus ein günstigeres kardiovaskuläres Nebenwirkungsprofil von Doxepin zu folgern (Roose et al. 1991).

Bis vor wenigen Jahren herrschte in der Einschätzung dieser antiarrhythmischen Wirksamkeit der trizyklischen Antidepressiva die Überzeugung, daß es sich hierbei um einen günstigen Begleiteffekt handele. Diese Einschätzung änderte sich jedoch vor dem Hintergrund der sogenannten CAST (Cardiac Arrhythmia Suppression Trial)-Studie. Genannte Untersuchung hatte zum Ziel, den positiven Effekt der Unterdrückung asymptomatischer ventrikulärer Extrasystolen nach Myokardinfarkt durch die Medikamente Flecainid und Encainid zu belegen. Trotz Suppression der Extrasystolen war jedoch eine deutlich erhöhte Mortalität der erfolgreich antiarrhythmisch behandelten Patienten im Vergleich zur Placebogruppe nachweisbar; dies führte zu einem vorzeitigen Abbruch der Studie (CAST-Investigators, 1989). Für das schlechtere Abschneiden der Verum-Gruppe wurde in erster Linie der proarrhythmische Effekt verantwortlich gemacht, also das Auftreten bedrohlicher Rhythmusstörungen trotz vorhandenem antiarrhythmischen Effekts. Da sich die trizyklischen Antidepressiva aus elektrophysiologischer Sicht wie Klasse I-Antiarrhythmika verhalten, sind prinzipiell ähnliche ungünstige Wirkungen denkbar.

Dieser Effekt ist bei kardial gesunden Personen ohne klinische Relevanz. Bei jenen Patienten mit einer erhöhten Empfindlichkeit gegenüber möglichen proarrhythmischen Effekten sollte aber bis zum Vorliegen klärender Informationen Zurückhaltung geübt werden (Glassmann et al. 1993). Dies sind in erster Linie Patienten mit einer erheblichen Minderung der linksventrikulären Funktion, insbesondere wenn sie mit Digitalis oder Diuretika vorbehandelt sind oder Elektrolytstörungen aufweisen (Minardo 1988). Ein erhöhtes Mortalitätsrisiko besteht hierbei nicht nur bei Patienten mit ventrikulären Arrhythmien infolge eines Myokardinfarktes, sondern möglicherweise auch bei Patienten mit kardialen Ischämiezeichen ohne arrhythmische Symptome. Als gesichert kann wohl angesehen werden, daß der chinidinartige Effekt für die potentiell letalen kompletten Schenkelblöcke oder ventrikulären Reentry-Arrhythmien bei versehentlicher oder suizidaler Einnahme von toxischen Überdosierungen verantwortlich ist (Glassman und Preud'homme 1993).

Maligne Arrhythmien können ferner bei folgenden Risikogruppen auftreten (Flugelman et al. 1985):

– bei Patienten, die bereits vor Beginn einer antidepressiven Therapie eine signifikante QT-Verlängerung aufweisen

– bei Patienten, die erst unter Antidepressiva diese Störung entwickeln.

Patienten mit einem **Wolff-Parkinson-White-Syndrom** sind hinsichtlich des Einsatzes von Trizyklika ebenfalls als Risikogruppe anzusehen. Das WPW-Syndrom zeichnet sich im EKG durch ein kurzes PR-Intervall und eine Verbreiterung des QRS-Komplexes mit Delta-Welle aus. Klinisch imponieren paroxysmale Tachykardien. Akzessorische atrioventrikuläre Überleitungsbahnen können durch Kurzschluß des normalen AV-Leitungssystems eine vorzeitige Depolarisation der Ventrikel bedingen. Typisch sind sogenannte Reentry-Tachykardien mit einer ventrikuloatrialen retrograden Leitung über den akzessorischen Pfad und anterograder Leitung über den AV-Knoten. Medikamente mit chinidin-ähnlicher Wirkung wie Trizyklika können zu einer weiteren Verschiebung auf die akzessorische Reizüberleitung führen und eine Kammertachykardie oder ein Kammerflimmern auslösen (Sellers et al. 1977). Patienten mit einer kurzen refraktären Periode (unter 0.27 sec) zeigen ein erhöhtes Risiko für lebensbedrohliche Kammerarrhythmien (Wellens und Durrer 1974). Kardiologisch-diagnostisch können sie über den Procainamid-Test identifiziert werden (Vieweg et al. 1988).

Ein plötzlicher Herztod („**sudden death**") ist bei Patienten mit vorbestehender Herzerkrankung unter antidepressiver Medikation mit Trizyklika ein sehr seltenes und meist multifaktoriell bedingtes Phänomen (Roose 1992). Eine kausale Verbindung zum eingenommenen Antidepressivum ist meist nicht eindeutig nachzuweisen. Die plausibelste Erklärung besteht in dem oben beschriebenen, durch Trizyklika induzierten Kammerflimmern. Andererseits darf nicht übersehen werden, daß eine veränderte sympathisch-parasympathische Innervierungsbalance im Zustand einer Depression selbst wiederum das myokardiale Reizleitungssystem vulnerabler machen kann. Hierfür sprechen epidemiologische Studien, die erhöhte Mortalitätsraten bei depressiven Patientengruppen im Vergleich zu stimmungsstabilen Vergleichsgruppen aufdeckten (Roose et al. 1991).

Die vorliegenden Daten erlauben bisher nicht die Aussage, daß **Antidepressiva der zweiten Generation** wie **Maprotilin**, **Trazodon** oder **Viloxazin** eine klar nachgewiesene niedrigere Rate an kardialen Nebenwirkungen aufwiesen (Stoudemire und Atkinson 1988). Eine Ausnahme bildet wohl **Mianserin** (Brogden et al. 1978). **Trazodon** unterscheidet sich chemisch von den trizyklischen Antidepressiva. Es besitzt keine chinidin-ähnliche antiarrhythmische Wirksamkeit und verursacht bei Überdosierung in der Regel keine bedrohlichen kardialen Komplikationen. Allerdings wurde kasuistisch beschrieben, daß es unter Trazodon sowohl zu einem kompletten Herzblock (Rausch et al. 1984) als auch zu ventrikulären Arrhythmien kommen kann. Letzteres Phänomen trat bei älteren Patienten (Vitullo et al. 1990) sowie bei Patienten mit vorbestehender ventrikulärer Irritabilität, beispielsweise nach Myokardinfarkt (Pohl et al. 1986), auf.

Die neuen **selektiven Serotonin-Wiederaufnahmehemmer (SSRI)** entfalten keine chinidin-ähnliche Wirksamkeit und zeigen insgesamt ein günstigeres kardiovaskuläres Nebenwirkungsprofil (Huyse et al. 1994). Es existieren jedoch Fallbeschreibungen über **Sinusbradykardien** in klinisch bedeutsamer Auswirkung sowie über **Kammerflimmern** (Hussein und Kaufman 1994). So sind **plötzliche Todesfälle bei kardial schwer kranken Patienten** unter Fluoxetin aufgetreten (Spier und Frontera 1991). Speziell bei älteren Patienten mit kardialer Vorschädigung sollte also eine besondere Aufmerksamkeit hinsichtlich dieser Nebenwirkungen vorherrschen (Gelenberg 1995). Allerdings stehen gut kontrollierte Studien zur speziellen Verträglichkeit von SSRI bei kardialen Risiko-Patienten noch aus.

Es ist sicherlich zu früh, eine definitive Aussage über die kardiale Sicherheit der neuen Präparate wie **Venlafaxin** oder **Mirtazapin** zu machen. Ein günstiges Profil kann aber sowohl für Venlafaxin (Stoudemire 1995) als auch für Mirtazapin (Montgomery 1995) erwartet werden.

Sowohl die klassischen **irreversiblen MAO-Hemmer** als auch die **RIMA** besitzen ein günstiges kardiales Nebenwirkungsprofil. Sie führen zu vernachlässigbaren Effekten auf das EKG, sind sehr selten mit Rhythmusanomalien assoziiert und besitzen keine klinisch signifikante anticholinerge Wirkkomponente. Sie induzieren von daher keine Tachykardie (Stoudemire und Atkinson 1988).

Stimulanzien: Die amphetaminergen Präparate **Dextroamphetamin**, **Methylphenidat** und **Pemolin** stellen bei klinischen Problempatienten (s.u.) eine wichtige therapeutische Alternative dar. In einer Übersicht über die klinischen Erfahrungen an einer großen Gruppe von depressiven Patienten mit diversen internistischen Erkrankungen wurde nur über einen Fall einer relevanten kardialen Nebenwirkung (Induktion von **Vorhofflimmern**) berichtet (Masand et al. 1991).

- **Klinische Schlußfolgerung**
  Die Wahl eines bestimmten Antidepressivums aus den verfügbaren Substanzklassen bestimmt die zu erwartende Rate der kardialen Reizleitungsstörungen. Dem derzeitigen Wissensstand zufolge zeichnen sich die SSRI, RIMA, Venlafaxin und Mirtazapin durch ein günstigeres kardiales Wirkprofil als die traditionellen Trizyklika aus. Gerade aber bei den erst jüngst eingeführten Präparaten ist eine abschließende Beurteilung noch nicht möglich. Vor Beginn einer antidepressiven Behandlung ist ein EKG obligat, das nach wenigen Wochen wiederholt werden muß, um Veränderungen rasch aufzudecken. Auch bei Patienten ohne bekannte kardiale Vorschädigung sollte ein internistisch/kardiologisches Konsil eingeholt werden, wenn unter Medikation relevante Reizleitungsstörungen (z. B. Schenkelblock) oder verstärkte ventrikuläre Arrhythmien neu auftreten. Ein frischer Myokardinfarkt, akute Ischämiezeichen im EKG, ein AV-Block II. oder III. Grades und ein kompletter Schenkelblock stellen eine Kontraindikation für tri- und tetrazyklische Antidepressiva dar.

4.2.1.2 Beeinflussung der Kontraktilität

Anfang der 80er Jahre wurde der Verdacht geäußert, daß Trizyklika beim vorgeschädigten linken Ventrikel zu einer weiteren Reduktion der Auswurffraktion führen und so eine manifeste Herzinsuffizienz auslösen können. Die zu Grunde liegenden Studien verwandten als Meßmethode mehrheitlich die Analyse der systolischen Zeitintervalle (STI). Diese Methode wurde inzwischen wegen ihrer hohen Störanfälligkeit aufgegeben. In sorgfältig kontrollierten Studien mit Hilfe der Radionuklid-Angiographie konnte dieser Verdacht später wieder entkräftet werden (Veith et al. 1982, Glassman et al. 1983, Roose et al. 1986). Selbst bei einer deutlich ausgeprägten Beeinträchtigung der linksventrikulären Funktion

können Trizyklika eingesetzt werden. Ausnahmen bestehen allenfalls bei Patienten mit massiv **reduzierter Herzauswurfsleistung**, d. h. einer Ejektionsfraktion **von unter** 20 %, wie es etwa vor einer Herztransplantation nicht selten der Fall ist (Warrington et al. 1989). Allerdings ist zu bedenken, daß Patienten mit einer **Herzinsuffizienz** und eingeschränkter Myokardkontraktilität ein **erhöhtes Risiko für eine Trizyklika-induzierte orthostatische Hypotension** zeigen (s. u., Wyszynski und Wyszynski 1996). Zusätzlich sind diese Patienten für die proarrhythmischen Effekte dieser Medikamente besonders prädisponiert (s. o.).

Es liegen keine empirischen Daten vor, die für **Antidepressiva der 2. Generation** wie z. B. Maprotilin, Mianserin, Trazodon oder Viloxazin zu einer anderen Einschätzung in diesem Aspekt führen würden. Dies trifft auch auf **SSRI, traditionelle MAO-Hemmer, RIMA, SSNI oder NaSSA** zu (Stoudemire und Atkinson 1988, Stoudemire 1995).

- **Klinische Schlußfolgerung**
  Befindet sich ein Patient in einem kompensierten Zustand seiner Herzleistung, so wurden bedeutsame negativ-inotrope Effekte unter Trizyklika nur in seltenen Ausnahmefällen beobachtet. Bei Nicht-Trizyklika sind derartige Komplikationen nicht zu erwarten.

4.2.2 Kreislauf

4.2.2.1 Orthostatische Hypotension

Hypotensive Kreislaufreaktionen in Orthostase zählen zu den häufigsten kardiovaskulären Nebenwirkungen einer antidepressiven Therapie mit **Trizyklika**. Mehrere Mechanismen werden hierfür angeschuldigt: eine periphere alpha-adrenerge Blockade, eine verstärkte Stimulation der zentralen alpha-adrenergen Rezeptoren und eine direkte adrenerge Vasodilatation (Risch et al. 1981). Die orthostatische Potenz scheint aber eng mit der alpha-1-Rezeptoraffinität korreliert zu sein (Richelson 1983). Trizyklika mit **tertiären Aminen** (z. B.

Imipramin) zeigen einen ausgeprägteren hypotensiven Effekt als solche mit **sekundären Aminen** (z. B. Desipramin) (Glassman 1984). **Nortriptylin** besitzt von den Trizyklika anerkannt den geringsten hypotensiven Effekt (Roose et al. 1981). **Trazodon** oder **Maprotilin** zeigen gegenüber Trizyklika mit sekundären Aminen keinen Vorteil (Cassem 1982).

Es besteht kein sicherer Zusammenhang zwischen der eingenommenen Tagesdosis von Imipramin bzw. den Plasmaspiegeln und dem Auftreten einer orthostatischen Hypotension (Glassman et al 1979). Auch Patienten, die vor Beginn einer antidepressiven Therapie asymptomatisch sind, können klinisch relevante orthostatische Probleme entwickeln. Ein Abfall des systolischen Blutdrucks von 10–15 mmHg und mehr bei Orthostase kann als ein Hinweis für eine erhöhte Anfälligkeit gewertet werden (Glassman et al. 1979). Der **hypotensive Effekt** kann vor allem im höheren Alter Ursache erheblicher Morbidität sein, wie z. B. **komplikationsreicher Stürze** (Ray et al. 1991) **oder ischämischer Herz- und Hirninfarkte.**

Als **Risikofaktoren** für das Auftreten von gefährlichen orthostatischen Dysregulationen unter Trizyklika können gelten ferner (Glassman et al. 1983, Roose et al. 1986):

– linksventrikuläre Funktionsstörung mit und ohne präexistente Hypotension

– Schenkelblock

Selektive Serotonin-Wiederaufnahmehemmer bewirken so gut wie keine orthostatische Hypotension (Cooper 1988). Dies scheint auch auf die Präparate **Venlafaxin** (Stoudemire 1995) und **Mirtazapin** (Montgomery 1995) zuzutreffen.

Die orthostatische Dysregulation ist eine sehr häufige Nebenwirkung der **klassischen MAO-Hemmer** (z. B. Tranylcypromin) (Keck et al. 1991), und scheint unter diesen Substanzen sogar noch öfter als unter den Trizyklika aufzutreten (Cassem 1982). Problematisch zu werten ist, daß es unter Umständen erst nach einigen Wochen zu dieser Nebenwirkung kommen kann, und daß sich keine klinischen Prädiktoren wie bei den Trizyklika identifizieren lassen. **Reversible und selektive MAO-A-Hemmer** wie **Moclobemid** zeigen in diesem Aspekt gegenüber den herkömmlichen Präparaten ein vorteilhafteres Profil (Moll et al. 1994).

● **Klinische Schlußfolgerung**
Nortriptylin zeichnet sich durch seine nur geringe orthostatische Hypotension vor anderen Trizyklika aus und ist möglicherweise auch den SSRI in diesem Aspekt überlegen. Ein Schellong-Test kann bei den Tri- und Tetrazyklika, nicht aber bei den klassischen MAO-Hemmern wichtige Hinweise für eine besondere Vulnerabilität geben. Als symptomatische Maßnahmen können Stützstrümpfe und – unter Beachtung der Kontraindikationen – Dihydroergotamin empfohlen werden.

4.2.2.2 Blutdrucksteigerung

Bei Anwendung von **Trizyklika** wurden Blutdrucksteigerungen nur in seltenen Fällen beobachtet. Abgesehen von dem nur auf dem US-Markt erhältlichen Bupropion sind auch bei den übrigen atypischen Antidepressiva keine hypertensiven Effekte bekannt. Dies gilt ebenso für die **SSRI**. Interessanterweise ist bei ca. 3 % der Patienten unter **Venlafaxin** ein Anstieg des Blutdrucks zu beobachten. Bewegt sich die durchschnittliche Tagesdosis über 200 mg, beträgt die Inzidenz 5 % und steigt bei Dosen von über 300 mg/die auf 13 % an (Schweizer et al. 1994). Unter **Stimulanzien** können ebenfalls diskrete Anstiege des Blutdrucks beobachtet werden (Masand et al. 1991).

Hypertensive Krisen unter **irreversiblen MAO-Hemmern** wie **Tranylcypromin** sind weniger als toxische Nebeneffekte der Medikamente allein, sondern vielmehr als eine Interaktion mit tyraminhaltigen Substanzen anzusehen (Cooper 1989). Voraussetzung für die Auslösung ist die irreversible Blockade der MAO-A. Die Bedeutung der Irreversibilität wird durch die Tatsache unterstrichen, daß der reversible MAO-A-Hemmer **Moclo-bemid** diese bedrohliche Interaktion vermissen läßt (Simpson und de Leon 1989).

• **Klinische Schlußfolgerung**
Eine regelmäßige Überprüfung des Blutdrucks, insbesondere unter Venlafaxin und Stimulanzien, sowie eine strikte Beachtung der Diätvorschriften unter klassischen MAO-Hemmern ist zur wirksamen Kontrolle hypertensiver Effekte ausreichend.

4.2.3 Gastrointestinum

4.2.3.1 Motilitätsstörungen

Störungen der gastrointestinalen Motilität treten bevorzugt unter **Trizyklika** auf und sind auf deren **anticholinerge Wirkkomponente** zurückzuführen. Obwohl hohe Dosen anticholinerger Antidepressiva die HCL-Produktion des Magens unterbinden können, verursachen sie nicht selten durch eine reduzierte Kontraktion des unteren Ösophagussphinkters eine **Refluxösophagitis**. Eine Störung der Magenentleerung macht sich klinisch in postprandialem Völlegefühl bemerkbar. In ausgeprägten Fällen resultiert eine Gastroparese. Risikopatienten hierfür sind Personen mit einer Pylorusstenose sowie einer diabetischen autonomen Polyneuropathie. Ältere Patienten leiden in besonderem Maße unter Problemen einer **Obstipation**, die sich bis zum **paralytischen Ileus** steigern können. Liegt zusätzlich eine Störung des Leberstoffwechsels vor, beispielsweise eine Leberzirrhose mit portocavalem Shunt, so kann es durch den verlängerten Kontakt zwischen Darminhalten und Absorptionssystemen zu einer vermehrten Aufnahme von toxischen Substanzen aus dem Darmlumen kommen. Eine **hepatische Enzephalopathie** kann angestoßen werden (Leipzig 1990). Die anticholinerge Komponente ist bei Amitriptylin am ausgeprägtesten.

4.2.3.2 Andere gastrointestinale Störungen

Übelkeit und **Erbrechen** können als intolerable Nebenwirkungen einer **Clomipramin-**

Therapie auftreten und werden durch die ausgeprägte Serotonin-Wiederaufnahme-Hemmung verursacht (Ananth und Assakian 1982). Sie können auch nach raschem Absetzen anderer trizyklischer Antidepressiva auftreten (Lawrence 1985).

SSRI haben diese Nebenwirkungen in einem deutlich höheren Prozentsatz als die Trizyklika. Bei einer Inzidenz von 15 % bis 35 % stellen sie somit die häufigsten Nebenwirkungen dieser Substanzklasse dar (Rickels und Schweizer 1990). Es ist zu beachten, daß die gastrointestinalen Beschwerden häufig dosisabhängig auftreten. Deshalb wird die Einnahme einer minimalen effektiven Dosis angeraten (Kasper et al. 1994). Langfristig kommt es in aller Regel zu einem Sistieren der Nebenwirkungen (Dechant und Clissold 1991).

Auch unter **Venlafaxin** werden diese gastrointestinalen Nebenwirkungen in einer vergleichbaren Größenordnung wie unter den SSRI beklagt (Schweizer et al. 1994). **Mirtazapin** scheint in diesem Aspekt über ein vergleichsweise günstigeres Nebenwirkungsprofil zu verfügen (Montgomery 1995).

• **Klinische Schlußfolgerung**
Die unter Antidepressiva mit anticholinerger Wirkkomponente häufig beobachteten gastrointestinalen Motilitätsstörungen erfordern speziell bei älteren Patienten eine sorgfältige ärztliche Kontrolle. Auf ausreichende Flüssigkeitszufuhr ist zu achten. Eine ausgeprägte Obstipation kann zuweilen die Gabe von Lactulose oder sonstiger abführender Maßnahmen (Mikroklist, Einlauf) notwendig machen. Tritt ein paralytischer Ileus auf, liegt ein medizinischer Notfall vor. Die Antidepressiva müssen abgesetzt werden. Neostigmin und Dexpanthenol können als Antidot verabreicht werden.

4.2.4 Leber

Unter der Behandlung mit **trizyklischen Antidepressiva** kommt es gelegentlich zu einem **Anstieg der Leberenzyme.** Vorübergehend erhöhte Leberwerte können auch unter den **SSRI** beobachtet werden (Beaumont et al. 1994/95). In der überwiegenden Mehrzahl dieser Nebenwirkungen handelt es sich bei Patienten ohne Lebervorschädigungen um **cholestatische Effekte** (Zimmermann 1990). Sehr viel seltener sind **zytotoxische Effekte,** die bei unterschiedlichen Antidepressiva (z. B. Mianserin) auftreten können. Sie stellen Hypersensitivitätsreaktionen gegen die Membranen von Hepatozyten dar (Strikker und Spelstra 1985).

- **Klinische Schlußfolgerung**
  Die klinische Relevanz der passageren Leberenzymanstiege ist nicht klar.
  Eine regelmäßigere Laborkontrolle empfiehlt sich aber in diesem Fall.

4.2.5 Niere / Harnausscheidung

Ernsthafte Probleme der Harnausscheidung können sich sich wiederum aus der unerwünschten **anticholinergen Wirkung trizyklischer Antidepressiva** ergeben. Speziell bei Männern mit einer Prostatahyperplasie kann es zu einer schmerzhaften **Harnsperre** kommen. **Mianserin, Trazodon, klassische MAO-Hemmer, RIMA, SSRI, Venlafaxin und Mirtazapin** stellen diesbezüglich günstigere Alternativen dar. Unter **Trazodon** ist als seltene Nebenwirkung ein **Priapismus** registriert worden (Warner et al. 1987). Es handelt sich um einen urologischen Notfall.

- **Klinische Schlußfolgerung**
  Tritt unter Antidepressiva eine Blasenentleerungstörung auf, so kann das Cholinergicum Carbachol oder alternativ der periphere Azetylcholinesterasehemmer Distigmin verabreicht werden. Trotz rascher und guter klinischer Effizienz müssen bei prädisponierten Patienten als wichtige Nebenwirkungen dieser Medikamente die Auslösung eines Bronchospasmus, einer Koronarinsuffizienz oder einer Bradykardie beachtet werden.

Zeichnet sich unter Trazodon eine länger anhaltende Peniserektion ab, so sollte das Präparat abgesetzt und ein notfallmäßiges urologisches Konsil eingeholt werden. Bei einem persistierenden Priapismus droht eine Fibrosierung der Corpora cavernosa mit resultierender Impotentia coeundi.

4.2.6 Hämatologie

Trizyklika können vereinzelt zu **Leukopenien,** im seltenen Fall zu einer **Agranulozytose** führen (Spiess-Kiefer, Grohmann 1987). Daneben sind auch Fälle einer **thrombozytopenischen Purpura** beobachtet worden (Beaumont et al. 1994/95). Ein möglicherweise etwas erhöhtes Risiko besteht für **Mianserin,** bei dem mit einer Inzidenz von 1:5000 Störungen der Blutbildung registriert wurden. Dies muß besonders bei älteren Patienten streng beachtet werden (Cookson 1993).

Fluoxetin kann durch eine verminderte Speicherung von Serotonin in den Thrombozyten zu einer **verlängerten Blutungszeit** führen, vereinzelt wurden Petechien bis zu Ekchymosen beobachtet (Stoudemire 1995). Bei **Paroxetin** ist eine Interaktion mit **Phenprocoumon (Marcumar®)** bekannt, die zu einer **Verlängerung der Prothrombin-Zeit** führen kann (Stoudemire 1995). Hingewiesen sei darauf, daß der Hersteller von Paroxetin eine Komedikation mit oralen Antikoagulatien als Kontraindikation aufführt.

- **Klinische Schlußfolgerung**
  Auch wenn das Risiko einer Blutzellschädigung unter Antidepressiva im Vergleich zu Neuroleptika deutlich geringer eingestuft wird, sollten für trizyklische Präparate anfangs mindestens monatliche, besser 14tägige Kontrollen durchgeführt werden. Für Mianserin werden in den ersten Therapiemonaten durch die Hersteller sogar wöchentliche Blutbilduntersuchungen empfohlen. Bei den anderen antidepressiven Substanzklassen genügt – nach einer initialen Kontrolle nach Ablauf eines Monats – ein halbjährlicher Labortest (Benkert, Hippius 1996).

Bei Patienten, die mit SSRI, speziell mit Paroxetin behandelt werden, sollten vor einem chirurgischen Eingriff die Blutungszeit überprüft werden.

4.2.7 Andere Nebenwirkungen

4.2.7.1 Sexuelle Funktionsstörungen

Verringerte Libido, reduzierte sexuelle Erregbarkeit und **Orgasmusstörungen** können sowohl Ausdruck einer depressiven Verstimmung als auch Nebenwirkungen der antidepressiven Medikation sein (Segraves 1992). Unter **MAO-Hemmern** und **SSRI** sind diese störenden Nebeneffekte vermutlich noch häufiger als unter den **Trizyklika**. In bis zu 30 % der Patienten unter SSRI muß deshalb die Behandlung umgestellt werden (Segraves 1993).

- **Klinische Schlußfolgerung**
  Entscheidend ist eine sorgfältige Aufklärung und einfühlsame Führung der Patienten. Unter Umständen kann es nötig werden, den Partner miteinzubeziehen. Da letztlich nicht geklärt ist, über welchen Mechanismus die sexuellen Dysfunktionen vermittelt werden, sind auch die unterschiedlichen medikamentösen Strategien wie z. B. die Gabe des Cholinesterasehemmers Neostigmin, des Cholinomimetikums Bethanechol oder des Serotonin-Antagonisten Cyproheptadin nur begrenzt zu empfehlen. Hierunter können selbst wiederum störende Nebenwirkungen auftreten (Segraves 1993). Die Umstellung auf ein Präparat mit vorrangiger noradrenerger Wirkkomponente wie z. B. Desipramin kann vorteilhaft sein (Kane und Lieberman 1992)

4.2.7.2 Gewichtszunahme

Zahlreiche Antidepressiva, so die meisten **Trizyklika**, bewirken mittel- und langfristig eine deutliche Zunahme des Körpergewichtes. Ein Zusammenhang zu der antihistaminergen Wirkkomponente wird diskutiert (Frank et al. 1990). SSRI haben in dieser Hinsicht ein günstigeres Nebenwirkungsprofil. Allerdings wurde unter der längerfristigen Gabe von **Paroxetin** bei ca. 10 % der Patienten eine Gewichtszunahme beobachtet (Dechant und Clissold 1991). Unter **Fluoxetin** ist eine Abnahme des Körpergewichtes möglich (Cooper 1988).

- **Klinische Schlußfolgerung**
  Wenngleich eine Gewichtszunahme unter Antidepressiva keine unmittelbar gefährliche Nebenwirkung darstellt, sollte der negative Effekt auf die Compliance eines Patienten nicht unterschätzt werden. Eine sorgfältige Aufklärung wie auch gelegentlich eine diätetische Beratung sind notwendig.

4.2.7.3 Allergische Reaktionen

Allergische Hautreaktionen, die manchmal mit **Arthralgien** einhergehen, werden unter **trizyklischen Antidepressiva** und auch **SSRI** ebenso beobachtet wie gelegentlich eine **Urtikaria,** eine **Photosensibilisierung** oder ein **angioneurotisches Ödem.** Extreme Varianten, beispielsweise in Form einer **Dermatitis exfoliativa,** zählen glücklicherweise zu den höchst seltenen Ausnahmen. Nach Absetzen der antidepressiven Medikation kommt es bei den meisten allergischen Reaktionen zu einer raschen Symptomremission. In äußerst seltenen Fällen können aber auch schwererwiegende **Vaskulitiden** mit langfristiger Morbidität auftreten (Beaumont et al. 1994/95).

- **Klinische Schlußfolgerung**
  Auf das mögliche Auftreten von Hautefflorezenzen unter antidepressiver Medikation sollte hingewiesen werden.

4.2.7.4 Anticholinerge Effekte

Einige typische Reaktionen des autonomen Nervensystems auf die anticholinerge Wirkung von **Trizyklika** wurden bereits geschildert. Häufigste derartige Nebenwirkung ist zweifelsohne die **Mundtrockenheit,** die bei einem längerfristigen Bestehen zu einer erhöhten **Karies-** und **oralen Infektanfällig-keit** führen kann. Sehr häufig ist auch ein profuses **Schwitzen.** Gerade in der Einstellungsphase werden **Akkommodationsstörungen** beklagt. Das Vorliegen eines **Engwinkelglaukoms** stellt eine Kontraindikation für Antidepressiva mit anticholinerger Begleitwirkung dar.

Das **zentrale anticholinerge Syndrom** beschreibt ein pharmakogenes Delir, das durch lebhafte visuelle Halluzinationen, Verwirrtheit mit Desorientierung, Störungen von Aufmerksamkeit, Merkfähigkeit und anderen kognitiven Funktionen sowie meist ängstliche Agitiertheit ausgezeichnet ist.

● **Klinische Schlußfolgerung**
  Die Mehrzahl der oben beschriebenen Auswirkungen auf das autonome Nervensystem sind harmlos, reduzieren aber die Compliance eines Patienten. Ein induzierter Glaukomanfall ist hingegen nicht nur äußerst schmerzhaft, sondern auch ein ophthalmologischer Notfall. Pilocarpin-Augentropfen können als erste Maßnahme verabreicht werden.

  Zur Sicherheit sollte gerade bei älteren Patienten, bei denen man aus bekannt guter antidepressiver Wirksamkeit erneut Trizyklika verordnen möchte, eine Augeninnendruckmessung vor Behandlungsbeginn durchgeführt werden.

  In Grenzfällen sollte auf eine andere Substanzgruppe, z. B. die SSRI, ausgewichen werden. Veränderte metabolische Prozesse, eine altersbedingt höhere zerebrale Vulnerabilität, aber auch die häufige Notwendigkeit einer Mehrfachmedikation aus internistischen Gründen bewirken bei älteren Patienten oft schon ein Delir selbst unter therapeutischen Dosierungen von Trizyklika. Eine niedrigere Dosierung sollte deshalb die Regel sein.

4.2.7.5 Andere zentralnervöse Nebenwirkungen

Müdigkeit und **Beeinträchtigung** von **kognitiven Funktionen** sind ebenfalls häufige

Konsequenzen anticholinerg wirksamer **Trizyklika.** Die in der stationären Therapie oft erwünschten, in der ambulanten Führung von Patienten aber meist als störend empfundenen Sedierungseffekte werden neben dem muscarinergen auch durch eine Reihe anderer Transmittersysteme vermittelt. Sie sind z. B. mit einer antihistaminergen Wirkkomponente korreliert. Trizyklika mit sekundären Aminen bewirken gegenüber solchen mit tertiären Aminen eine geringere Sedierung. **Viloxazin** als Vertreter der atypischen Antidepressiva zeigt diese Nebenwirkung fast überhaupt nicht. Bei den **SSRI** kann anfangs Sedierung auftreten. Diese geht aber im weiteren Therapieverlauf relativ schnell zurück und ist im Vergleich zu den Trizyklika weniger ausgeprägt.

Bei einer Reihe von **aktivierenden Trizyklika** wie **Clomipramin, Desipramin, Dibenzepin** oder **Nortriptylin,** aber auch unter den **SSRI oder MAO-Hemmern** kann es in den Anfangswochen einer antidepressiven Behandlung zu **Unruhezuständen, ungezielter Aktivierung** und **Schlaflosigkeit** kommen, die jedoch noch nicht mit einer erleichternden Stimmungsaufhellung einhergehen. Dieser Effekt, der paradoxerweise mit dem Gefühl einer Müdigkeit und Lethargie gekoppelt sein kann, ist bei vorliegender Suizidalität sehr engmaschig im Auge zu behalten. Er kann in aller Regel mit einer sedierenden Zusatzmedikation koupiert werden.

Trizyklische Antidepressiva senken, ähnlich wie zahlreiche Neuroleptika, die Schwelle der zerebralen Erregbarkeit. Hierdurch wird – vor allem bei Überdosierung – das Auftreten **epileptischer Anfälle** begünstigt (Freskorn und Fast 1992). Insgesamt liegt die durchschnittliche Häufigkeit bei 0,3 % bis 0,6 %. Im Vergleich zu den Trizyklika ist das Anfallsrisiko unter **Maprotilin** höher, unter **MAO-Hemmern** und **SSRI** geringfügig niedriger (Rosenstein et al. 1993).

● **Klinische Schlußfolgerung**
  Vor und ca. einen Monat nach Beginn einer Behandlung mit Antidepressiva muß ein

EEG durchgeführt werden. Tritt im weiteren Therapieverlauf ein epileptischer Anfall auf, sollte eine latente genuine Epilepsie differentialdiagnostisch ausgeschlossen werden. Eine Plasmaspiegelbestimmung kann bei der Korrektur des Dosierungsverhaltens hilfreich sein. An mögliche Medikamenteninteraktionen mit konsekutiv erhöhten Plasmakonzentrationen muß gedacht werden, wenn beispielsweise. ein Trizyklikum mit einem SSRI kombiniert wird. Bei Patienten mit antiepileptischer Medikation und antidepressiver Therapie v.a. mit SSRI kann es zu kaum vorhersehbaren Veränderungen des antiepileptischen Schutzes kommen.

Eine Reihe von neurologischen Symptomen wie **Sprechblockade ("speech arrest"), Stottern, Dysarthrie, Tremor, myokloniformes Zucken, muskuläre Schwäche, Ataxie und Parästhesien** sind höchst seltene Nebenwirkungen einer antidepressiven Medikation, treten aber im höheren Alter möglicherweise doch häufiger auf. Nicht ausschließlich, aber besonders unter SSRI, werden auch extrapyramidalmotorische Syndrome wie Dyskinesie, Dystonie und Parkinsonoid beobachtet. Am häufigsten imponieren Fälle von Akathisie (Stoudemire 1995). Bei Patienten mit einem Morbus Parkinson kann die Gabe von SSRI den neurologischen Status verschlechtern (Baldwin et al. 1991).

● Klinische Schlußfolgerung
Die seltenen neurologischen Nebenwirkungen einer antidepressiven Medikation sollten immer Anlaß sein, nach einer möglichen genuinen neurologischen Störung zu suchen. Die unter SSRI häufiger auftretende Akathisie darf nicht als Angstzustand verkannt werden. Eine Dosisreduktion oder die Gabe von Propranolol führen in aller Regel zu einem deutlichen Rückgang der Symptome. Bei Patienten mit Parkinsonscher Erkrankung sollte man den Einsatz von SSRI sehr sorgfältig im Hinblick auf eine mögliche neurologische Befundverschlechterung überprüfen.

4.2.7.6 Endokrine, metabolische und Elektrolytstörungen

Unter Trizyklika, seltener auch unter SSRI können gelegentlich endokrine Prozesse angestoßen werden, die zu störenden Nebenwirkungen wie **Gynäkomastie, Hodenschwellung** beim Mann (v.a. unter Amitriptylin), **Brustvergrößerung und Galaktorrhoe** bei der Frau (v.a. unter Mianserin) führen (Beaumont et al. 1994/95).

Eine **veränderte Glukosetoleranz** kann speziell bei Diabetikern, die mit Insulin oder Sulfonylharnstoffderivaten behandelt werden und zusätzlich **MAO-Hemmer** erhalten, klinisch relevante Hypoglykämien auslösen (Potter van Loon et al. 1992).

Äußerst selten kommt es als Folge einer gesteigerten ADH-Sekretion unter SSRI, aber auch unter Trizyklika zu einer **Hyponatriämie** (Cohen et al. 1990).

● Klinische Schlußfolgerung
Bei Diabetikern mit obiger Medikamentenkombination sollten häufiger Blutzuckerkontrollen durchgeführt werden.

4.3 Therapie mit Antidepressiva bei Patienten mit internistischen Begleiterkrankungen

4.3.1 Allgemeines

Nach den vorliegenden **epidemiologischen Studien** kann es als gesichert angesehen werden, daß körperliche Erkrankungen, insbesondere wenn sie einen chronischen Verlauf zeigen, mit einer höheren Prävalenz von depressiven Störungen assoziiert sind. Liegt die Prävalenzrate für eine sogenannte Major Depression in der Allgemeinbevölkerung bei ca. 2–4 %, so steigt sie bei ambulant behandelten allgemeinmedizinischen Patienten auf ca. 9 % an und kann bei Patienten in stationärer internistischer Therapie über 20 % liegen (Kapfhammer 1994).

Im **Behandlungssetting eines internistischen Krankenhauses** wird allenfalls bei der Hälfte der an depressiven Störungen leidenden Patienten die zusätzliche psychische Erkrankung von Ärzten und Pflegepersonal erkannt (Schulberg et al. 1985). Dies scheint relativ unabhängig von der Schwere des Ausprägungsgrads der affektiven Verstimmung zu sein (Feldman et al. 1987). Klinisch bedeutsam ist ferner, daß neben depressiven Symptomen meist auch behandlungsbedürftige Angstsymptome vorliegen. Patienten werden infolge ihrer nicht beachteten affektiven Störungen signifikant häufiger medizinisch-diagnostischen Prozeduren unterzogen und ihre stationären Verweildauern sind deutlich länger (Katon et al. 1986). Andererseits werden internistische und chirurgische Patienten nicht selten auch ohne konsiliarpsychiatrische Beurteilung mit Antidepressiva behandelt. Depressive Affektlabilität und Schmerzzustände stellen hierbei die Hauptindikationen dar. Eine Tendenz zur Behandlung mit erstaunlich niedrigen Dosierungen, seltene Dosisanpassungen im Hinblick auf Therapieeffekte oder Nebenwirkungen sowie eine unkontrollierte Fortführung der einmal etablierten Medikation auch über den stationären Aufenthalt hinaus fallen auf (Callies und Popkin 1987). Kontrollierte Nachuntersuchungen belegen, daß die in einem stationären Rahmen erkennbaren ängstlich-depressiven Verstimmungen nicht einfach nur vorübergehender Natur sind, sondern in 30–50 % auch noch nach einem Jahr als behandlungsbedürftig eingestuft werden müssen. Eine intensivere Beanspruchung ambulanter medizinischer und sozialer Einrichtungen durch diese Patienten ist die Regel. Eine insgesamt erhöhte Morbidität und Mortalität bei Patienten mit unerkannten bzw. nicht adäquat behandelten affektiven Störungen ist in der Verlaufsperspektive zu diskutieren (Mayou et al. 1988).

Für die **Diagnose einer depressiven Störung**, beispielsweise einer Major Depression, bei Patienten mit einer somatischen Erkrankung werden hierbei neben dem zentralen Symptom einer depressiven Verstimmung noch vier weitere, nachfolgend aufgeführte Symptome gefordert, die mindestens über zwei Wochen bestehen müssen: Interesseverlust und Freudlosigkeit, Appetit- und Gewichtsverlust, Insomnie oder Hypersomnie, psychomotorische Agitiertheit oder Hemmung, Energielosigkeit und starke Müdigkeit, mangelndes Selbstwertgefühl, Selbstvorwürfe oder Schuldgefühle, Konzentrationsstörung und Entscheidungsunfähigkeit, wiederkehrende Gedanken an Tod oder Selbstmord. Im Kontext somatischer Krankheiten ist die diagnostische Wertigkeit dieser Einzelsymptome aber unterschiedlich einzustufen. Körperliche Symptome wie z. B. Appetit- und Schlafstörungen oder Energieverlust können Ausdruck sowohl des depressiven Syndroms als auch der körperlichen Erkrankung sein. Die kognitiven und affektiven Symptome besitzen hingegen eine günstigere Diskriminationskraft (Fava und Molnar 1987). Die körperlichen Symptome können aber die Diagnose einer „Major Depression" stützen, wenn sie, bezogen auf den aktuellen Krankheitsstatus, als unverhältnismäßig ausgeprägt erscheinen und mit den affektiv-kognitiven Symptomen zeitlich korreliert sind (Cavanaugh 1984).

Das Wissen um eine häufige Assoziation von affektiven Störungen mit verschiedenen somatischen Krankheitsprozessen und medikamentösen Therapien erleichtert wiederum die Identifikation möglicher organischer Bedingungsfaktoren (Kapfhammer 1994). Ihre Beachtung und, wenn möglich, Korrektur durch den Internisten, ist eine wichtige, aber nicht immer ausreichende Voraussetzung für die adäquate Behandlung einer bedeutsamen depressiven Verstimmung bei einem somatisch kranken Patienten.

Ein psychopharmakologischer Ansatz sollte immer dann erwogen werden, wenn die diagnostische Abklärung eine „Major Depression" nahelegt und mögliche internistisch-medikamentöse Korrekturen keine zufriedenstellende symptomatische Erleichterung erbracht haben. Der Einsatz

von Psychopharmaka ist hierbei nicht im Widerstreit zu einer psychotherapeutischen Führung des depressiven Patienten zu sehen, sondern stützt sich vielmehr auf diese.

Eine antidepressive Medikation bei somatischen Erkrankungen wird in der Literatur vor allem im Hinblick auf eine Nutzen-Risiko-Bewertung kontrovers diskutiert. Der ungünstige Einfluß von ernsten Nebenwirkungen gerade bei somatischen Krankheitsprozessen begrenzt nicht selten eine suffiziente antidepressive Behandlung (Popkin et al. 1985, Schwartz et al. 1988, 1989). Es muß jedoch festgehalten werden, daß detaillierte Studien zur Frage differentieller Nebenwirkungen sowie zu ihrer therapeutischen Vermeidbarkeit nicht vorliegen. Andererseits gibt es mittlerweile eine Reihe von Erfahrungsberichten (Cassem 1988, Rodin und Voshart 1986, Winokur et al. 1988), aber auch von kontrollierten Studien, über den erfolgsversprechenden Einsatz von Antidepressiva bei definierten somatischen Erkrankungen in einem stationären Behandlungsrahmen (Andersen et al 1980, Borson et al. 1992, Costa et al. 1985, Kennedy et al. 1989, Lipsey et al. 1984, Rifkin et al. 1985, Roberston und Trimble 1985).

Grundsätzlich spricht wenig dafür, daß bei der antidepressiven Behandlung von somatisch kranken Patienten im Vergleich zu nicht körperlich beeinträchtigten Patienten niedrigere Dosierungen zu einem Therapieerfolg führten. Ausnahmen bilden lediglich Patienten mit fortgeschrittenen Lebererkrankungen oder mit einer terminalen Niereninsuffizienz. Auch bei älteren Patienten sind veränderte Metabolisierungsbedingungen zu beachten (Fava et al. 1988, Koenig und Breitner 1990).

Eine praktische Orientierung für den Einsatz von Antidepressiva bei somatisch kranken Patienten läßt sich auf zweifache Weise erzielen (Kapfhammer 1993 a):

1. durch eine detaillierte Kenntnis möglicher Nebenwirkungen einzelner Substanzklassen [vgl. Absatz 4.2]

2. durch die Beachtung spezieller pathophysiologischer Grundbedingungen bei definierten Krankheitsbildern.

4.3.2 Antidepressiva bei Herzerkrankungen

4.3.2.1 Zustand nach Myokardinfarkt

Der Einsatz von trizyklischen Antidepressiva 6 Wochen nach einem unkompliziertem Myokardinfarkt gilt als unbedenklich. Diese Zeitspanne entspricht der vermutlichen Dauer bis zur Stabilisierung bzw. Heilung des infarzierten Myokards. Eine Gabe von trizyklischen Antidepressiva vor Ablauf dieses Zeitraumes wurde früher bei unkompliziertem Postinfarktverlauf für vertretbar gehalten. Die Ergebnisse der CAST-Studie, die eine höhere Mortalitätsrate von Postmyokardinfarktpatienten unter Klasse-I-Antiarrhythmika auch über diesen Zeitraum hinaus belegen, raten aber insgesamt zu einer vorsichtigen Grundeinstellung hinsichtlich des Einsatzes von trizyklischen Antidepressiva bei diesen Patienten (s.o.). Andererseits sprechen experimentelle Daten auch dafür, daß unter diesen Substanzen die myokardiale Reperfusion durch verstärkte Bildung von Kollateralen gefördert werden kann (Manoach et al. 1989).

Die hohe Prävalenz von behandlungsbedürftigen depressiven Verstimmungen nach überstandenem Myokardinfarkt illustriert die Notwendigkeit, für diese Patienten ein sicheres antidepressiv wirkendes Medikament zur Hand zu haben. Bei nicht behandeltem depressivem Syndrom kann eine mögliche Verzögerung des weiteren Gesundungsprozesses resultieren. Ein Zusammenhang mit einer erhöhten Komplikationsrate und Mortalität durch kardiovaskuläre Ereignisse wird diskutiert (Dalack und Roose 1990, Frasure-Smith 1991).

In jedem Fall sollte eine Entscheidung für den Einsatz von Trizyklika auf einer individuellen Nutzen-Risiko-Kalkulation erfolgen. Hierbei muß auch bedacht werden, daß es bei Myokardinfarkt-Patienten, die bereits zuvor unter antidepressiver Medikation standen, durch **Absetzen der trizyklischen Antidepressiva** zu einem Rezidiv der depressiven Störung kommen kann. Damit einhergehend erscheint eine Verschlechterung kardialer Parameter möglich. So kann es gerade bei abruptem Absetzen zu gefährlichen Arrhythmien kommen (Regan et al. 1989).

• Eine Behandlung mit **trizyklischen Antidepressiva** nach Myokardinfarkt geht Hand in Hand mit einer optimalen Behandlung möglicher Folgezustände wie beispielsweise einer Herzinsuffizienz. Es ist darauf zu achten, daß die Elektrolyte, vor allem Kalium, im Normbereich liegen. Die ungünstige Interaktion von Trizyklika und Antiarrhythmika vom Chinidin-Typ muß vermieden werden (Levenson und Friedel 1985). Bei der Wahl eines bestimmten Antidepressivums kann man sich an den Unterschieden hinsichtlich möglicher Auswirkungen auf die atrioventrikuläre und ventrikuläre Reizbildung und -leitung [**vorteilhaft: Mianserin**] sowie auf die Induktion einer orthostatischen Regulationsstörung [**vorteilhaft: Nortriptylin**] orientieren (s.o.). Unter kontinuierlicher Kontrolle von Herzrhythmus und Blutdruck und unter Beachtung von möglichen Nebenwirkungen und Interaktionen mit anderen Pharmaka (s.u.), kann in vorsichtigen Schritten eine mittlere Tagesdosierung angestrebt werden.

• Die selektiven **Serotonin-Wiederaufnahmehemmer**, die **reversiblen und selektiven MAO-Inhibitoren**, **Venlafaxin** und **Mirtazapin** zeichnen sich durch ein insgesamt günstigeres kardiales Nebenwirkungsprofil aus (s.o.). Es muß aber betont werden, daß detaillierte klinische Erfahrungen mit dem Einsatz dieser Präparate bei Myokardinfarkt-Patienten nicht existieren. Als Vorteil von **Fluoxetin** kann angesehen werden, daß es im Vordergrund stehende Ärger- und Feindseligkeitsaffekte bei einer vorliegenden Depression reduzieren kann. Hinsichtlich eines möglichen Zusammenhangs von Serotonin, Ärger und

kardiovaskulärem Risiko ergäbe sich hierüber für Fluoxetin eine interessante Indikation (Fava et al. 1993).

• Die **Akutphase eines Herzinfarkts** kann problemlos durch der Einsatz von Benzodiazepinen wie **Lorazepam** oder **Alprazolam** überbrückt werden. Beiden Präparaten kann eine milde stimmungsaufhellende Wirkkomponente und eine gute Streßprophylaxe zugesprochen. werden. Bei längerfristiger Applikation muß aber die Gewöhnungsgefahr beachtet werden.

• Unter stationären Bedingungen ist in der Anfangsphase sehr wohl auch eine niedrig dosierte Therapie mit **amphetaminergen Stimulanzien** (Beispiel: Methylphenidat) mit langsamer Höherdosierung und Kontrolle möglicher Nebenwirkungen als probate Therapiealternative zu erwägen. Gerade bei anergen Syndromen, die einer gewünschten Rehabilitation eines Patienten negativ entgegenstehen, kann z. B. Methylphenidat versucht werden. Nach einer initialen Gabe von 2,5 mg kann die Dosis meistens ohne wesentliche Probleme innerhalb weniger Tage auf 10 bis 20 mg gesteigert werden. Von Vorteil ist es, die Tagesdosis auf ein bis zwei Einzeldosen aufzuteilen. Ein Therapieeffekt zeichnet sich in aller Regel schon nach wenigen Tagen ab, so daß über Fortführung oder Abbruch der Behandlung meist schon nach kurzer Zeit entschieden werden kann (Chiarello und Cole 1987).

4.3.2.2 Rhythmusstörungen

Eine strenge **Kontraindikation** für den Einsatz von **trizyklischen Antidepressiva** besteht, wenn bereits vor Therapie eine signifikante QT-Verlängerung vorliegt, oder aber nach Behandlungsbeginn auftritt. Als oberste Grenze kann 0,44 Sekunden für das korrigierte QT-Intervall (QTc) angegeben werden (Stoudemire und Atkinson 1988). Patienten mit einem WPW-Syndrom sind ebenfalls als eine spezielle Risikogruppe zu behandeln, bei der Trizyklika maligne Arrhythmien auslösen können, vor allem wenn eine sehr kurze refraktäre Periode von unter 0,27 Sekunden besteht (s. o.).

- Bei Patienten mit diesen Rhythmusanomalien sollten keine **Trizyklika** verordnet werden, stattdessen auf **Präparate aus anderen Wirkklassen** ausgewichen werden. Doch auch hier sollte eine verstärkte kardiologische Überwachung erfolgen. Ist nur vorübergehend eine symptomatische Entlastung erforderlich, können auch **Benzodiazepine** verordnet werden. Bei schwerwiegenden Depressionen ist eine **Elektrokrampftherapie** zu diskutieren. Weder Benzodiazepine noch eine EKT induzieren QT-Veränderungen. Auch **MAO-Hemmer** besitzen hier eine günstigeres Nebenwirkungsprofil. Die orthostatischen Nebenwirkungen und die zahlreichen Medikamenteninteraktionen sind allerdings zu beachten.

- Patienten mit sowohl einem **Rechts-** als auch einem **Linksschenkelblock** haben ein gewisses Risiko, unter **Trizyklika** einen kompletten AV-Block zu entwickeln. Hierbei ist es nicht möglich, dieses Risiko abzuschätzen (Roose et al. 1987). Bei einem **bifaszikulären** oder **inkompletten trifaszikulären Block**, einem **alternierendem Schenkelblock**, einem **AV-Block II. oder III. Grades** kann der Einsatz von Trizyklika nur vertreten werden, wenn ein Schrittmacher implantiert wurde (Stoudemire, Atkinson 1988). **Präparate aus anderen Wirkklassen** gelten bei diesen Erregungsleitungsstörungen nicht als kontraindiziert. Diese Patienten müssen aber in jedem Fall unter Antidepressiva engmaschig überwacht werden.

- Bei Patienten mit einem **AV-Block I. Grades** (PR-Intervall > 0.20 Sekunden) gilt die Behandlung mit Trizyklika als unproblematisch. In mehreren Studien konnte die nach theoretischen Überlegungen denkbare Induktion eines höhergradigen AV-Blocks nicht bestätigt werden (Dietch und Fine 1990, Roose et al. 1987).

4.3.2.3 Herzinsuffizienz

Trizyklika, aber auch **Antidepressiva aus anderen Wirkklassen** können mit guter Sicherheit bei herzinsuffizienten Patienten eingesetzt werden. Voraussetzung ist selbstverständlich eine ausreichende internistische Stabilisierung.

- Aus klinischer Sicht ist jedoch zu bedenken, daß bei einer bestehenden Herzinsuffizienz das Risiko einer **Trizyklika-induzierten orthostatischen Hypotension** erheblich ansteigen kann. **Nortriptylin** erscheint unter den trizyklischen Antidepressiva am ehesten geeignet (s. o.) und besitzt möglicherweise auch gegenüber den **SSRI** gewisse Vorteile.

- Bei einer Herzinsuffizienz kommt es zu einer interstitiellen Flüssigkeitsretention und hierüber zu einem verminderten zentralen Verteilungsvolumen. Zudem können auch der hepatische Blutfluß und die enzymatische Aktivität in der Leber erheblich eingeschränkt sein. All diese Faktoren können zu **höheren Plasmakonzentrationen der hepatisch metabolisierten Antidepressiva** beitragen. Kleinere Tagesdosen sind deshalb ausreichend. Eine Plasmaspiegelbestimmung unter steady-state-Bedingungen ermöglicht eine bessere Orientierung.

4.3.3 Antidepressiva bei erhöhtem und erniedrigtem Blutdruck

Die meisten **trizyklischen Antidepressiva**, aber auch die **klassischen MAO-Hemmer** besitzen einen eigenständigen hypotensiven Effekt. **SSRI, RIMA, Venlafaxin** und **Mirtazapin** weisen diesbezüglich Vorteile auf. Bei **Venlafaxin** kann unter höherer Dosierung eine **Blutdrucksteigerung** auftreten (s. o.).

- Klinische Probleme können sich aus **den Interaktionen von Trizyklika mit Antihypertonika** ergeben. Die zu beobachtende Wirkung ist uneinheitlich. Einerseits kann die hypotensive Wirkung von Guanethidin, Methyldopa, Clonidin, Reserpin oder Guanfacin reduziert, andererseits kann der blutdrucksenkende Effekt von Thiazid- und Schleifendiuretika, Nifedipin, Minoxidil, Hydralazin, Prazosin oder Captopril verstärkt werden (Stoudemire et al. 1990)

- Beim **Phäochromozytom** sind **Trizyklika** und **SSRI** kontraindiziert (Fava et al. 1988).

- Bei der **Behandlung einer symptomatischen arteriellen Hypotonie** ist zu beachten, daß **adrenerge Kreislaufmittel und trizyklische Antidepressiva** infolge einer Blockade der Adrenorezeptoren zu einem Überwiegen der beta-agonistischen Wirkung und hierüber zu einer Verstärkung der Hypotonie führen können. (Bandelow und Rüther 1993). Für die klinische Praxis sind bei Bestehen einer arteriellen Hypotonie Präparate vorzuziehen, die sich wie **Nortriptylin** durch eine relativ niedrige intrinsische orthostatische Dysregulation auszeichnen (s.o.).

4.3.4 Antidepressiva bei Atemwegs- und Lungenerkrankungen

Vor allem ältere Patienten mit Dyspnoe im Rahmen von respiratorischen Störungen scheinen besonders anfällig für depressive Verstimmungen zu sein, wobei dem gestörten Schlafrhythmus, der ausgeprägten funktionellen Behinderung und den möglichen hypoxischen Effekten eine besondere prädisponierende Rolle zugesprochen wird (Thompson und Thompson 1984, 1993).

- **Trizyklische Antidepressiva** können der Mehrzahl der Patienten mit pulmonalen Erkrankungen ohne zusätzliche Einschränkung gegeben werden. Bei gesunden Personen führen sie zu nicht zu einer Atemdepression. Allerdings liegen nur wenige empirische Daten für Patienten mit einer chronischen obstruktiven Atemwegserkrankung liegen vor. **Theoretisch** läßt ein zentraler wie auch ein peripherer anticholinerger Effekt neben der antidepressiven Wirkung

auch eine günstige **bronchodilatatorische Wirkung** erwarten, andererseits kann dieser Effekt auch eine nicht erwünschte Zunahme der Herzfrequenz bewirken. Light et al. (1986) fanden für **Doxepin** gegenüber Placebo nur geringfügige Vorteile, wohingegen Borson und Mitarbeiter (1992) für **Nortriptylin** durchaus positivere Effekte fanden. Antiasthmatische Wirkungen werden dem **Amitriptylin** nachgesagt (Ananth 1974, Meares et al. 1971, Wilson 1974).

- Vor allem bei älteren Patienten muß darauf geachtet werden, daß eine **Hypoxämie** kardiale Arrhythmien begünstigt. Diese Situation kann durch die sedierende Komponente der Trizyklika ungünstig beeinflußt werden. Eine Kombination mit Benzodiazepinen führt zu einer weiteren Erhöhung dieses Risikos. Die anticholinergen Effekte von Trizyklika können zu einer **Austrocknung der Bronchialschleimhaut** führen, das **Bronchialsekret zähflüssiger** machen und dadurch das **Abhusten von Schleim erschweren.**

- In seltenen Fällen können **Tartrazin-haltige Farbstoffe (gelb, orange)**, die in der galenischen Aufbereitung **einiger trizyklischen Präparate enthalten sind,** einen **Bronchospasmus** provozieren. Besonders gefährdet erscheinen Patienten mit einem Aspirin-sensitiven Asthma (Thompson und Thompson 1993).

- Die Gabe von **MAO-Hemmern** ist bei jenen Patienten kontraindiziert, die z.B. ephedrinhaltige Substanzen zum Abschwellen der Schleimhäute bei Rhinitis oder Sinusitis erhalten (Fava et al. 1988).

- Für die **in jüngerer Zeit entwickelten antidepressiven Präparate** gibt es kaum zuverlässige Daten hinsichtlich ihres Einsatz bei dieser Patientengruppe. Eine ungünstige Beeinflussung der Symptomatik einer COPD-Patienten ist nicht bekannt. Zu beachten ist aber, daß der Hersteller von **Fluoxetin** als häufige Nebenwirkungen (> 1/100 Patienten) „Bronchitis", als nicht häufige Ereignisse (zwischen 1/100 und

1/1000 Patienten) „Asthma, Hyperventilation und Pneumonie" und als seltene Effekte (< 1/1000 Patienten) „Apnoe und Hypoxie" aufführt (Bass und Colebatch 1992, Gonzalez et al. 1995, Rubey und Lydiard 1994).

4.3.5 Antidepressiva bei gastrointestinalen Erkrankungen

Erkrankungen des Magen-Darm-Trakts gehen häufig mit psychischen Auffälligkeiten einher (Fava et al. 1985). Eine pharmakologische Behandlung depressiv-ängstlicher Störungen mit Antidepressiva orientiert sich zunächst an dem unterschiedlichen Nebenwirkungsprofil der jeweiligen Substanzklassen.

*   Hervorzuheben sind zunächst die bekannten, vorrangig über eine **anticholinerge** Komponente vermittelten Nebenwirkungen der **Trizyklika**. Klinisch bedeutungsvoll können werden: eine **Refluxösophagitis**, eine verzögerte Darmpassage mit störendem **postprandialem Völlegefühl** und eine schwerwiegende **Obstipation**, die vor allem bei älteren Patienten bis zum **paralytischen Ileus** reichen kann. **MAO-Hemmer, Mianserin und Trizyklika mit der Struktur von sekundären Aminen** wie z. B. **Desipramin** oder **Nortriptylin** erscheinen gegenüber solchen, die tertiäre Amine darstellen, durch die geringe oder fehlende anticholinerge Wirkung vorteilhaft. Dies gilt auch für die **SSRI, Venlafaxin** und **Mirtazapin**.

*   Zu beachten sind allerdings die häufigen Klagen über **Übelkeit** und **Erbrechen** unter den **SSRI**, aber auch unter **Clomipramin**. Sie bilden bei diesen Substanzen die Hauptgründe für ein Absetzen bzw. eine Umstellung auf ein geringer serotonerg wirksames Antidepressivum.

*   **Trimipramin** und **Doxepin** reduzieren aufgrund ihrer ausgeprägten antihistaminergen Wirkkomponente die Säureproduktion des Magens und beschleunigen somit

die Heilung des peptischen Ulcus ventriculi und des Ulcus duodeni. (Haggerty und Drossman 1985, Ries et al. 1984).

*   **Cimetidin** kann über eine Hemmung des hepatischen oxydativen Metabolismus einen relevanten Anstieg der Antidepressiva-Plasmaspiegel bewirken. Neuere H_2-Antagonisten wie **Ranitidin, Famotidin** oder **Nizatidin** erweisen sich aufgrund weniger stark ausgeprägter Medikamenteninteraktionen als vorteilhaft (Epstein 1994).

*   **Dünndarmerkrankungen** können zu einer **verminderten Resorption** der Antidepressiva führen. In dieser Situation sind Plasmaspiegelmessungen hilfreich und liefern eine rationale Grundlage für eine Dosiskorrektur (Leipzig 1990).

*   Steht bei einem **Colon irritabile** die Diarrhoe im Vordergrund, ist der Einsatz von anticholinerg wirksamen Trizyklika günstig. Werden wegen Bauchkrämpfen Spasmolytika verordnet, muß bedacht werden, daß auch diese Medikamente eine anticholinerge Wirkung aufweisen und daß additive Effekte möglich sind. Ist die Obstipation das führende Syndrom, kann die zusätzliche Hemmung der Darmmotilität ein toxisches Megakolon induzieren (Drossman und Thompson 1992).

*   Vergleichbares gilt für Patienten mit entzündlichen Darmerkrankungen wie **Morbus Crohn** und **Colitis ulcerosa**. Bei der erstgenannten Erkrankung scheint häufiger eine psychiatrische Komorbidität in Form von Angst und Depression vorzuliegen. In jedem Fall muß die potentiell depressionsauslösende Wirkung der Kortikosteroide berücksichtigt werden (Tarter et al. 1987).

4.3.6 Antidepressiva bei hepatischen Erkrankungen, speziell bei Leberinsuffizienz

Depressive Störungen bei schweren Lebererkrankungen sind häufig (Trzepacz et al. 1989). Da fast alle Antidepressiva hauptsächlich in der Leber verstoffwechselt werden, sind bei einer Störung der Organfunktion Änderungen der Metabolisierung zu erwarten. **Antidepressiva zählen zu den Pharmaka mit einer hohen hepatischen Extraktionsrate,** d. h. sie weisen einen **bedeutsamen „first-pass-effect"** auf und unterliegen einer **raschen hepatischen Metabolisierung.** Der geschwindigkeitsbegrenzende Faktor liegt im Ausmaß des hepatischen Blutflusses. Es sind zwei metabolische Reaktionstypen zu unterscheiden, die bei bestimmten Lebererkrankungen unterschiedlich stark betroffen sein können (Kapfhammer 1993b, Leipzig 1990, Secor, Schenker 1987):

- **Phase-I-Reaktionen:** Die Mehrzahl dieser nicht-synthetischen Reaktionen durch Oxydation (Hydroxylierung, N-Demethylierung, Sulfoxidation) findet im glatten endoplasmatischen Reticulum (ER) statt. Beteiligt ist das Cytochrom-P-450-System, welches vorrangig perizentral, d. h. um die Zentralvene herum, lokalisiert ist. Weitere nicht-synthetische Reaktionen in Form von Reduktion (Reductasen) und Hydrolyse (Hydrolasen) laufen hingegen vor allem nicht ER-gebunden ab. Durch Phase-I-Reaktionen entstehen aktive und inaktive Metaboliten mit einer höheren Wasserlöslichkeit.

- **Phase-II-Reaktionen:** Bei diesen synthetischen Reaktionen, die in der Regel mit einer Inaktivierung einhergehen, werden die in Phase I entstandenen Metabolite entweder durch Bindung an endogene hydrophile Moleküle oder durch Neubildung von -OH-, -COOH-, -NH2-, oder -SH-Gruppen höhergradig polarisiert. In dieser Form können sie leichter von der Niere ausgeschieden werden. Die häufigste Reaktion ist die Glukuronidierung im rauhen endoplasmatischen Reticulum über die UDPG-Transferase, die vor allem **periportal** hoch konzentriert ist.

Die folgenden pharmakologischen bzw. -kinetischen Schritte bei der Aufnahme und Verstoffwechslung von Antidepressiva können durch verschiedene Lebererkrankungen in unterschiedlichem Ausmaß betroffen sein (Sellers und Bendyan 1987):

- **Intestinale Absorption: Zirrhotischer Umbau** der Leber und **portaler Hypertonus** können zu einer bedeutsamen Verzögerung der Absorption führen.

- **Metabolisierung: Akute virale Hepatitiden** und **alkoholische Hepatopathien** betreffen bevorzugt die **perizentrale** Region. Sie beeinträchtigen als Konsequenz in erster Linie die oxydativen Enzymsysteme. Bei **chronischen Hepatitiden** hingegen wird vor allem die **periportale** Region in Leidenschaft gezogen. Solange noch kein zirrhotischer Umbau stattgefunden hat, bleiben also die oxydativen nicht-synthetischen Reaktionen lange Zeit weitgehend unberührt. Bei einer **primären biliären Zirrhose** verhält es sich ganz analog. Die **Glukuronidierungsschritte** können infolge eines besonderen Schutzes hinter einer lipophilen „Barriere" sowie extrahepatischer Ausweichmöglichkeiten im Darm und in der Niere sowohl bei akuten als auch bei chronischen Hepatitiden relativ intakt bleiben. **Azetylierungsreaktionen,** die ähnlich wie die Phase-I-Reaktionen vor allem perizentral lokalisiert sind, werden sowohl bei akuten als auch chronischen Lebererkrankungen stark reduziert.

- **Plasmaproteinbindung:** Eine eingeschränkte Syntheseleistung führt zu einer reduzierten Albuminkonzentration im Serum. Reziprok steigt der Anteil der freien, nicht gebundenen Pharmakakonzentration an. Analoge Effekte können beobachtet werden, wenn vermehrt anfallende endogene Hemmsubstanzen eine Verdrängung der aktiven Wirkmoleküle einzelner Pharmaka aus ihrer Bindung an Albumin verursachen.

- **Verteilungsvolumen:** Aszites und Ödembildung können zu einer Vergrößerung des Verteilungsvolumens eines bestimmten Pharmakons führen.

- **Elimination:** Extrahepatische Shuntbildungen, aber auch eine Obliteration der sinusoidalen Architektur reduzieren die hepatischen Eliminationsleistungen. Aus diesem Grund ist bei Vorliegen einer Zirrhose der oben beschriebene „first-pass"-Effekt erheblich vermindert.

Die hepatische Metabolisierung der **tri- und tetrazyklischen Antidepressiva**, aber auch von **MAO-Hemmern, SSRI, Venlafaxin und Mirtazapin** geschieht vor allem über das perizentral lokalisierte oxydative Cytochrom-P-450-System. Es entstehen hierüber aktive Metabolite mit einer relativ langen Halbwertszeit. Diese Phase-I-Reaktionen können besonders bei akuten viralen Hepatitiden und alkoholtoxisch bedingten Hepatopathien empfindlich gestört werden.

- Bei **trizyklischen Antidepressiva** entstehen unter diesen Umständen aktive Metaboliten, deren Halbwertszeit auf ein Vielfaches derjenigen unter ungestörten Bedingungen verlängert sein kann. Ein wichtiger Hinweis auf eine solche Situation kann eine ausgeprägte Sedierung sein. Ein verminderter „first-pass"-Effekt macht es notwendig, nicht nur die Erhaltungsdosis zu reduzieren, sondern auch schon die Initialdosis. Bei Patienten mit einer Verlangsamung des intestinalen Transits kann die anticholinerg bedingte zusätzliche Verweildauer des Darminhaltes zu einer verstärkten Absorption von toxischen Substanzen führen und so leichter eine hepatische Enzephalopathie anstoßen.

- Das Risiko der Triggerung einer hepatischen Enzephalopathie bzw. der Demaskierung subklinischer Formen besteht auch bei **MAO-Hemmern**.

- **Fluoxetin** unterscheidet sich gegenüber den anderen **SSRI** durch eine wesentlich längere Halbwertszeit. Sie beträgt 2–3 Tage gegenüber einer Halbwertszeit von zirka 24 Stunden bei Paroxetin oder Sertralin. Sein aktiver Hauptmetabolit Norfluoxetin besitzt sogar eine Halbwertszeit von 7–9 Tagen. Bei einer Leberzirrhose verlängern sich diese Halbwertszeiten von Fluoxetin und Norfluoxetin auf je ca. 8 bzw. 12

Tage. Bei Vorliegen einer Leberdekompensation können diese Halbwertszeiten noch zusätzlich ansteigen. Um keine toxischen Effekte auszulösen, müssen die Tagesdosen daher deutlich reduziert werden. Um den veränderten pharmakologischen und -kinetischen Bedingungen in erster Annäherung gerecht zu werden, sollte die Dosis dieser Pharmaka um 50 % reduziert werden. Die Gabe an jedem zweiten Tag stellt ein praktikables Alternativverfahren dar (Castiella und Arenas 1994, Schenker et al. 1988). Zahlreiche Interaktionen mit anderen Medikamenten infolge einer ausgeprägten Hemmung des oxydativen Cytochrom P-450-Systems machen den Einsatz von Fluoxetin beim Patienten mit schwerer Lebererkrankung zusätzlich problematisch (Ciraulo und Shader 1990 a,b).

- Auch **Paroxetin** sollte bei Leberpatienten in einer reduzierten Dosis verabreicht werden. Es interagiert in einer ähnlichen Weise wie Fluoxetin mit dem Cytochrom-P-450-System (s.u.). **Sertralin** bildet in dieser Hinsicht eine bemerkenswerte Ausnahme, da es nur eine minimale Interaktion mit diesem Oxydationssystem aufweist. **Fluvoxamin** hat eine Halbwertszeit von ca. 15 Stunden, die bei Vorliegen einer Leberzirrhose auf ca. 24 Stunden ansteigen kann. Im Unterschied zu anderen SSRI inhibiert es jedoch das Cytochrom-P450–1A2-Subsystem, dessen Substrat unter anderm auch Clozapin ist (s.u., Brosen 1996, Goodnick 1994).

- **Venlafaxin** (HWZ: 4,1 +/- 1,3 Stunden, Desmethyl-Venlafaxin: HWZ: 10,4 +/- 1,7 Stunden) interagiert mit anderen Medikamenten, die das Cytochrom P-450–2D6-Subsystem hemmen (s.u.). Da bei Bestehen einer Leberzirrhose die Halbwertszeit von Venlafaxin um ca. ein Drittel, die seines aktiven Hauptmetaboliten um ca. 60 % ansteigt, sollten die sonst üblichen Dosierungen um zirka 50 % reduziert werden (Holliday und Benfield 1995).

- **Mirtazapin** zeigt eine Eliminationshalbwertszeit von 20–40 Stunden. In geringerem Ausmaß wird auch ein aktiver Metabolit Demethyl-Mirtazapin gebildet. Bei Leberfunktionsstörungen kann es zu einem Anstieg der HWZ um ca. 40 % kommen, eine Dosisreduktion ist deshalb bei dieser Patientengruppe ebenfalls empfehlenswert (Montgomery 1995).

- Gegenüber den anderen Antidepressiva der unterschiedlichsten Wirkgruppen hebt sich **Trazodon** durch die pharmakologische Eigenschaft hervor, daß nur ca. 25 % einer verabreichten Dosis in der Leber metabolisiert und ca. 75 % unverändert über die Niere ausgeschieden werden. **Trazodon** könnte deshalb bei dieser Patientengruppe eine interessante therapeutische Alternative darstellen (Secor und Schenker 1987).

Der bei einer **Leberinsuffizienz notwendige Umfang einer Dosisreduktion** der meisten Antidepressiva beträgt in aller Regel zwischen 30 und 50 %. Führen im weiteren Krankheitsverlauf eingeschränkte Syntheseleistungen zu reduzierten Albuminkonzentrationen, können reziprok die Fraktionen der freien, ungebundenen Wirkkonzentrationen der Antidepressiva ansteigen. Aszites und Ödembildung wiederum vergrößern das Verteilungsvolumen. In beiden Fällen ist eine sorgfältige Kontrolle der Antidepressiva-Plasmakonzentrationen anzuraten (Kapfhammer 1993 b).

4.3.7 Antidepressiva bei Nierenerkrankungen

Patienten mit chronischen Nierenerkrankungen und konsekutiver Dialysepflichtigkeit sind in einem hohen Maße anfällig für depressive Störungen (Surman 1991). Die chronische Erkrankung betrifft fast alle psychosozialen Lebensbereiche und beeinträchtigt Körperbild, Sexualität, Familienleben, Arbeitsfähigkeit usw. Urämische Symptome, Anämie, Elektrolytstörungen, aber auch die zugrunde liegende organische Erkrankung, wie beispielsweise ein Lupus erythematodes, können aufgrund einer ähnlichen klinischen Symptomatologie einen depressiven Zustand mimikryartig darstellen. Der Internist muß – soweit möglich – eine sorgfältige Korrektur dieser Zustände vornehmen, bevor neben psychotherapeutischen Techniken auch an den Einsatz von Antidepressiva gedacht werden kann. Bei gegebener Indikation können trotz der Niereninsuffizienz grundsätzlich alle Antidepressiva eingesetzt werden, da sie mit Ausnahme von Trazodon alle bevorzugt hepatisch metabolisiert werden. Deshalb ist keine oder nur eine geringfügige renale Elimination der Muttersubstanzen notwendig. Dies gilt aber nicht in gleichem Maße für die unterschiedlichen Metabolite, die überwiegend renal, in variablem Umfang auch biliär ausgeschieden werden. Da Antidepressiva wie die meisten Psychopharmaka eine hohe Plasmaproteinbindung aufweisen, besteht für sie keine relevante Dialysierbarkeit (Kapfhammer 1993 b).

- Bei einer Niereninsuffizienz müssen deshalb Antidepressiva **nach durchgeführter Dialyse nicht substituiert** werden.

- Systemische pH-Verschiebungen können aufgrund einer veränderten Verteilung der Wirksubstanzen höhere Plasmakonzentrationen der freien Wirksubstanzen verursachen und so eine Reduktion der Tagesdosen notwendig machen.

- Klinisch ist vor allem das **Problem der aktiven, insbesondere der konjugierten Metabolite** zu beachten, die u.a. für außerordentlich störende Sedierungseffekte und eine erhöhte Sensitivität gegenüber anderen Nebenwirkungen verantwortlich gemacht werden. Im Hinblick darauf empfiehlt sich eine Dosisreduktion (Dawling et al. 1982, Lieberman et al. 1985, Sellers und Bendayan 1987).

- Vor allem bei stark anticholinerg wirksamen **trizyklischen Antidepressiva** kann eine ohnehin meist schon aufgrund der somatischen Bedingungen vorliegende **orthostatische Hypotension** verstärkt und die verbleibende **Harnausscheidung** weiter reduziert werden.

- **Trizyklische Antidepressiva** zeigen wichtige **Interaktionen** mit einer Reihe von internistisch indizierten Medikamenten, die bei niereninsuffizienten Patienten häufig eingesetzt werden (s. u.). So können sie die über eine Stimulation zentraler alpha2-Adrenorezeptoren durch Clonidin vermittelte Blutdrucksenkung aufheben. Ähnliche Effekte lassen sich auch bei anderen Antihypertonika wie Guanethidin, Methyldopa oder Reserpin beobachten (Blackwell 1981). Günstiger ist hier der Einsatz von β-Blockern, Diuretika oder Hydralazin. **Mianserin** und **Maprotilin** zeigen diese Interaktionen nicht.

- Als eine **allgemeine Regel** kann gelten, daß **trizyklische Antidepressiva** bei Patienten mit Nierenerkrankungen, speziell mit Niereninsuffizienz zunächst in niedriger Dosierung einschleichend verabreicht und eine Höherdosierung unter sorgfältiger Kontrolle auftretender Sedierungseffekte, einer orthostatischen Hypotension und anderer Nebenwirkungen vorgenommen werden sollte.

- Die klassischen **MAO-Hemmer** sind auch bei niereninsuffizienten Patienten mit gutem Erfolg eingesetzt worden. Hier ist aber vor allem die wenig kalkulierbare orthostatische Hypotension als klinisches Problem zu beachten (Levy 1990).

- Der Einsatz der moderneren Präparate wie z. B. der **SSRI** ist für die geschilderte Patientengruppe bisher noch wenig erforscht worden. Die Plasmakonzentrationen von **Fluoxetin** und **Norfluoxetin** scheinen durch eine Hämodialyse kaum verändert zu werden. Zwischen renaler Funktionseinschränkung und der Eliminationsgeschwindigkeit, dem Verteilungsvolumen oder der Plasmaproteinbindung wurde bei Fluoxetin kein Zusammenhang gefunden (Aronoff et al. 1984, Bergstrom et al. 1993). Andererseits ist **Fluoxetin** zu einem sehr hohen Prozentsatz (94%) an Plasmaprotein gebunden und kann eine Reihe von anderen Medikamenten, beispielsweise Digoxin oder Phenprocoumon

(Marcumar®), aus dieser Proteinbindung verdrängen. Durch den erhöhten freien Anteil dieser Substanzen kann eine gesteigerte klinische Wirkung verursacht werden. Auch bei zahlreichen anderen Medikamenten kann **Fluoxetin** erhöhte Plasmaspiegelkonzentrationen induzieren. Hierzu zählen Ciclosporine, β-Blocker, Antikonvulsiva, Antiarrhythmika und vor allem andere Psychopharmaka (s. u.). Ein vorsichtiges Vorgehen mit niedrigen Dosierungen muß deshalb für Fluoxetin bei nierenkranken Patienten empfohlen werden.

- Auch zum Einsatz von **Paroxetin** beim niereninsuffizienten Patienten liegen bislang kaum empirische Daten vor. Steigende Plasmaspiegel in Abhängigkeit vom Grad der renalen Funktionsstörung legen insgesamt niedrigere Tagesdosen nahe (Doyle et al. 1989).

- Die Clearance von **Venlafaxin** und seinem Hauptmetaboliten ist bei renalen Erkrankungen signifikant erniedrigt. Eine Dosisanpassung ist deshalb notwendig (Troy et al. 1994).

4.3.8 Karzinome

Depressive Störungen bei Tumorkrankheiten sind sehr häufig. Meist muß ein komplexes interagierendes Bedingungsgefüge angenommen werden, in das Schwere und Prognose des somatischen Leidens, Copingstrategien und psychiatrische Vulnerabilität des betroffenen Patienten, persönliche Bande und psychosoziale Ressourcen, aber auch aktuelle internistische, chirurgische und radiologische Therapiemaßnahmen als Bedingungsfaktoren mit eingehen (Kapfhammer 1996).

Vor dem Beginn einer jeden antidepressiven Medikation bei Karzinomleiden sollten somatische Faktoren oder Medikamente mit spezifischer Wirkung als Auslöser der depressiven Störung erwogen werden. So ist speziell an Hirnmetastasen, Elektrolytverschiebungen, Ernährungsmängel, Nebenwirkungen einer Chemotherapie oder einer Radiatio zu denken. Unter den onkologisch eingesetzten Pharmaka zeichnen sich Vincristin, Vinblastin, L-Asparaginase, Dacarbazin, Procarbazin, Hexamethylamin, aber auch Interferon und v.a. Kortikosteroide durch einen bedeutsamen depressionsauslösenden Effekt aus (Kapfhammer 1993 c).

Der Einsatz eines bestimmten Antidepressivums kann sich an den Zielsymptomen des depressiven Syndroms orientieren (Bluestine und Lesko 1994, Kapfhammer 1994).

- Entsprechend ihres Nebenwirkumsspektrums bewähren sich **Amitriptylin** oder **Doxepin** bei agitierten Patienten mit ausgeprägten Schlafstörungen, **Nortriptylin** oder **Desipramin** eher bei Zuständen, bei denen eine starke Sedierung unerwünscht ist.

- **Antidepressiva mit deutlich anticholinerger Wirkung** sollten vermieden werden, wenn eine chemo- oder radiotherapeutisch bedingte Stomatitis, eine verringerte Darmmotilität oder eine Blasenentleerungsstörung, beispielsweise nach einem operativen Eingriff, vorliegen.

- **Metoclopramid**, welches häufig wegen seiner antiemetischen Wirkung eingesetzt wird, kann zu einer ausgeprägten Plasmaspiegelerhöhung der trizyklischen Antidepressiva führen.

- Von klinischer Bedeutsamkeit kann sein, daß die meisten trizyklischen Antidepressiva auch als **Suppositorien** aufbereitbar sind. Amitriptylin, Imipramin und Doxepin lassen sich auch i.m. applizieren. Eine häufig veränderte Stoffwechsellage, zahlreiche Medikamenteninteraktionen sowie eine möglicherweise verstärkte Nebenwirkungssensibilität erfordern in aller Regel eine antidepressive Medikation in niedrigeren Dosierungen.

- Bei Patienten ohne depressive Symptomatik sollten **Antidepressiva nicht als Monotherapie zur Bekämpfung von Schmerzzuständen** eingesetzt werden. Obgleich viele dieser Substanzen einen ei-

genständigen analgetischen Effekt besitzen, stellen sie doch nur ein Adjuvans in der Schmerzbehandlung dar. Allerdings ist es durch ihre Anwendung möglich, andere Analgetika, beispielsweise Morphinpräparate, einzusparen.

- Der Einsatz irreversibler **MAO-Hemmer** bei Tumorpatienten wird allgemein zurückhaltend beurteilt. **Moclobemid** könnte aber durchaus eine Anwendungsmöglichkeit behaupten. Die **SSRI**, aber auch **Venlafaxin** oder **Mirtazapin**, versprechen unter dieser Indikationsstellung eine vorteilhafte Anwendung.

- **Psychostimulanzien** werden dann als wichtige Therapiealternative erwogen, wenn ein rascher Effekt bei anergen Zuständen wünschenswert ist. Eine gute analgetische Zusatzwirkung sowie eine fehlende Sedierung können sich als Vorteile erweisen.

4.4 Besondere Probleme bei der Therapie mit Antidepressiva

4.4.1 Interaktionen mit Nicht-Psychopharmaka

Die Antidepressiva aller Wirkgruppen werden bevorzugt in der Leber metabolisiert. Vor allem der Abbau über das oxydative Cytochrom-P-450-System mit seinen enzymatischen Subsystemen läßt eine Fülle von Interaktionen mit anderen Medikamenten erwarten, die ebenfalls dieses System besetzen (Beispiel Selektive Serotonin-Wiederaufnahmehemmer: Tab. 4.4). Im vorliegenden Abschnitt sollen für die einzelnen antidepressiven Wirkklassen wichtige Medikamenten-Interaktionen benannt werden. Weitere Interaktionen werden in tabellarischer Form dargestellt. Hierfür wurden unterschiedliche Übersichtsarbeiten als Quellen benutzt (Benkert und Hippius 1996, Brosen 1996, Ereshefsky 1996, Fava und Sonnino 1987, Fava et al. 1988, Fogel und Stoudemire 1993, Glassman

Tab. 4.4 Selektive Serotonin-Wiederaufnahmehemmer als Inhibitoren wichtiger im oxydativen Cytochrom-P-450 System involvierter Enzymsubsysteme

Enzymsubsysteme	CYP 1A1/1A2	CYP 2C9/19	CYP 2D6	CYP 3A4
Modellsubstrate	Phenacetin	Mephenytoin	Spartein Debrisoquin	Ketoconazol Erythromycin Midazolam
Substrate	Theophyllin Propranolol Phenprocoumon Trizyklika Clozapin Coffein Olanzapin	Diazepam Phenprocoumon Phenytoin Trizyklika Clozapin Barbital Moclobemid	Antiarrhythmika β-Blocker Codein SSRI Clozapin Haloperidol Risperidone Trizyklika Olanzapin	Carbamazepin Benzodiazepine Trizyklika Ciclosporine Nifedipin
Inhibitoren	*Fluvoxamin* Cimetidin	*Fluoxetin* *Fluvoxamin* *Sertralin*	*Fluoxetin* *Paroxetin* *Sertralin* Venlafaxin Fluphenazin Thioridazin *Citalopram* Cimetidin	*Fluoxetin* *Fluvoxamin* *Sertralin* Cimetidin
Induktoren	Rauchen	Rifampicin	unbekannt	Carbamazepin Barbiturate, Phenytoin
Polymorphismen	möglich	ja	ja	unklar

und Salzman 1987, Messer 1997, Taylor und Lader 1996, Stoudemire et al. 1990, Stoudemire et al. 1991, Watsky und Salzman 1991).

4.4.1.1 Trizyklische Antidepressiva (Tab. 4.5)

Auf die bedeutsamen Interaktionen mit chinidin-ähnlichen Antiarrhythmika und ihren Konsequenzen für die kardiale Überleitung wurde bereits hingewiesen. Ebenso wurde die bidirektionale Interaktion mit verschiedenen Antihypertonika hervorgehoben. Additive Effekte mit anderen anticholinerg wirkenden Substanzen müssen bedacht werden.

Eine Kombination mit klassischen MAO-Hemmern wie Tranylcypromin kann das typische Nebenwirkungsspektrum dieser Substanzen, vor allem orthostatische Hypotonie und Tremor, verstärken. Insbesondere die Kombination von Clomipramin und MAO-Hemmern kann zu schwerer Agitiertheit, Verwirrtheit, Halluzinationen und Krampfanfällen führen. Die Kombination von Amitriptylin, Doxepin oder Trimipramin mit MAO-Hemmern kann aber in der Hand des Erfahrenen mit einer hinreichenden Sicherheit durchgeführt werden und bereichert die Behandlungsmöglichkeiten bei therapieresistenter Depression. Eine Kombination mit Stimulanzien wie Methylphenidat kann in Einzelfällen hypertensive Reaktionen auslösen. Das als Mittel gegen Migräne eingesetzte Sumatriptan kann die serotonergen Effekte von Clomipramin erheblich verstärken.

Tab. 4.5 Klinisch bedeutsame Interaktionen von trizyklischen Antidepressiva mit anderen Pharmaka [Auswahl]

Pharmakon	Interaktion
Typ-I-A / C Antiarrhythmika (Chinidin, Procainamid, Flecainid)	mögliche Verlängerung der kardialen Überleitungszeit, erhöhtes Risiko für proarrhythmische Effekte
Phenothiazine	verlängertes QT-Intervall erhöhte Plasmaspiegel der trizyklischen AD
Disulfiram, Methylphenidat, Cimetidin, Fenfluramin, Allopurinol, Metronidazol, Chloramphenicol, Isoniazid, Sulfonamide	erhöhte Plasmaspiegel der trizyklischen AD
orale Kontrazeptiva, Äthanol, Barbiturate, Phenytoin, Glutethimid, Methaqualon, Chloraldurat, Diphenhydramin, Nicotin, Griseofulvin, Colestyramin	erniedrigte Plasmaspiegel der trizyklischen AD
Reserpin, Guanethidin, Clonidin, Methyldopa, Guanfacin	hypotensiver Effekt verringert
Prazosin, Hydralazin, Minoxidil, Captopril, Nifedipin, Thiazid- und Schleifendiuretika	hypotensiver Effekt verstärkt
Phenprocoumon (Marcumar®)	erhöhtes Blutungsrisiko bei verlängerter Frothrombin-Zeit
Antazida, L-Dopa	verringerte intestinale AD-Absorption
Anticholinergika	verstärkter anticholinerger Effekt
Carbamazepin	erhöhte Kardiotoxizität möglich verringerte AD-Plasmaspiegel erhöhte Spiegel der AD-Metaboliten
Halothan, Pancuronium	Tachykardie, verstärkte Arrhythmien
L-Thyroxin	Tachykardie, verstärkte Arrhythmien
parenterale Sympathomimetika (z. B. Epinephrin, Norepinephrin)	hypertensive Reaktionen möglich

4.4.1.2 MAO-Hemmer (Tab. 4.6)

Tyraminhaltige Speisen können bei den **traditionellen MAO-Hemmern** zu schweren hypertensiven Krisen führen. Diese Gefahr ist bei den **RIMA** wie **Moclobemid** zu vernachlässigen.

Die irreversible Blockade der Monoaminooxidasen macht eine 14-tägige Pause notwendig, bevor **serotonerg wirksame** Substanzen wie **SSRI, Tryptophan, Venlafaxin** oder **Sumatriptan** angesetzt werden. Andernfalls droht ein „Serotonin-Syndrom" mit zentraler Erregung, Ataxie, Fieber, Bewußtseinstrübung, Myoklonien, Tremor und muskulärer Rigidi-

tät. Auch unter **RIMA** sind Fälle eines „Serotonin-Syndroms" beschrieben worden.

Opioidanalgetika wie Pentazocin, Pethidin und vermutlich auch Fentanyl wirken atemdepressiv; die Kombination mit MAO-Hemmern kann diesen Effekt verstärken. Serotonin-Syndrome mit auch tödlichen Ausgängen können auftreten.

Die gleichzeitige Gabe von **Reserpin** oder **Tetrabenazin** kann eine zentrale Erregung mit agitiertem Delir und Hypertension bewirken; ähnliche Effekte lösen auch **direkte und indirekte Sympathomimetika** aus.

Tab. 4.6 Klinisch bedeutsame Interaktionen von MAO-Hemmern mit anderen Pharmaka [Auswahl]

Pharmakon	Interaktion
Pethidin	mögliche tödliche Zwischenfälle
L-Dopa, Methyldopa, Dopamin, Buspiron, Guanethidin, trizyklische AD, Carbamazepin	Blutdruckanstieg
Direkte Sympathomimetika (Epinephrin, Norepinephrin, Isoproterenol)	Blutdruckanstieg
Indirekte Sympathomimetika (Kokain, Amphetamin, Tyramin, Methylphenidat, Ephedrin, Phenylpropanolamin) Direkte / Indirekte Sympathomimetika (Pseudoephedrin, Metaraminol, Phenylephedrin)	hypertensive Krise
serotonerge Substanzen (Clomipramin, L-Tryptophan, SSRI)	„Serotonin-Syndrom" (Ataxie, Nystagmus, Verwirrtheit, Fieber, Tremor)
Coffein, Theophyllin, Aminophyllin	leichter Blutdruckanstieg
orale Antidiabetika / Insulin	verstärkte Blutzuckersenkung
Succinylcholin	verlängerte Wirkzeit
Antihypertonika (Diuretika Propranolol, Prazosin, Kalzium-Kanalblocker)	verstärkter hypotensiver Effekt

4.4.1.3 Selektive Serotonin-Wiederaufnahme-Hemmer (Tab. 4.7)

Die unterschiedlichen Medikamenteninteraktionen der einzelnen SSRI erklären sich u.a. aus der differentiellen Einwirkung auf die 5–10 wichtigen Enzym-Subsysteme des Cytochrom-P-450-Systems (Tab. 4.4). **Fluvoxamin** ist der einzige hochpotente Inhibitor des CYP1A2. Alle **SSRI** hemmen wiederum CYP2D6, besonders aber **Fluoxetin** und **Paroxetin. Fluoxetin** und **Fluvoxamin** hemmen mäßig CYP 2C19, **Fluvoxamin** auch mäßig CYP 2C9. Unter den SSRI scheinen **Sertralin** und **Citalopram** die günstigsten Medikamenten-Interaktionsprofile aufzuweisen.

Hervorzuheben ist vor allem die Gefahr eines zentralen **Serotonin-Syndroms** bei Kombination mit **Fenfluramin, d-Fenfluramin,** L-Tryptophan, Clomipramin, MAO-Hemmer, Venlafaxin, Sumatriptan.

Auch die erhöhte Neurotoxizität unter Lithium-Komedikation, die möglicherweise auch über einen serotonergen Pfad vermittelt wird, gilt es zu bedenken.

Mögliche Interaktionen von **Venlafaxin** mit anderen Medikamenten sind bisher nur wenig erforscht worden. Die potentiell gefährlichen Wechselwirkungen mit **MAO-Hemmern, SSRI, Clomipramin** wurden bereits angesprochen. Die noradrenerge Wirkkomponente legt eine erhöhte Vorsicht bei gleichzeitigem Einsatz von **Herz-Kreislauf-Medikamenten** nahe.

Auch **Mirtazapin** wurde bisher nur unzureichend hinsichtlich möglicher und relevanter Interaktionen mit anderen Pharmaka untersucht.

Tab. 4.7 Klinisch bedeutsame Interaktionen von selektiven Serotonin-Wiederaufnahmehemmern mit anderen Pharmaka [Auswahl]

Pharmakon	Interaktion
Digitoxin	Verdrängung aus Proteinbindung verstärkte Digitoxinwirkung
Antiarrhythmika (Propafenon, Flecainid)	erhöhte Plasmaspiegel der Antiarrhythmika
Phenprocoumon (Marcumar®)	Erhöhtes Blutungsrisiko bei verlängerter Prothrombin-Zeit
Ciclosporin	erhöhte Ciclosporin-Spiegel
Carbamazepin	erhöhte Carbamazepin-Spiegel erhöhte Neurotoxizität
Alprazolam, Diazepam	verlängerte HWZ
trizyklische AD, Trazodon, Neuroleptika	erhöhte Plasmaspiegel
Neuroleptika	verstärkte EPMS
MAO-Hemmer, Fenfluramin, L-Tryptophan, Sumatriptan	„Serotonin-Syndrom"
Lithium	erhöhte Neurotoxizität
Pentazocin	schwere Erregung, u.a. neurotoxische Zeichen
orale Antidiabetika / Insulin (v.a. Sulfonylharnstoffe)	verstärkte Blutzuckersenkung

4.4.2 Der Einsatz von Antidepressiva beim älteren Patienten

Altersbedingte Veränderungen bei der Metabolisierung von Medikamenten, eine verstärkte Nebenwirkungssensibilität, aber auch die mit dem Alterungsprozeß einhergehende höhere somatische Komorbidität und eine hieraus resultierende Polypharmazie erfordern für den Einsatz von Antidepressiva beim älteren depressiven Patienten besondere Überlegungen (Katona 1996).

Die wichtigsten Veränderungen pharmakokinetischer Parameter im höheren Lebensalter sind (Müller 1994):

– Abnahme der Plasmaproteinbindung an Albumin
– Zunahme der Plasmaproteinbindung an saures alpha1-Gobulin
– Abnahme des First-Pass-Metabolismus

– Abnahme der hepatischen Elimination
– Abnahme der renalen Elimination

Diese pharmakokinetischen Veränderungen legen nahe, beim älteren Patienten hinsichtlich der antidepressiven Therapie sowohl eine **niedrigere Einstiegsdosierung** als auch eine **niedrigere Erhaltungsdosis** anzuwenden. Es ist aber immer zu prüfen, ob diese allgemeine Regel auch im individuellen Fall zutrifft.

Die **erhöhte Empfindlichkeit** gegenüber **Nebenwirkungen** bei älteren Patienten erklärt sich durch die geringere Dichte, Funktion und Plastizität beispielsweise der Beta-Adrenorezeptoren (Müller 1994).

● Hervorzuheben ist die **besondere Anfälligkeit für das pharmakogene anticholinerge Delir.** Hierbei ist der additive Effekt zusätzlich verordneter, ebenfalls anticholinerg wirksamer Medikamente zu beachten: Antidepressiva wie Amitriptylin oder Doxepin, Neuroleptika wie Thioridazin oder Clozapin, anticholinerge Parkinsonmedikamente wie Biperiden oder Trihexyphenidyl, Antihistaminika wie Promethazin oder Diphenhydramin, aber auch einige Antiarrhythmika wie Chindin oder Disopyramid. Neben einer **Verwirrtheit** müssen vor allem ein **Harnverhalt**, eine **Verschlechterung** bzw. eine **Auslösung eines Engwinkelglaukoms**, ein **Verschwommensehen** als weitere wichtige anticholinerge Nebenwirkungen beachtet werden. Im höheren Lebensalter treten diese mit erhöhter Häufigkeit auf.

- Als lästige **antihistaminerge Nebenwirkung** gilt die **Sedierung**. Wegen der Sturzgefahr und der damit verbundenen Morbidität ist die **orthostatische Regulationsstörung**, die durch die **antiadrenerge Wirkkomponente** vermittelt wird, im Alter als potentiell gefährlich einzustufen.

Eine genaue Kenntnis der bei den einzelnen antidepressiven Substanzklassen auftretenden Nebenwirkungen und ihrer möglichen Interaktionen mit den pathophysiologischen Bedingungen von im Alter häufigen somatischen Krankheiten ist also für eine sichere antidepressive Psychopharmakotherapie unabdingbar.

Obwohl die **trizyklischen Antidepressiva** in dieser Hinsicht oft eher ein ungünstigeres Nebenwirkungsprofil aufweisen, sollte nicht generell von einer Kontraindikation für diese Altersgruppe ausgegangen werden. Eine gute und sichere Wirksamkeit kann im individuellen Fall den Einsatz dieser Substanzen sinnvoll machen.

Moclobemid und **SSRI** zeigen aufgrund der fehlenden anticholinergen Wirkkomponente und der besseren kardialen Verträglichkeit gewisse Vorteile bei älteren Patienten (Dunner 1994, Hale 1993, Anstey und Brodaty 1995). Für **Fluvoxamin** ist in aller Regel keine Dosisanpassung notwendig, da keine altersbedingten pharmakokinetischen Veränderungen bezüglich Plasmaspiegel und Halbwertszeit vorliegen. Bei **Fluoxetin** und **Paroxetin** hingegen bleibt die Halbwertszeit zwar konstant, die Plasmaspiegel können trotzdem ansteigen, so daß eine Dosiskorrektur vorgenommen werden muß.

Die häufige Polypharmazie bei älteren Patienten macht ein detailliertes Wissen über mögliche, speziell auch potentiell gefährliche **Medikamenten-Interaktionen** notwendig.

4.4.3 Der Einsatz von Antidepressiva in der Schwangerschaft

Als eine **generelle Regel** sollte gelten, Antidepressiva, wenn möglich, im ersten Trimenon nicht zu verabreichen. Es muß aber betont werden, daß ein **eindeutiges** teratogenes Risiko für die einzelnen antidepressiven Wirkklassen nicht bewiesen ist.

- Die meisten Autoren stimmen in der Einschätzung überein, daß **trizyklische Antidepressiva** in der Schwangerschaft mit hinreichender Sicherheit eingesetzt werden können (Altschuler et al. 1996, Cohen et al. 1989 , Miller 1994). Die metabolischen Veränderungen, die sich im Lauf einer Schwangerschaft einstellen, verlangen eine Anpassung der notwendigen Dosierungen. Hierbei sind zum einen eine reduzierte Proteinbindungskapazität, zum anderen eine Progesteron-induzierte verzögerte gastrointestinale Motilität mit reduzierter Absorption, ein verstärkter hepatischer Metabolismus und ein vergrößertes Verteilungsvolumen zu berücksichtigen. Deshalb wird in aller Regel eine höhere Dosis des eingesetzten Antidepressivums erforderlich (Knott und Reynolds 1990). Wisner et al. (1993) konnten zeigen, daß sich die erforderlichen Dosen im Lauf des zweiten Trimenons allmählich steigerten, bis sie im dritten Trimenon ungefähr das 1,6-fache des Ausgangswertes erreichten. Vor dem Geburtstermin ist eine Dosisreduktion vorzunehmen, um das Risiko eines neonatalen „Absetzsyndroms" zu mitigieren. Bei einem schweren neonatalen „Absetzsyndrom" kann dem Neugeborenen eine niedrige Dosierung des Antidepressivums verordnet und dann langsam ausgeschlichen werden (Miller 1994). **Trizyklika, die sekundäre Amine darstellen, wie Nortriptylin** oder **Desipramin,** haben gegenüber tertiären Aminen Vorteile, da sie geringere Nebenwirkungen in Form von orthostatischer Hypotonie und anticholinerger Effekte haben.

- Es liegen Befunde vor, nach denen eine Assoziation des Einsatzes von **MAO-Hemmern** im ersten Trimenon mit einem **erhöhten Fehlbildungsrisiko möglich erscheint** (Briggs et al. 1994).
- Aus der Gruppe der **SSRI** liegen lediglich für **Fluoxetin** einige empirische Daten zum Einsatz während der ersten Schwangerschaftsmonate vor. Es fand sich keine erhöhte Mißbildungsrate, jedoch ein nicht-signifikanter Anstieg von Fehlgeburten beim Einsatz in diesem Zeitraum (Pastuszak et al. 1993). Eine erhöhte neonatale Toxizität mit einer reversiblen zentralen Erregung, einer Tachykardie und forcierten Atmungsfrequenz ist unter Fluoxetin zu beachten (Spencer 1993). Erste Anwendungsbeobachtungen sprechen für eine relativ gute Sicherheit auch von **Paroxetin** (Inman et al. 1993).
- Bei der Verordnung von Antidepressiva in der Schwangerschaft sollte allgemein bedacht werden, daß diese in der Regel auch in den fötalen Kreislauf übertreten und dort spezifische Wirkungen haben können. Zum Entbindungstermin müssen mögliche Absetzteffekte berücksichtigt werden.

Literatur

Altschuler, L.L., L. Cohen, M.P. Szuba et al.: Pharmacologic management of psychiatric illness during pregnancy: dilemmas and guidelines. Am. J. Psychiatry 153 (1996) 592–606

Ananth, J.: Antiasthmatic effect of amitriptyline. Can. Med. Assoc. J. 110 (1974)1133

Ananth, J., P. Assalian: Intolerable side effects of clomipramine (letter). J. Clin. Psychopharmacol. 2 (1982) 215

Andersen, J., E. Aabro, N. Gulman: Antidepressant treatment in Parkinson's disease. Acta Neurol. Scand. 62 (1980) 210–219

Anstey, K., H. Brodaty: Antidepressants and the elderly: Double-blind trials 1987–1992. Int. J. Geriat. Psychiatry 10 (1995) 265–279

Aronoff, G., R. Bergstrom, S. Pottratz et al.: Fluoxetine kinetics and protein binding in normal and impaired renal function. Clin. Pharmacol. Ther. 36 (1984) 138–144

Baldessarini, R.J.: Drugs and the treatment of psychiatric disorders. Depression and mania. In: Hardman, J.G., L.E. Limbird (Hrsg.): Goodman & Gilman's The Pharmacological Basis of Therapeutics. 9th ed. McGraw-Hill, New York, 1996

Baldwin, D., N. Fineberg, S. Montgomery: Fluoxetine, fluvoxamine and extrapyramidal tract disorders. Int. Clin. Psychopharmacol. 6 (1991) 51–58

Bandelow, B., E. Rücher: Besonderheiten der Psychopharmakatherapie bei psychisch Kranken mit körperlichen Erkrankungen. In: Möller, H.J. (Hrsg.): Therapie psychiatrischer Erkrankungen. Ferdinand Enke Verlag, Stuttgart, 1993

Bass, S., H. Colebatch: Fluoxetine-induced lung damage (letter). Med. J. Aust. 156 (1992) 364–365

Beaumont, G., S. Kasper, J. O'Hanlon, J. Mendlewicz: Antidepressant side effects and adverse reactions. Depression 2 (1994/95) 133–144

Benkert, O., H. Hippius: Psychiatrische Pharmakotherapie. 6. Aufl. Springer Verlag, Berlin, Heidelberg, 1996

Bergstrom, R., C. Beasley, N. Levy et al.: The effect of renal and hepatic disease on the pharmacokinetics, renal tolerance, and risk-benefit profile of fluoxetine. Int. Clin. Psychopharmacol. 8 (1993) 261–266

Blackwell, B.: Adverse effects of antidepressant drugs. Drugs 21 (1981) 201–219, 273–282

Bluestine, S., L. Lesko: Psychotropic medications in oncology and in AIDS patients. Adv. Psychosom. Med. 21 (1994) 107–137

Borson, S., G. McDonald, T. Gayle et al.: Improvement in mood, physical symptoms, and functions with nortriptyline for depression in patients with chronic obstructive pulmonary disease. Psychosomatics 33 (1992) 190–201

Briggs, G., R. Freeman, S. Yaffe: Drugs in pregnancy and lactation, 4th ed. Williams & Wilkins, Baltimore, MD, 1994

Brogden, R.N., R.C. Heel, T.M. Speight, G.S. Avery: Mianserin. Drugs 15 (1978) 273–301

Brosen, K.: Are pharmacokinetic drug interactions with the SSRI an issue? Int. Clin. Psychopharmacol. 11 (suppl. 1) (1996) 23–27

Burrows, G.D., J. Vohra, P. Dumovic et al.: TCA drugs in cardiac conduction. Progr. Neuro-Psychopharmacol. Biol. Psychiatry 1 (1977) 329–334

Callies, A.L., M.K. Popkin: Antidepressant treatment in medical-surgical inpatients by nonpsychiatric physicians. Arch. Gen. Psychiat. 44 (1987) 157–160

The Cardiac Arrhythmia Suppression Trial (CAST) Investigators: Preliminary report: Effect of encainide and flecainid on mortality in a randomized trial of arrhythmia suppression after myocardial infarction. N. Engl. J. Med. 321 (1989) 406–412

Cassem, N.H.: Cardiovascular effects of antidepressants. J. Clin. Psychiatry 43 (1982) 22–28

Cassem, N.H.: Depression secondary to medical illness. Rev. Psychiatry 7 (1988) 256–273

Castiella, A., J. Arenas: Fluoxetine hepatotoxicity (letter). Am. J. Gastroenterol. 89 (1994) 458–459

Cavanaugh, S.: Diagnosing depression in the hospitalized patient with chronic medical illness. J. Clin. Psychiatry 45 (1984) 13–16

Chiarello, R.J., J.O. Cole: The use of stimulants in general psychiatry: A reconsideration. Arch. Gen. Psychiatry 44 (1987) 286–295

Ciraulo, D.A., R.I. Shader: Fluoxetine drug-drug interactions, I. Antidepressants and antipsychotics. J. Clin. Psychopharmacol. 10 (1990 a) 48–50

Ciraulo, D.A., R.I. Shader: Fluoxetine drug-drug interactions, II. J. Clin. Psychopharmacol. 10 (1990 b) 213–217

Cohen, B.J., M. Nahelsky, L. Adler: More cases of SIADH with fluoxetine. Am. J. Psychiatry 147 (1990) 948–949

Cohen, L.S.: Psychotropic drug use in pregnancy. Hosp. Comm. Psychiatry 40 (1989) 566–567

Cooper, A.J.: Tyramine and irreversible monoamine oxydase inhibitors in clinical practice. Br. J. Psychiatry 155 (1989) 38–45

Cooper, G.L.: The safety of fluoxetine – an update. Br. J. Psychiatry 153 (suppl. 3) (1988) 77–86

Cookson, J.: Side effects of antidepressants. Br. J. Psychiatry 163 (suppl. 20) (1993) 20–24

Costa, D., I. Mogos, T. Toma: Efficacy and safety of mianserin in the treatment of depression of women with cancer. Acta Psychiat. Scand. 72 (suppl 329) (1985) 85–92

Dalack. G.W., S.P. Roose: Perspectives on the relationship between cardiovascular disease and affective disorder. J. Clin. Psychiatry 51 (1990) (Suppl.) 4–9

Dawling, S., K. Lynn, R. Rosser, et al.: Nortriptyline metabolism in chronic renal failure: Metabolite elimination. Clin. Pharmacol. Ther. 32 (1982) 322–329

Dechant, K.L., S.P. Clissold: Paroxetine. A review of its pharmacodynamic and pharmacokinetic properties, and therapeutic potential in depressive illness. Drugs 41 (1991) 225–253

Dietch, J., M. Fine: The effect of nortriptyline in elderly patients with cardiac conduction disease. J. Clin. Psychiatry 51 (1990) 65–67

Doyle, G., M. Laher, J. Kelly et al.: The pharmacokinetics of paroxetine in renal impairment. Acta Psychiatr. Scand. 80 (suppl. 350) (1989) 89–90

Drossman, D.A., W.G. Thompson: The irritable bowel syndrome: Review and a graduated multicomponent treatment approach. Ann. Intern. Med. 116 (1992) 1009–1016

Dunner, D.L.: Therapeutic considerations in treating depression in the elderly. J. Clin. Psychiatry 55 (suppl. 12) (1994) 48–58

Epstein, S.A.: Psychotropic medications in gastrointestinal and hepatic disease. In: Silver, P. (Hrsg.): Psychotropic drug use in the medically ill. Adv. Psychosom. Med. vol. 21. Karger, Basel 1994, 49–60

Ereshefsky, L.: Drug interactions of antidepressants. Psychiatric Annals 26 (1996) 342–350

Fava, G.A., G. Molnar: Criteria for diagnosing depression in the setting of medical disease. Psychother. Psychosom. 48 (1987) 21–25

Fava, G.A., N. Sonino: Psychopharmacology update: The use of antidepressants in the medically ill. Psychiatric Annals 17 (1987) 42–44

Fava, G.A., N. Sonino, T.N. Wise: Management of depression in medical patients. Psychother. Psychosom. 49 (1988) 81–102

Fava, G.A., G. Trombini, L. Barbara et al.: Depression and gastrointestinal illness: The joint use of biological and clinical criteria. Am. J. Gastroenterol. 80 (1985) 195–199

Fava, G.A., N. Sonino, T.N. Wise: Management of depression in medical patients. Psychother. Psychosom. 49 (1988) 81–102

Fava, M., J.F. Rosenbaum, J. Pava et al.: Anger attacks in unipolar depression, part 1: Clinical correlates and response to fluoxetine treatment. Am. J. Psychiatry 150 (1993) 1153–1163

Feldman, E., R. Mayou, K. Hawton et al.: Psychiatric disorder in medical inpatients. Quart. J. Med. 63 (1987) 405–412

Flugelman, M.Y., A. Tal, S. Pollack et al.: Psychotropic drugs and long QT syndromes: Case reports. J. Clin. Psychiatry 46 (1985) 290–291

Fogel, B.S., A. Stoudemire: New psychotropics in medically ill patients. In: Stoudemire, A., Fogel. B.S. (eds) Medical psychiatric practice vol. II. American Psychiatric Press, Washington, DC, London, 1993

Frank, E., D.J. Kupfer, C.M. Bulik, J.A. Levenson: Imipramine and weight gain during the treatment of recurrent depression. J. Affect. Dis. 20 (1990) 165–172

Frasure-Smith, N.: In-hospital symptoms of psychological stress as predictors of long-term outcome after acute myocardial infarction in men. Am. J. Cardiol. 67 (1991) 121–127

Gelenberg, A.J.: Fluoxetine and bradycardia. Biol. Ther. Psychiatry 18 (1995) 41

Glassman, A.H.: Cardiovascular effects of tricyclic antidepressants. Ann. Rev. Med. 35 (1984) 503–511

Glassman, A.H., X.A. Preud'homme: Review of the cardiovascular effects of heterocyclic antidepressants. J. Clin. Psychiatry 54 (suppl. 2) (1993) 16–22

Glassman. A.H., J.J. Bigger, E. Giardina et al.: Clinical characteristics of imipramine-induced orthostatic hypotension. Lancet 1 (1979) 468–471

Glassman, A.H., L.L. Johnson, E.G.V. Giardina et al.: The use of imipramine in depressed patients with congestive heart failure. JAMA 250 (1983) 1997–2001

Glassman A.H., S. Roose, J.J. Bigger: The safety of tricyclic antidepressants in cardiac patients (commentary). JAMA 269 (1993) 2673–2675

Glassman, A.H., C. Salzman: Interactions between psychotropic and other drugs: An update. Hosp. Commun. Psychiatry 38 (1987) 236–242

Goodnick, P.J.: The pharmacokinetic optimization of treatment with newer antidepressants. Clin. Pharmacokinet. 27 (1994) 307–330

Gonzalez-Rothi, R., D. Zander, P. Ros: Fluoxetine hydrochloride (Prozac)-induced pulmonary disease. Chest 107 (1995) 1763–1765

Haggerty, J.J., D.A. Drossman: Use of psychotropic drugs in patients with peptic ulcer. Psychosomatics 26 (1985) 277–284

Hale, A.S.: New antidepressants: Use in high-risk patients. J. Clin. Psychiatry 54 (suppl. 8) (1993) 61–70

Henry, J.A.: A fatal toxicity index for antidepressant poisoning. Acta Psychiatr. Scand. 80 (1989) 37–45

Holliday, S.M., P. Benfield: Venlafaxine – A review of its pharmacology and therapeutic potential in depression. Drugs 49 (1995) 280–294

Hussein, S., B.M. Kaufman: Bradycardia associated with fluoxetine in an elderly patient with sick sinus syndrome (letter). Postgrad Med. J. 70 (1994) 819

Huyse, F., W. Zwaan, R. Kupka: The applicability of antidepressants in the depressed medically ill: An open clinical trial with fluoxetine. J. Psychosom. Res. 38 (1994) 695–703

Inman, W., K. Kubotu, G. Pearce: Prescription event monitoring of paroxetine. Prescription Event Monitoring Reports 1993, 1–44

Kane, J.M., J.A. Lieberman (Hrsg.): Adverse effects of psychotropic drugs. Guilford Press, New York 1992

Kapfhammer, H.P.: Die psychopharmakologische Behandlung von ängstlich-depressiven Syndromen im Kontext somatischer Erkrankungen. In: Möller, H.J. (Hrsg.): Therapie psychiatrischer Erkrankungen. Ferdinand Enke Verlag, Stuttgart, 1993 a

Kapfhammer, H.P.: Nieren- und leberinsuffiziente Patienten – ein therapeutisches Problem. In: Möller, H.J., H. Przuntek (Hrsg.): Therapie im Grenzgebiet von Psychiatrie und Neurologie. Springer Verlag, Berlin, Heidelberg, New York, London, Paris, Tokyo, Hong Kong, Barcelona, Budapest, 1993 b

Kapfhammer, H.P.: Epidemiologie der Depression im Rahmen von Tumorerkrankungen. In: Staab, H.J., M. Ludwig (Hrsg.): Depression bei Tumorpatienten. Georg Thieme Verlag, Stuttgart, New York, 1993 c

Kapfhammer, H.P.: Antidepressiva-Therapie bei internistischen Erkrankungen. Internist 35 (1994) 832–841

Kapfhammer, H.P.: Depression und Suizidalität bei Krebserkrankungen. TW Neurologie Psychiatrie 10 (1996) 281–283

Kasper, S., G. Höflich, H.P. Scholl, H.J. Möller: Safety and antidepressant efficacy of selective serotonin re-uptake inhibitors. Hum. Psychopharmacol. 9 (1994) 1–12

Kasper, S., H.-J. Möller, S.A. Montgomery, E. Zondag: Antidepressant efficacy in relation to item analysis and severity of depression: A placebo-controlled trial of fluvoxamine versus imipramine. Inter. Clin. Psychopharmacol. 9 (suppl. 4) (1995) 3–12

Katon, W., A.O. Berg, A.J. Robins, S. Risse: Depression: Medical utilization and somatization. West. J. Med. 114 (1986) 564–568

Katona, C.: Managing depression in older people. Adv. Psychiatr. Treatment 2 (1996) 178–185

Keck, P., W. Carter, A. Nierenberg et al.: Acute cardiovascular effects of tranylcypromine: Correlation with plasma drug, metabolite, norepinephrine, and MHPG levels. J. Clin. Psychiatry 52 (1991) 250–254

Keller, M.B., P.W. Lavori, C.E. Lewis, G.L. Klerman: Predictors of relapse in major depressive disorders. JAMA 250 (1983) 3299–3304

Kennedy, S.H., J.L. Craven, G.M. Rodin: Major depression in renal dialysis patients: An open trial of antidepressant therapy. J. Clin. Psychiatry 50 (1989) 60–63

Klerman, G.L., M.M. Weissman: The course, morbidity, and costs of depression. Arch. Gen. Psychiatry 49 (1992) 831–834

Knott, C., F. Reynolds: Therapeutic drug monitoring in pregnancy. Clin. Pharmacokinet.19 (1990) 425–433

Koenig. H.G., J.C.C. Breitner: Use of antidepressants in medically ill older patients. Psychosomatics 31 (1990) 22–32

Lawrence, J.M.: Reactions to withdrawal of antidepressants, antiparkinsonian drugs, and lithium. Psychosomatics 26 (1985) 869–877

Leipzig, R.M.: Psychopharmacology in patients with hepatic and gastrointestinal disease. Int. J. Psychiatry Med. 22 (1990) 109–139

Levenson, J.L., R.O. Friedel: Major depression in patients with cardiac disease. Psychosomatics 26 (1985) 91–102

Levy, N.: Psychopharmacology in patients with renal failure. Int. J. Psychiatry Med. 20 (1990) 325–334.

Lieberman, J.A., T.B. Cooper, R.W. Suckow et al.: Tricyclic antidepressant and metabolite levels in chronic renal failure. Clin. Pharmacol. Ther. 37 (1985) 301–307

Light, R.W., E.J. Merrill, J. Despars et al.: Doxepin treatment of depressed patients with chronic obstructive pulmonary disease. Arch. Intern. Med. 146 (1986) 1377–1380

Lipsey, J.R., R.G. Robinson, G.D. Pearlson et al.: Nortriptyline treatment of post-stroke depression. Lancet I (1984)297–300

Manoach, M., D. Varon, M. Neumann et al.: The cardioprotective features of tricyclic antidepressants. Gen. Pharmacol. 20 (1989) 269–275

Masand, P., P. Pickett, G. Murray: Psychostimulants for secondary depression in medical illness. Psychosomatics 32 (1991) 203–208

Mayou, R., K. Hawton, E. Feldman: What happens to medical patients with psychiatric disorder? J. Psychosom. Res. 32 (1988) 541–549

Meares, R.A., J.E. Mills, T.B. Horvath: Amitriptyline and asthma. Med. J. Aust. ii (1971) 25–28

Messer, T.: Medikamenteninteraktionen. Die Bedeutung für eine Kombination von Fluvoxamine und Clozapin in der Behandlung von chronisch schizophrenen Patienten. 1997 (in Vorbereitung).

Minardo, J.D., J.J. Heger, W.M. Miles, D.P. Zipes, E.N. Prystowsky: Clinical characteristics of patients with ventricular fibrillation during antiarrhythmic therapy. N. Engl. J. Med. 319 (1988) 257–262

Mintz, J., L.I. Mintz, M.J. Arruda, S.S. Hwang: Treatments of depression and the functional capacity to work. Arch. Gen. Psychiatry 49 (1992) 761–768

Möller, H.-J.: Forschungsstandort Deutschland: Klinische Entwicklung neuer Antidepressiva. psycho 22 (1996) 147–157

Möller, H.-J., H. Berzewski, F. Eckmann et al.: Double-blind multicenter study of paroxetine and amitriptyline in depressed inpatients. Pharmacopsychiatry 26 (1993) 75–78

Moll, E., N. Neumann, W. Schmid-Burgk: Safety and efficacy during long-term treatment with moclobemide. Clin. Neuropharmacology 17 (suppl. 1) (1994) S74-S87

Montgomery, S.A.: Safety of mirtazapine: A review. Int. Clin. Psychopharmacol. 10 (suppl.) 2) (1995) 37–45

Müller, W.E.: Antidepressiva im Alter. Psychopharmakother. extra 1 (1994) 2–4

Pastuszak, A., B. Schick-Boschetto, C. Zuber et al.: Pregnancy outcome following first-trimester exposure to fluoxetine (Prozac). JAMA 269 (1993) 2246–2248

Pohl, R., M. Bridges, J.M. Rainey et al.: Effects of trazodone and desipramine on cardiac rate and rhythm in a patient with preexisting cardiovascular disease. J. Clin. Psychopharmacol. 6 (1986) 380–381

Popkin, M.K., A.L. Callies, T.B. Mackenzie: The outcome of antidepressant use in the medically ill. Arch. Gen. Psychiatry 42 (1985) 1160–1166

Potter van Loon, B.J., J.K. Radder, M. Frölich et al.: Fluoxetine increases insulin action in obese type II (non-insulin dependent) diabetic patients. Int. J. Obesity 16 (suppl. 4) (1992) S55–S61.

Preskorn, S., G. Fast: Tricyclic antidepressant-induced seizures and plasma drug concentration. J. Clin. Psychiatry 53 (1992) 160–162

Rausch, J.L., D.M. Pavlinac, P.E. Newman: Complete heart block following a single dose of trazodone. Am. J. Psychiatry 141 (1984) 1472–1473

Ray, W.A., M.R. Griffin, E. Malcolm: Cyclic antidepressants and the risk of hip fracture. Arch. Intern. Med. 151 (1991) 754–756

Regan, W., R. Margolin, R. Mathew: Cardiac arrhythmia following rapid imipramine withdrawal. Biol. Psychiatry 25 (1989) 482–484

Richelson, E.: Are receptor studies useful for clinical practice? J. Clin. Psychiatry 44 (sec. 2) (1983) 4–9

Richelson, E.: Pharmacology of antidepressants – characteristics of the ideal drug. Mayo Clin. Proc. 69 (1994) 1069–1081

Rickels, K., E. Schweizer: Clinical overview of serotonin reuptake inhibitors. J. Clin. Psychiatry 51 (1990) 9–12

Ries, R.K., D.A. Gilbert, W. Katon: Tricyclic antidepressants in the therapy for peptic ulcer disease. Arch. Intern. Med. 144 (1984) 566–569

Rifkin, A., G. Reardon, S. Siris et al.: Trimipramin in physical illness with depression. J. Clin. Psychiatry 46 (1985) 4–8

Risch, S., G. Groom, D. Janowsky.: Interfaces of psychopharmacology and cardiology, I. J. Clin. Psychiatry 42 (1981) 23–34

Robertson, M.M., M.R. Trimble: The treatment of depression in patients with epilepsy. J. Affect. Disord. 9 (1985)127–136

Rodin, G., K. Voshart: Depression in the medically ill. Am. J. Psychiatry 143 (1986) 696–705

Roose, S.P.: Modern cardiovascular standards for psychotropic drugs. Psychopharmacol. Bull. 28 (1992) 35–43

Roose, S.P., A.H. Glassman, S.G. Siris et al.: Comparison of imipramine- and nortriptyline-induced orthostatic hypotension: a mean-ingful difference. J. Clin. Psychopharmacol. 1 (1981) 316–319

Roose, S.P., A.H. Glassman: Cardiovascular effects of tricyclic antidepressants in depressed patients. J. Clin. Psychiatry Monograph 7 (1989) 1–18

Roose, S.P., G. Dalack, S. Woodring: Death, depression, and heart disease. J. Clin. Psychiatry 52 (suppl. 6) (1991) 34–39

Roose, S.P., G. Dalack, A.H. Glassman et al.: Is doxepin a safer tricyclic for the heart? J. Clin. Psychiatry 52 (1991) 338–341

Roose, S.P., A.H. Glassman, E. Attia, S. Woodring: Comparative efficacy of selective serotonin reuptake inhibitors and tricyclics in the treatment of melancholia. Am. J. Psychiatry 151 (1994) 1735–1739

Roose, S.P., A. Glassman, E. Giardina: Tricyclic antidepressants in depressed patients with cardiac conduction disease. Arch. Gen. Psychiatry 44 (1987) 273–275

Roose, S.P., A.H. Glassman, E.G.V. Giardina et al.: Nortriptyline in depressed patients with left ventricular impairment. JAMA 256 (1986) 3253–3257

Rosenstein, D.L., J.C. Nelson, S.C. Jacobs: Seizures associated with antidepressants: A review. J. Clin. Psychiatry 54 (1993) 289–299

Rubey, R.N., R.B. Lydiard: Psychopharmacology in the medically ill. In: Silver, P. (Hrsg.): Psychotropic drug use in the medically ill. Adv. Psychosom. Med. vol. 21. Karger, Basel, 1994

Sargeant, J.K., M.L. Bruce, L.P. Florio, M.M. Weissman: Factors associated with 1-year outcome of major depression in the community. Arch. Gen. Psychiatry 47 (1990) 519–526

Schenker, S., R. Bergstrom, R. Wolen et al.: Fluoxetine disposition and elimination in cirrhosis. Pharmacol. Ther. 44 (1988) 353–359

Schulberg, H.C., M. Saul, M. McClelland: Assessing depression in primary medical and psychiatric practices. Arch. Gen. Psychiatry 12 (1985) 1164–1170

Schwabe, U., D. Paffrath: Arzneimittelverordnungsreport '96. Aktuelle Daten, Kosten, Trends und Kommentare. G. Fischer, Stuttgart, 1996

Schwartz, J.A., N. Speed, E. Clavier: Tricyclic antidepressants in treatment of the medically ill: The value of psychiatric consultation. Int. J. Psychiatry Med. 18 (1988) 235–241

Schwartz, J.A., N. Speed, T.P. Beresford: Antidepressants in the medically ill: Prediction of benefits. Int. J. Psychiatry Med. 19 (1989) 363–369

Schweizer, E., J. Feighner, L.A. Mandos et al.: Comparison of venlafaxine and imipramine in the acute treatment of major depression in outpatients. J. Clin. Psychiatry 55 (1994) 104–108

Secor, J.W., S. Schenker: Drug metabolism in patients with liver disease. Adv. Intern. Med. 32 (1987) 379–406

Segraves, R.T.: Overview of sexual dysfunction complicating the treatment of depression. J. Clin. Psychiatry Monogr. 10 (1992) 4–10

Segraves, R.T.: Treatment-emergent sexual dysfunction in affective disorder: A review and management strategies. J. Clin. Psychiatry Monogr. 11 (1993) 57–60

Sellers, E.M., R. Bendayan: Pharmacokinetics of psychotropic drugs in selected patient populations. In: Meltzer, H.Y. (Hrsg.): Psychopharmacology: The third generation of progress. Raven press, New York 1987, 1397–1406

Sellers, T.D., R.W.F. Campbell, T.M. Bashore et al.: Effects of procainamide and quinidine sulfate in the Wolff-Parkinson-White-syndrome. Circulation 55 (1977) 15–22

Series, F., Y. Cormier: Effects of protriptyline on diurnal and nocturnal oxygenation in patients with chronic obstructive pulmonary disease. Ann. Intern. Med. 113 (1990) 507–511

Simpson, G.M., J. de Leon: Tyramine and new monoamine oxydase inhibitor drugs. Br. J. Psychiatry 155 (1989) 32–37

Spencer, M.: Fluoxetine hydrochloride (Prozac) toxicity in a neonate. Pediatrics 92 (1993) 721–722

Spier, S.A., M.A. Frontera: Unexpected deaths in depressed medical inpatients treated with fluoxetine. J. Clin. Psychiatry 52 (1991) 377–382

Spiess-Kiefer, C., R. Grohmann: Psychopharmaka-induzierte Blutbildveränderungen. Münch. Med. Wochenschr. 129 (1987) 173–175

Stoudemire, A.: Expanding psychopharmacologic treatment options for the depressed medical patient. Psychosomatics 36 (suppl. 1) (1995) S19-S26

Stoudemire, A., P. Atkinson: Use of cyclic antidepressants in patients with cardiac conduction disturbances. Gen. Hosp. Psychiatry 10 (1988) 389–397

Stoudemire, A., M.G. Moran, B.S. Fogel: Psychotropic use in the medically ill: Part I. Psychosomatics 31 (1990) 377–391

Stoudemire, A., B.S. Fogel, L.R. Gulley.: Psychopharmacology in the medically ill: An update. In: Stoudemire, A., B.S. Fogel (Hrsg.): Medical psychiatric practice. American Psychiatric Press, Washington, DC, London, 1991

Stricker, B.H., P. Spelstra: Drug-induced hepatic injury. Elsevier, Amsterdam 1985

Sturt, E., N. Kumakura, G. Der: How depressing life is: Life morbidity risk for depressive disorder in the general population. J. Affect. Dis. 7 (1984) 109–122

Surman, O.: Hemodialysis and renal transplantation. In: Cassem, N. (Hrsg.): Massachusetts General Hospital Handbook of General Hospital Psychiatry, 3rd ed. Mosby Year Book, St. Louis, M.O., 1991

Tarter, R.E., J. Switala et al.: Inflammatory bowel disease: Psychiatric status of patients before and after disease onset. Int. J. Psychiatry Med. 17 (1987) 173–181

Taylor, D., M. Lader: Cytochromes and psychotropic drug interactions. Br. J. Psychiatry 168 (1996) 529–532

Thompson, W.L., T.L. Thompson: Treating depression in asthmatic patients. Psychosomatics 25 (1984) 809–812

Thompson, W.L., T.L. Thompson: Pulmonary disease. In: Stoudemire, A., B. Fogel (Hrsg.): Psychiatric care of the medical patient. Oxford University Press, New York, 1993

Troy, S., R. Schultz, V. Parker et al.: The effect of renal disease on the disposition of venlafaxine. Clin. Pharmacol. Ther. 56 (1994) 14–21

Trzepacz, P.T., R. Brenner, D.H. van Thiel: A psychiatric study of 247 liver transplantation candidates. Psychosomatics 30 (1989) 147–153

Veith, R.C., M.A. Raskind, J.H. Caldwell et al.: Cardiovascular effects of tricyclic antidepressants in depressed patients with chronic heart disease. N. Engl. J. Med. 306 (1982) 954–959.

Vieweg, W.V., J.R. Hillard, M.A. Hoffman et al.: Depression and the Wolff-Parkinson-White-syndrome. Psychosomatics 29 (1988) 113–116

Vitullo, R.N., J.M. Wharton, N.B. Allen, E.L. Pritchett: Trazodone-related exercise-induced nonsustained ventricular tachycardia. Chest 98 (1990) 247–248

Warner, M.D., C.A. Peabody, H.A. Whiteford et al.: Trazodone and priapism. J. Clin. Psychiatry 48 (1987) 244–245

Warrington, S.J., C. Padgham, M. Lader: The cardiovascular effects of antidepressants. Psychol. Med. Monogr. Suppl. 16 (1989) 1–40

Watsky, E.J., C. Salzman: Psychotropic drug interactions. Hosp. Comm. Psychiatry 42 (1991) 247–256

Wellens, H.J., D. Durrer: Wolff-Parkinson-White-syndrome and atrial fibrillation: Relation of refractory period of accessory pathway and ventricular rate during atrial fibrillation. Am. J. Cardiol. 34 (1974) 777–782

Wilson, R.C.D.: Antiasthmatic effect of amitriptyline. Can. Med. Assoc. J. iii (1974) 212

Winokur, G., D.W. Black, A. Nasrallah: Depressions secondary to other psychiatric disorders and medical illnesses. Am. J. Psychiatry 145 (1988) 233–237

Wisner, K., J. Perel, S. Wheeler: Tricyclic dose requirements across pregnancy. Am. J. Psychiatry 150 (1993) 1541–1542

Wyszynski, A.A., B. Wyszynski: A case approach to medical-psychiatric practice American Psychiatric Press, Washington, D.C., London, 1996

Zimmermann, H.J.: Update of hepatotoxicity due to classes of drugs in common clinical use: Non-steroidal drugs, anti-inflammatory drugs, antibiotics, antihypertensives, and cardiac and psychotropic agents. Semin. Liver Dis. 10 (1990) 322–338

5 Internistische Aspekte der Behandlung mit Phasenprophylaktika

B. Heßlinger, D. van Calker, J. Walden

Bei den Phasenprophylaktika (Tabelle 5.1) handelt es sich um Medikamente, die zur Rezidivprophylaxe affektiver Störungen eingesetzt werden, die darüber hinaus aber auch einen definierten Indikationsbereich bei der Akutbehandlung der genannten Erkrankungen besitzen.

Tabelle 5.1 Medikamente zur Phasenprophylaxe

Lithium
Lithiumazetat (Quilonum®)
Lithiumcarbonat (z. B.: Hypnorex retard®, Quilonum retard®)
Lithiumsulfat (Lithium Duriles®)
Carbamazepin (z. B.: Finlepsin®, Fokalepsin®, Sirtal®, Tegretal®, Timonil®)
Valproat (z. B.: Ergenyl®, Leptilan®, Orfiril®)

5.1 Lithium

5.1.1 Allgemeines

5.1.1.1 Geschichtlicher Überblick

1949 publizierte der australische Psychiater Cade im Medical Journal of Australia über die antimanische Wirkung der Lithiumsalze. Er ging von einer metabolischen Ursache der Manie aus und injizierte Meerschweinchen den Urin manischer Patienten und neben anderen Substanzen auch Harnsäure. Wegen der guten Löslichkeit verwendete er das Lithiumsalz der Harnsäure und beobachtete hierbei, daß die Tiere lethargisch wurden. Nach Selbstversuchen wendete er dann Lithiumsalze mit Erfolg bei manischen Patienten an.

Nahezu gleichzeitig wurden toxische Effekte von Lithiumsalzen bekannt: Vor allem in den USA wurde Lithium als Kochsalzersatz bei Herzkranken und Hypertonikern eingesetzt. Da Natriummangel zu Lithiumanreicherung und damit zu toxischen Lithiumspiegeln führt, traten unter dieser Indikation zahlreiche Nebenwirkungen auf, weswegen vom „toxischen Lithium" gesprochen wurde.

Es dauerte daher bis in die 60er Jahre, bis der akute antimanische und phasenprophylaktische Effekt von Lithium bei affektiven Störungen untersucht und zweifelsfrei nachgewiesen wurde (Übersichten bei: Werner 1978, Johnson und Amdisen 1986, Schou 1997).

5.1.1.2 Indikationen

Bei folgenden Indikationen ist die Wirkung von Lithium gesichert:
- Bipolar affektive Störungen (schlechtere Wirkung jedoch bei rapid cycling): Rezidivprophylaxe, aber auch Akuttherapie, insbesondere bei manischen Phasen
- Unipolar depressive Störungen: Rezidivprophylaxe, aber auch Akuttherapie
- Schizoaffektive Störungen (meist in Kombination mit Antidepressiva)

(Übersichten bei: Greil und van Calker 1983, Schou 1994, Vestergaard 1994, Benkert und Hippius 1996)

5.1.1.3 Pharmakologischer Überblick

Lithium ist ein einwertiges Alkalimetall, das enteral fast vollständig resorbiert wird. Lithiumionen erhöhen in therapeutischen Plasmakonzentrationen intrazelluläre Kalziumkonzentrationen, reduzieren die Stimulierbarkeit von Adenylzyklasen und hemmen den Phosphatidylinositolstoffwechsel. Diese komplexen Wirkungen auf verschiedene zelluläre Signaltransduktionssysteme sind auch für einige unerwünschte Wirkungen des Lithiums verantwortlich (z. B. Struma und Polyurie). Lithium verteilt sich in alle Gewebe und wird nicht metabolisiert. Die Ausscheidung erfolgt nahezu vollständig renal mit einer Halbwertszeit von ungefähr 24 Stunden, jedoch mit erheblichen interindividuellen Variationen, bedingt durch unterschiedliche renale Eliminationsgeschwindigkeiten. Die therapeutische Breite ist gering („Digitalis der Psychiater").

Die Verabreichung erfolgt meist in der Retardform des Lithiumkarbonat zweimal täglich mit der Hauptdosis am Abend. In einigen Studien wird über eine bessere renale Verträglichkeit bei einmaliger Gabe am Abend berichtet (Abraham et al. 1995). Bei einer Gabe nur jeden zweiten Tag steigt jedoch das Rückfallrisiko (Jensen et al. 1995).

Als Serumkonzentrationen für die Rezidivprophylaxe werden 0,6–0,8 mmol/l angestrebt. Die individuelle Dosisfindung und korrekte Spiegelbestimmung 12 Stunden nach der letzten Einnahme sind entscheidend. (Übersichten bei: Greil und van Calker 1983, Lehmann 1986, Benkert und Hippius 1996)

5.1.2 Internistische Probleme bei der Behandlung mit Lithium

5.1.2.1 Herz

Das Lithiumion ist chemisch mit Natrium und Kalium verwandt und beeinflußt auch kalziumabhängige Membranleitfähigkeiten. Theoretisch sind daher unter Lithiumbehandlung Veränderungen des Aktionspotentials am Herzen und damit der kardialen Erregungsbildung und -leitung zu erwarten. Tatsächlich treten EKG-Veränderungen im Sinne von T-Wellen-Abflachung und -Umkehr sehr häufig auf, sind jedoch reversibel und harmlos und zwingen nicht zum Absetzen der Behandlung (Albrecht und Müller-Oerlinghausen 1980).

Andererseits gibt es aber auch in Zusammenhang mit Lithium kasuistische Mitteilungen über Synkopen, Schwindel und Belastungsdyspnoe, deren Ursache kardiale Reizleitungsstörungen waren. Meist handelte es sich um bradykarde Herzrhythmusstörungen durch Sinusknotendysfunktionen (Roose et al. 1979, Montalescot et al. 1984, Steckler 1994, Terao et al. 1996), SA- oder AV-Blokkierungen, selten traten sekundäre Ersatzrhythmen oder ventrikuläre Extrasystolen auf (Albrecht 1986). In den meisten dieser Fälle lagen die Lithiumkonzentrationen über 1 mmol/l, und es bestanden eine kardiale Vorschädigung oder eine zusätzliche Erkrankung wie z. B. eine Hypothyreose. Die Angaben über die Begleitmedikation waren oft unvollständig, allerdings kam es in den meisten Fällen nach Absetzen von Lithium zu einer Rückbildung der Symptome.

Bei kardialen Reizbildungs- oder Reizleitungsstörungen sowie Hinweisen auf kardiale Synkopen sollte daher vor und während einer Lithiumbehandlung ein Internist zu Rate gezogen werden. In dieser Situation kann die Durchführung eines Langzeit-EKGs hilfreich sein. Bei einer gleichzeitigen Gabe von Medikamenten, die ebenfalls eine hemmende Wirkung auf die kardiale Erregungsausbreitung ausüben können, wie z. B. Carbamazepin, β-Blocker oder Digitalis, sind EKG-Kontrollen erforderlich. Bei Lithiumintoxikationen (siehe 5.1.4.2) ist immer ein EKG-Monitoring angezeigt.

Bei psychiatrischen Patienten finden sich körperliche Begleiterkrankungen in bedeutsamem Umfang (Röhr et al. 1996). Gerade bei älteren Patienten sind kardiale Erkrankungen, beispielsweise eine Herzinsuffizienz, häufig anzutreffen. Diese stellen jedoch nicht automatisch eine Kontraindikation für eine Lithiumbehandlung dar. In den meisten Fällen kann bei diesen Patienten Lithium gegeben werden, ohne daß unerwünschte kardiale Nebenwirkungen auftreten. Vor dem Hintergrund oben erwähnter Kasuistiken muß jedoch sorgfältig auf vorbestehende bradykarde Herzrhythmusstörungen geachtet werden. Bei diesen Patienten muß vor dem Einsatz von Lithium eine sorgfältige Nutzen-Risiko-Abwägung erfolgen. In seltenen Fällen kann bei dringlicher Indikation und nachgewiesener Zunahme der bradykarden Herzrhythmusstörung unter der Behandlung die Implantation eines Schrittmachersystems nötig werden.

Patienten mit einer manifesten Herzinsuffizienz sind aufgrund ihrer reduzierten glomerulären Filtrationsrate und der potentiellen Interaktion von Lithium mit Diuretika (siehe 5.1.4.1) Risikopatienten für die Entwicklung einer Lithiumintoxikation.

Es gibt keine Hinweise dafür, daß die Lithium-Therapie auch bei langjähriger Anwendung mit einer erhöhten kardiovaskulären Mortalität einhergeht (Ahrens et al. 1995).

Bei herzkranken Patienten sollte in die Überlegungen mit einbezogen werden, daß ein manisches Rezidiv unter Umständen mit einer stärkeren kardialen Belastung verbunden sein kann, als dies bei einer sorgfältig kontrollierten Lithiumbehandlung der Fall ist. (Übersichten bei: Tilkian et al. 1976, Albrecht und Müller-Oerlinghausen 1980, Mitchell und Mackenzie 1982, Albrecht 1986)

5.1.2.2 Gastrointestinum

Übelkeit, Erbrechen, Bauchschmerzen oder Diarrhoe sind zu Beginn einer Behandlung und bei rascher Aufdosierung möglich. Derartige Beschwerden können aber auch Hinweise auf mögliche Intoxikation sein und machen eine Kontrolle der Plasmakonzentration erforderlich (Müller-Oerlinghausen 1986).

5.1.2.3 Niere

Die Auswirkungen der Lithiumbehandlung auf die Niere können in funktionelle und strukturelle Veränderungen eingeteilt werden:

Während die glomeruläre Filtrationsrate in nicht toxischer Dosierung von Lithium erhal-

ten bleibt (Decina et al. 1983), findet sich als funktionelle und damit auch reversible Veränderung eine verminderte Konzentrationsleistung bei 15–40 % der Patienten. Als Ursache dafür wird eine Lithium-vermittelte Blokkade der ADH-Wirkung am distalen Tubulus und am Sammelrohr angesehen, also ein dem renalen Diabetes insipidus entsprechender Pathomechanismus (Brightwell et al. 1973).

In Zusammenhang damit kommt es häufig (bei bis zu 30–40 % der Behandelten) zu einer Polyurie (> 3 Liter/d) und einer sekundären Polydipsie, die meist ungefährlich sind, aber oft als so quälend empfunden werden, daß die Patienten Lithium absetzen. In diesen Fällen kann eine Dosisreduktion oder eine abendliche Einmalgabe versucht werden. Auch Therapieversuche mit Inositol wurden beschrieben (Bersudsky et al. 1992). Bei persistierender Polyurie und ausbleibender Reaktion in Konzentrationstests sollte ein Internist hinzugezogen werden.

Vereinzelt wurde das Auftreten eines nephrotischen Syndroms unter Lithiumbehandlung beschrieben. An diese seltene Auswirkung sollte gedacht werden, wenn entsprechende klinische Symptome (Ödeme, Proteinurie, Hypalbuminämie) vorliegen (Wood et al. 1989).

Interstitielle Fibrose, Nephronatrophie und Glomerulosklerose sind unspezifische strukturelle Veränderungen, die ebenso bei Patienten mit affektiven Störungen ohne Lithiummedikation beschrieben wurden. Es konnte bisher keine sichere Beziehung zur Therapiedauer mit Lithium oder ein Zusammenhang mit den funktionellen Veränderungen gezeigt werden (Vestergaard und Amdisen 1981, Wallin et al. 1982, Hetmar et al. 1991). Ob diese unspezifischen Veränderungen eine relevante Auswirkung auf die Nierenfunktion nach sich ziehen, ist unklar. Im übrigen haben viele Studien über die renalen Folgen einer Lithiumbehandlung nicht berücksichtigt, in welchem Umfang die Patienten sonstige Psychopharmaka bzw. andere, potentiell nephrotoxische Medikamente eingenommen hatten.

Eine gründliche Anamnese und die Erhebung von Ausgangs- und Verlaufsbefunden hinsichtlich der Nierenfunktion sind unverzichtbarer Bestandteil der Therapie mit Lithium. Die Nierenfunktion unter chronischer Lithiummedikation ist abhängig vom Alter des Patienten, möglichen früheren Lithiumintoxikationen, vorbestehenden renalen Erkrankungen und der Form der Verabreichung (Art des Lithiumsalzes, Verteilung über den Tag, Höhe des Plasmaspiegels).

Lithium verursacht eine Natriurese, und diese erhöht wiederum den Lithiumspiegel. Aus diesem Pathomechanismus geht hervor, daß ein Natriummangel eine Lithiumintoxikation begünstigt. Bei interkurrenten Erkrankungen mit möglichem Natriumverlust sollte daher immer eine engmaschige Kontrolle von Elektrolyten, Lithiumkonzentration und Nierenfunktion erfolgen.

Auch bei persistierender ausgeprägter Polyurie, Abfall von Kreatininclearance oder der Konzentrationsfähigkeit sind engmaschige Kontrollen der Nierenfunktion und der Lithiumspiegel erforderlich, hier sollte ein Internist zu Rate gezogen werden.

Ende der 70er Jahre wurde vom „nephrotoxischen Lithium" gesprochen (Hestbech et al. 1977). Die zusammenfassende Wertung dieses Medikamentes sollte heutzutage jedoch differenzierter ausfallen, da Hinweise darauf vorliegen, daß die bei affektiven Erkrankungen deutlich erhöhte Sterblichkeit durch eine langfristige, kontrollierte Lithiumtherapie signifikant gesenkt werden kann (Müller-Oerlinghausen 1994).

(Übersichten bei: Lippmann 1982, Ramsey und Cox 1982, Kampf 1986)

5.1.2.4 Blutbild

Bei der Mehrzahl der mit Lithium behandelten Patienten steigt die Zahl der Leukozyten innerhalb des Normbereiches an. Gelegentlich werden Leukozytenzahlen bis 14000/µl, selten auch darüber, beobachtet. Dabei handelt es sich um eine harmlose und reversible Erhöhung der seg-mentkernigen neutrophilen Granulozyten. Die Unterscheidung von einer Infektion ist dadurch möglich, daß keine Linksverschiebung zugunsten jugendlicher Zellformen auftritt, und die BSG unverändert bleibt. Der therapeutische Einsatz des Leukozytenanstiegs unter Lithium, z. B. zur Verhinderung des Leukozytenabfalls bei Chemotherapien, wird heute nicht mehr empfohlen. (Diebold 1986, Heidemann 1986)

5.1.2.5 Endokrinium

Schilddrüse

Lithium reichert sich in der Schilddrüse um den Faktor 2–5 gegenüber dem Serum an. Eine Lithium-induzierte Hypothyreose wird bei ungefähr 3 % der Behandelten beobachtet. Die in der Literatur gefundenen Angaben über die Häufigkeit dieser Nebenwirkung schwanken je nach untersuchtem Patientenkollektiv und Definition des Begriffs Hypothyreose in sehr weiten Grenzen (1–60 %). Eine Struma entwickelt sich unter Lithium-Behandlung in 5–10 %, nach einzelnen Angaben in bis zu 34 %. Die Hypothyreose ist meist subklinisch und reversibel. Als Mechanismus wird eine Inhibition der durch TSH in der Schilddrüse aktivierten Adenylatzyklase mit nachfolgend verminderter Freisetzung der Schilddrüsenhormone angeschuldigt.

In wenigen Fällen wurde über das Auftreten einer Hyperthyreose unter Lithiumbehandlung berichtet (Rosser 1976). Der kausale Zusammenhang bleibt fraglich. Eine länger dauernde Behandlung kann möglicherweise die Erhöhung vorbestehender Schilddrüsenantikörper induzieren (Bocchetta et al. 1992). Denkbar wäre, daß hierdurch eine latente Hyperthyreose auf dem Boden einer Autoimmunthyreoiditis in eine manifeste Störung überführt wird (Pohl et el. 1978).

Eine Kontrolle der Schilddrüsenhormone und des Halsumfanges unter Lithiumbehandlung ist erforderlich. Nützlich ist zusätzlich die sonographische Volumenbestimmung vor Therapiebeginn und gegebenenfalls im Verlauf. Als therapeutische Maßnahme bei Größenzunahme der Schilddrüse kann einschleichend L-Thyroxin (50–150 µg), mit dem Ziel einer Reduktion des TSH in den unteren Normbereich, zum Einsatz kommen.

Vorbestehende Schilddrüsenerkrankungen machen unter Lithium-Therapie eine sorgfältige Überwachung der Organgröße und -funktion erforderlich, stellen jedoch keine absolute Kontraindikation dar. Bei Bedarf sollte zur Diagnostik und therapeutischen Mitbetreuung ein Internist hinzugezogen werden.

(Übersichten bei: Albrecht 1986, Leutgeb 1995)

Hyperparathyreoidismus

Selten wurde unter Lithiumbehandlung ein Hyperparathyreoidismus beobachtet. Möglicherweise kann Lithium nicht nur an der Schilddrüse, sondern auch an der Nebenschilddrüse vorbestehende Funktionsstörungen verstärken und so einen subklinischen Hyperparathyreoidismus demaskieren. Bei erhöhten Kalziumwerten sollte an diese Möglichkeit gedacht und zusätzlich anorganisches Phosphat und intaktes Parathormon bestimmt werden, um eine Überfunktion der Nebenschilddrüse nachzuweisen oder auszuschließen (Diebold 1986, Mallette et al. 1989, Leutgeb 1995).

Kohlenhydratstoffwechsel

Der Einfluß von Lithium auf den Kohlenhydratstoffwechsel ist komplex und wenig verstanden. Als gesichert kann jedoch gelten, daß Patienten, bei denen eine Gewichtszunahme als Folge der Lithiumbehandlung auftritt, gehäuft eine Störung der Glukosetoleranz bis zum manifesten Diabetes mellitus aufweisen. Blutzuckerkontrollen helfen, entsprechende Störungen frühzeitig aufzudecken (Müller-Oerlinghausen 1986).

5.1.2.6 ZNS

Ein fingerbetonter, feinschlägiger Tremor ist zu Beginn einer Lithiumbehandlung häufig und tritt bei zirka 33–65 % der Behandelten auf. Bei fortbestehenden Beschwerden zeigt sich meist ein gutes Ansprechen auf ZNS-gängige β-Blocker (z. B. Propanolol 3 x 10–40 mg täglich). Müdigkeit und Muskelschwäche werden gleichfalls eher zu Beginn der Therapie beobachtet. Nach längerer Lithiumeinnahme kann ein meist geringfügiger Rigor auftreten.

Ataxie, Muskelzuckungen, Dysarthrie, zerebrale Anfälle sowie das Auftreten kognitiver Defizite mit Desorientiertheit und Verwirrtheit, die unter Umständen in eine Bewußtseinstrübung münden können, sind typische Symptome einer Lithiumintoxikation. Hier ist die notfallmäßige Kontrolle der Lithiumkonzentration notwendig (Wardin und Müller-Oerlinghausen 1986).

5.1.2.7 Verschiedenes

Körpergewicht

Eine Gewichtszunahme über 5 kg während der Lithiumbehandlung wird bei ungefähr 25 % der Patienten berichtet. Sie ist ein häufiger Grund für den Therapieabbruch und bedarf daher besonderer Beobachtung (Vestergaard et al. 1980). Kalorienarme Getränke bei Polydipsie und körperliche Bewegung sind hilfreich. Radikale Diäten mit dem Ziel einer kurzfristigen Gewichtsabnahme gehen üblicherweise mit einer ausgeprägten negativen Natrium-Bilanz einher und sollten wegen der konsekutiven Gefahr einer Lithium-Intoxikation vermieden werden (Dempsey et al. 1976, Müller-Oerlinghausen 1986, Benkert und Hippius 1996).

Ödeme

Ödeme, meist an Gesicht und Knöchel lokalisiert, werden selten beobachtet. Ihr Auftreten sollte dazu führen, die Lithiumkonzentration im Serum zu kontrollieren und gegebenenfalls die Dosis zu reduzieren. Ein nephrotisches Syndrom (Proteinurie, Hypoproteinämie und Hyperlipoproteinämie) sollte ausgeschlossen werden (siehe 5.1.2.3) (Müller-Oerlinghausen 1986).

Haut

Makulopapulöse, akneähnliche und andere dermatologische Veränderungen unter Lithiumbehandlung sind meistens nur vorübergehend, können aber eine Dosisreduktion notwendig machen. Auch eine Psoriasis kann induziert oder eine bestehende verschlechtert werden (Deandrea et al. 1982, Sarantidis und Waters 1983, Albrecht 1986).

5.1.3 Kontrollen vor und während der Therapie; Risikopatienten

5.1.3.1 Spezifische Untersuchungen vor Therapiebeginn

Bevor eine Behandlung mit Lithium begonnen wird, sollten durch eine gezielte Befunderhebung Bedingungen erfaßt oder ausgeschlossen werden, die eine Kontraindikation darstellen. Störungen, die sich unter Therapie verschlechtern können, müssen dokumentiert werden. Beispiele hierfür sind Struma oder Hauterkrankungen. Im einzelnen sind zu erheben:

– Anamnese unter besonderer Berücksichtigung von renalen, kardialen, thyreoidalen Erkrankungen, einer möglicherweise bestehenden Schwangerschaft sowie der Begleitmedikation.
– Körperliche Untersuchung mit Messung von Gewicht und Halsumfang
– EKG und EEG
– Labor:
  – Blutbild, BSG, Blutzucker, Elektrolyte einschließlich Kalzium, evtl. Schwangerschaftstest
  – Schilddrüse:
    TSH und Bestimmung von Gesamt-T3 und -T4, zusammen mit einem Index für den Anteil des freien Hormons, alternativ die direkte Bestimmung der freien Hormone. Bei den heutzutage üblicherweise verwandten sensitiven TSH-Assays ist deren Anwendung als alleiniger Screening-Parameter vertretbar. Beim Verdacht auf eine relevante Schilddrüsenfunktionsstörung sollte ein Internist zu Rate gezogen werden.

– Niere:
  Kreatinin, Harnstoff, Urinstatus (einschließlich Eiweiß, Sediment und spezifisches Gewicht) und Kreatininclearance. Der Wert der Clearance wird durch den Umstand eingeschränkt, daß die Bestimmung von der Mitarbeit des Patienten beim Sammeln abhängig ist. Hier kann intensive Unterstützung hilfreich sein.

  Bei pathologischen Werten kann eine Kontrollbestimmung der glomerulären Filtrationsrate mit Hilfe der Isotopenclearance hilfreich sein. Bei Hinweisen auf eine Nierenfunktionseinschränkung sollte die Indikation für eine Lithiumbehandlung überprüft und ein Nephrologe hinzugezogen werden.

(Greil und van Calker 1983, Müller-Oerlinghausen und Greil 1986, Benkert und Hippius 1996)

5.1.3.2 Kontrolluntersuchungen während der Therapie

Die angegebenen Zeitintervalle können nur zur Orientierung dienen und müssen individuell den Befunden, der Zusatzmedikation, dem Alter und dem Gesundheitszustand des Patienten angepaßt werden.
– Gewicht und Halsumfang sind alle 3 Monate zu messen.
– Lithiumspiegel:
  Diese sollten im ersten Monat einmal pro Woche morgens 12 Stunden nach der letzten Einnahme durchgeführt werden, danach je nach Stabilität einmal alle 1 bis 2 Monate. Ein nicht zu vernachlässigender Nebeneffekt der Spiegelkontrollen ist die Förderung der Compliance. Wichtig: Bei interkurrenten Erkrankungen mit Auswirkungen auf Nierenfunktion, Wasser- oder Elektrolythaushalt sowie bei neuer Zusatzmedikation sind engmaschigere Kontrollen erforderlich.
– Übriges Labor:
  Kreatininkontrollen sollten immer gemeinsam mit dem Lithiumspiegel durch-

geführt werden. Die übrigen oben erwähnten Laborparameter außer der Kreatininclearance sollten im ersten Jahr alle 3 Monate, bei Normalbefunden danach jährlich durchgeführt werden. Die Kreatininclearance sollte jährlich kontrolliert werden. Bei Hinweisen auf eine Verschlechterung der Nierenfunktion sollte ein Nephrologe hinzugezogen und die Indikation für eine Lithiumbehandlung überdacht werden.

- EEG:
Nach Lithium-Dosisfindung, bei pathologischen EEG- Befunden und nach Gabe von epileptogener Zusatzmedikation sollten EEG-Kontrollen durchgeführt werden.

- EKG:
Ergeben sich Hinweise auf eine Rhythmusstörung, ist unmittelbar das EKG zu kontrollieren. Bei einem Normalbefund sind jährliche Kontrollen ausreichend. Wird eine Begleitmedikation verabreicht, die eine hemmende Wirkung auf die kardiale Erregungsausbreitung hat, sollten in der Einstellungsphase EKG-Kontrollen durchgeführt werden.

(Greil und van Calker 1983, Müller-Oerlinghausen und Greil 1986, Benkert und Hippius 1996)

5.1.3.3 Kontraindikationen und Risikopatienten

Als absolute Kontraindikationen gelten schwere Nieren- und Herz-Kreislauf-Erkrankungen sowie Störungen des Natriumhaushalts, die Notwendigkeit einer strikt kochsalzarmen Diät und der Morbus Addison. Ein zurückhaltender Einsatz von Lithium empfiehlt sich bei Nierenerkrankungen geringeren Schweregrades, bei Krankheitsbildern, die zu Nierenfunktionsstörungen prädisponieren (z. B. Bluthochdruck mit Organschäden, Gicht), bestimmten neurologischen Krankheitsbildern (Morbus Parkinson, Myasthenia gravis, erhöhte zerebrale Krampfbereitschaft) sowie bei der Psoriasis vulgaris (zum Vorgehen bei Schilddrü-

senerkrankungen s. Abschnitt 5.1.2.5, hinsichtlich der Komedikation mit Diuretika s. Tabelle 5.2).

In der therapeutischen Praxis können absolute und relative Kontraindikationen jedoch nicht immer scharf voneinander abgegrenzt werden. Mögliche Komplikationen der Lithiumtherapie bei Risikopatienten können unter Umständen durch geeignete prophylaktische oder therapeutische Maßnahmen verhindert bzw. kann die Wahrscheinlichkeit ihres Auftretens minimiert werden. So ist z. B. ein Patient, der wegen einer bradykarden Rhythmusstörung mit einem Herzschrittmacher versorgt wurde, nicht mehr durch eine lithiuminduzierte Verstärkung der Bradykardie gefährdet. Eine Hypothyreose kann medikamentös gut eingestellt, ein gestörter Natriumhaushalt ausgeglichen werden. Nierenfunktion und Lithiumspiegel können bei Bedarf engmaschig überwacht werden.

Für jeden einzelnen Patienten sollte sich daher der Psychiater nach Gewichtung der organischen Befunde fragen: Als wie dringend wird bei diesem Patienten die Indikation zur Lithiumbehandlung gesehen? Gibt es therapeutische Alternative? Gibt es eine gute Kooperation zwischen Psychiatern und den Kollegen der übrigen involvierten Fachgebiete? Wie gut ist der Patient informiert? Wie ist seine Compliance einzuschätzen? Unter Berücksichtigung solcher Aspekte kann es durchaus sein, daß die erwähnten Kontraindikationen im Rahmen einer Nutzen-Risiko-Abwägung im Einzelfall eine handlungsrelevante Umgewichtung erfahren.

Besondere Überlegungen gelten für eine **Schwangerschaft**:

Mißbildungen, insbesondere des Herzens und der großen Gefäße (z. B. Ebstein-Anomalie), wurden bei Kindern von Frauen, die in den ersten Monaten der Schwangerschaft Lithium eingenommen hatten, nach Berichten aus den 70er Jahren gehäuft beobachtet. Nach neueren Metaanalysen scheinen sie aber seltener zu sein, als ursprünglich berichtet. Mittels in-

travaginalem Ultraschall können diese Mißbildungen heutzutage zum Teil frühzeitig
diagnostiziert werden.

Dennoch gelten die ersten drei Monate der
Schwangerschaft als absolute Kontraindikation, im zweiten und dritten Trimenon ist eine
strenge Indikationsstellung nötig. Wenn Lithium unter Beachtung dieser Kautelen eingesetzt wird, so ist zu beachten, daß es die
Plazentaschranke passiert und deshalb engmaschige Spiegelkontrollen nötig sind. Bei
Überdosierungen droht eine intrauterine
Strumabildung. Kurz vor der Entbindung
sollte die Dosis mindestens halbiert werden,
um eine Intoxikation im Rahmen der Geburt
zu verhindern. Nach der Entbindung sollte
wegen der großen Gefahr eines Rezidivs im
Wochenbett unter engmaschigen Spiegelkontrollen rasch wieder aufdosiert werden. Da Lithium in die Muttermilch übergeht, ist Stil-
len kontraindiziert.

Aus dem Gesagtem geht hervor, daß emp-
fängnisverhütende Maßnahmen vor Therapiebeginn besprochen werden müssen.

Bei Ausbleiben der Regelblutung sollte sofort
an die Möglichkeit einer Schwangerschaft gedacht werden. Dann ist eine enge Kooperation von Patientin, Psychiater und Gynäkolo-
ge während der ganzen Schwangerschaft und
der Nachsorgezeit erforderlich (Altshuler et
al. 1996, Müller-Oerlinghausen 1986, Benkert und Hippius 1996).

5.1.4 Besondere Probleme

5.1.4.1 Wechselwirkungen mit anderen Medikamenten

Tabelle 5.2 zeigt die wichtigsten Wechselwirkungen von Lithium mit anderen Medikamenten.

5.1.4.2 Intoxikation

Ursachen

Intoxikationen in suizidaler Absicht können
von Intoxikationen aus akzidentellen Ursa-

chen unterschieden werden. Ursachen für
letztere können sein: Medikamentöse Wechselwirkungen, Flüssigkeitsverluste, Elektro-
lyt-Verschiebungen (z. B. bei interkurrenten
Erkrankungen mit Durchfall, Erbrechen,
starkem Schwitzen; Diät), natriumarme
Kost, Einschränkung der Nierenfunktion
(z. B. bei interkurrenten Erkrankungen oder
höherem Alter) und Operationen. Lithium
sollte 2 Tage vor Operationen abgesetzt und
nach postoperativer Stabilisierung sofort wieder angesetzt werden.

Klinik

Mit klinischen Zeichen einer Lithiumintoxikation ist meist erst ab Lithiumspiegeln über
$1,5$ mmol/l zu rechnen, vitale Gefährdungen
bestehen in der Regel ab $3,5$ mmol/l. Es werden aber auch immer wieder bei einzelnen Patienten Zeichen einer deutlichen Intoxikation
bei Lithiumspiegeln unter $1,5$ mmol/l beobachtet.

Typische neurologische Symptome sind grob-
schlägiger Tremor, Dysarthrie, Muskelzuk-
kungen, Schwindel, Müdigkeit und Ataxie.
Gastrointestinale Beschwerden wie Diarrhoe
und Erbrechen können dazukommen. Im
fortgeschrittenen Stadium kommt es zum
akuten Psychosyndrom, zu einer Bewußt-
seinseintrübung bis zum Koma, Krampfanfällen, Schock, Nierenversagen und Herzstillstand.

Therapie

Die Therapie der Lithiumintoxikation muß
Lithiumspiegel, Allgemeinzustand des Patienten und Entstehungsmechanismus berücksichtigen. Hinsichtlich des letzteren Punktes
gilt, daß über längere Zeit entstehende, ak-
kumulative Lithiumintoxikationen als gefährlicher einzuschätzen sind als solche, bei denen
aufgrund des akuten Auftretens die Verteilung des Medikamentes noch nicht abgeschlossen ist und durch die therapeutischen
Maßnahmen unterbrochen werden kann.

Bei einem Lithiumspiegel über 4 mmol/l ist
in der Regel eine Hämodialyse erforderlich.

Tabelle 5.2 Medikamentöse Wechselwirkungen mit Lithium

Medikament	Bemerkungen
Diuretika	
– Thiazide	reduzieren Lithiumausscheidung, Intoxikationsgefahr; reduzieren jedoch bei lithium-induziertem nephrogenem Diabetes insipidus Polyurie und Polydipsie. Anwendung nur bei engmaschiger Elektrolyt- und Lithiumkontrolle
– Schleifendiuretika (z. B. Furosemid)	geringerer Einfluß auf Lithiumausscheidung als Thiazide.
– Kaliumsparende D. (z. B. Amilorid)	ähnlich den Thiaziden.
Nichtsteroidale Antiphlogistika	
– z. B. Indometacin, Ibuprofen, Phenylbutazon	können Lithiumausscheidung reduzieren, für ASS sind bisher keine Wechselwirkungen bekannt.
ACE-Hemmer	Anstieg der Lithiumspiegel, Kontrollen erforderlich.
Antibiotika	Vorsicht bei Anwendung nephrotoxischer Antibiotika; Lithiumspiegelkontrollen insbesondere bei antibiotikainduzierter Diarrhoe; erhöhte Lithiumspiegel möglich.
Antihypertensiva	
– Clonidin	blutdrucksenkender Effekt wird durch Lithium reduziert.
Kardial wirksame Medikamente	
– Medikamente mit Wirkung auf die Reizleitung wie Digitalis, β-Blokker, Verapamil	Reizbildung und Reizleitung können gestört sein; bei hohen Lithiumspiegeln und Digitalisierung erhöhte Arrhythmiegefahr.
– Calciumantagonisten	evtl. verstärkte Neurotoxizität bei Verapamil, Diltiazem.
Bronchodilatatoren	
– Theophyllin	erhöht die Lithiumausscheidung.
Antidiabetika	engmaschige Blutzuckerkontrollen bei Zugabe von Lithium.
Muskelrelaxantien	verlängerte neuromuskuläre Blockade, Lithium präoperativ absetzen.
Thyreostatika	verstärkte thyreostatische Wirkung
Psychopharmaka	
– Antidepressiva	in Einzelfällen unter Kombination mit selektiven Serotoninwiederaufnahmehemmern und MAO-Hemmern erhöhte Toxizität dieser Substanzen.
– Carbamazepin	Gefahr der synergistischen Wirkung auf die kardiale Reizleitung, vermehrt neurotoxische Wirkungen möglich.
– Neuroleptika	eventuell vermehrte Neurotoxizität, mögliche Zunahme der Krampfbereitschaft.

(Müller-Oerlinghausen 1986, Benkert und Hippius 1996)

Liegt der Spiegel zwischen 2,5 und 4 mmol/l, ist die Indikation zur Dialyse vom Entstehungsmechanismus und dem klinischen Zustand des Patienten abhängig. Akut aufgetretene Intoxikationen, die nur mit leichter Symptomatik einhergehen, können allein durch Anregung einer reichlichen Diurese und Natriumsubstitution behandelt werden. Hierbei sind eine tägliche Urinmenge von 3 bis 5 Litern und eine Natriumkonzentration im Serum von 140 bis 145 mmol/l anzustreben. Eine exakte Bilanzierung ist obligat, bei drohender Überwässerung kann Furosemid eingesetzt werden. Ein vergleichbares Vorgehen ist bei leichteren Intoxikationen indiziert.

Eine Monitorüberwachung sollte aufgrund der möglichen kardialen Nebenwirkungen erfolgen. Wegen des protrahierten Anflutens von Lithium aus dem Gewebe kann es noch nach längerer Zeit zu toxischen Erscheinungen kommen. Gegebenenfalls muß mehrfach hämodialysiert werden (Mühlbauer 1986, Zilker und Clarmann 1986, Benkert und Hippius 1996).

5.1.5 Zusammenfassende Bewertung

Lithium ist ein Medikament, dessen therapeutischer Nutzen in der Phasenprophylaxe affektiver Störungen gesichert ist. Aufgrund der bisherigen Studienlage ist Lithium in seiner Wirkung gegen depressive Phasen den anderen Phasenprophylaktika überlegen. Auch ist nachgewiesen, daß es die Mortalität bei affektiven Erkrankungen reduziert.

Von Nachteil ist seine nur geringe therapeutische Breite. Die Indikation zu seinem Einsatz muß den individuellen Krankheitsverlauf, die bestehenden Kontraindikationen und mögliche Wechselwirkungen mit gleichzeitig verabreichten Medikamenten berücksichtigen. Über potentielle Nebenwirkungen, die oft erst nach Monaten bis Jahren eintreten, muß der Patient gut aufgeklärt sein. Insbesondere Niere, Herz, ZNS, Schilddrüse und Gewicht bedürfen über Jahre und Jahrzehnte einer sorgfältigen Überwachung durch Arzt und Patient.

5.2 Carbamazepin

5.2.1 Allgemeines

5.2.1.1 Geschichtlicher Überblick

Carbamazepin wurde erstmalig 1957 in Basel synthetisiert und 1964 in Deutschland als Antiepileptikum zugelassen. Schon bald nach seiner klinischen Einführung wurde über positive Effekte auf psychopathologische Auffälligkeiten von Epilepsiepatienten berichtet.

Da bei einem Drittel der Patienten mit affektiven Störungen Lithium keinen ausreichenden Erfolg zeigte oder kontraindiziert war, suchte man nach Alternativen. 1971 berichteten Takezaki und Hanaoka erstmals über die Anwendung bei dieser Indikation.

Inzwischen liegen zahlreiche kontrollierte Studien vor, die eine gute Wirksamkeit bei akuter Manie und der Phasenprophylaxe bipolar affektiver Störungen belegen. Es gibt Hinweise dafür, daß Carbamazepin bei bipolar affektiven Störungen mit rapid-cycling, schizoaffektiven Störungen und dysphorischen manischen Phasen dem Lithium überlegen sein kann (Takezaki und Hanaoka 1971, Theobald 1987, Walden und Heßlinger 1995, Benkert und Hippius 1996).

5.2.1.2 Indikationen

Indikationen zum Einsatz von Carbamazepin sind auf neurologischem Gebiet verschiedene Formen der Epilepsie, insbesondere die fokalen und sekundär generalisierten Anfallsformen. Weitere Einsatzgebiete sind die Trigeminus- und Glossopharyngeus-Neuralgie sowie die diabetische Polyneuropathie.

Bei psychiatrischen Erkrankungen stellt die Rezidivprophylaxe der bipolar affektiven Störung die bisher einzige vom Bundesinstitut für Arzneimittel und Medizinprodukte (BfArM) zugelassene psychiatrische Indikation dar. Voraussetzung ist das Therapieversagen unter Lithium oder entsprechende Kontraindikationen. Weitere Indikationen im Rahmen der Therapiefreiheit sind die Behandlung der akuten manischen Episode sowie von Entzugssyndromen (Krämer und Hopf 1987, Sillanpää 1987, Müller-Oerlinghausen et al. 1989, Herzmann 1989, Walden und Heßlinger 1995).

5.2.1.3 Pharmakologischer Überblick

Carbamazepin ist ein Iminostilben-Derivat mit trizyklischem Grundgerüst, es ist strukturchemisch mit Imipramin verwandt. Die Absorption erfolgt innerhalb 2–8 Stunden, die Bioverfügbarkeit beträgt 70 % und die Proteinbindung 75–85 %.

Die Halbwertszeit von ungefähr 12–17 Stunden verkürzt sich mit der Dauer der Anwendung durch Enzyminduktion. Das bedeutet, daß in den ersten Wochen und Monaten die Plasmakonzentration durch regelmäßige Kontrollen überwacht werden muß. Ähnlich wie bei Anwendung aus neurologischer Indikation werden in der Psychiatrie Plasmakonzentrationen von 6–12 µg/ml angestrebt. Die korrekte Spiegelbestimmung sollte 12 Stunden nach der letzten Einnahme erfolgen. Die Metabolisierung erfolgt in der Leber, der Hauptmetabolit Carbamazepin-Epoxid ist ebenfalls klinisch wirksam, aber insbesondere für die unerwünschten Wirkungen verantwortlich. Die Ausscheidung erfolgt ungefähr zu 70 % über den Urin und zu 30 % über die Faeces.

Der Therapiebeginn ist bei akuten manischen Episoden mit Carbamazepinsaft möglich, im weiteren Verlauf wird in der Regel auf die zweimal tägliche Gabe eines Retardpräparates übergegangen (Schmutz et al. 1987, Walden und Heßlinger 1995, Benkert und Hippius 1996).

5.2.2 Internistische Probleme bei der Behandlung mit Carbamazepin

Unerwünschte Arzneimittelwirkungen treten zu Therapiebeginn bei einem Drittel der Patienten auf und führen bei 5–10 % zum Absetzen von Carbamazepin.

5.2.2.1 Herz

Im ZNS blockiert Carbamazepin spannungsabhängige Natriumkanäle sowie Kalziumkanäle; von daher sind entsprechend vermittelte Wirkungen auf die elektrophysiologischen Abläufe am Herzen denkbar. Tatsächlich wurde in Einzelfällen das Auftreten einer Sinusknotendysfunktion mit Bradykardie (Herzberg 1978) sowie einer Störung der Erregungsausbreitung mit Zunahme vorbeste-

hender AV-Blockierungen beschrieben (Beerman et al. 1975, Hamilton 1978). Diese Phänomene waren in der Regel dosisabhängig. In den meisten Fällen waren ältere Patienten betroffen, die eine Begleitmedikation mit ß-Blockern oder Digitalis erhielten. Durch eine Kombinationsbehandlung mit Lithium und Carbamazepin wird die Gefahr der Sinusknotendysfunktion wahrscheinlich vergrößert (Steckler 1994). Vor der Einstellung auf Carbamazepin sollte daher ein EKG abgeleitet werden. Ist eine relevante kardiale Vorschädigung nachweisbar, sollte ein Internist hinzugezogen werden. Insbesondere bei einer Zusatzmedikation wie Digitalis, ß-Blocker, Kalziumantagonisten vom Verapamil- und Diltiazem-Typ, aber auch in Kombination mit Lithium sind EKG- und – gegebenfalls in Absprache mit einem Internisten – Langzeit-EKG-Kontrollen angezeigt.

5.2.2.2 Gastrointestinum

Insbesondere bei Behandlungsbeginn können Mundtrockenheit, Übelkeit, Erbrechen, Obstipation oder Diarrhoe auftreten. Diese Nebenwirkungen lassen sich durch langsameres Aufdosieren oft vermeiden. Zeigen sie sich nach längerfristiger Gabe, können sie auf eine Intoxikation hinweisen und sollten Anlaß für eine Kontrolle der Serumspiegel sein (Sillanpää 1987).

5.2.2.3 Leber

Zu einem Anstieg der γ-GT kommt es häufig. Dieser ist bei isoliertem Auftreten Ausdruck einer Enzyminduktion, die nicht als pathologisch zu werten ist. Seltener kommt es zu einem reversiblen Anstieg der GOT, GPT und AP. Sollten diese Laborparameter um mehr als das Dreifache gegenüber des oberen Normwertes zunehmen, sind engmaschige Laborkontrollen notwendig, da in seltenen Einzelfällen unter Carbamazepin Hepatitiden (Levander 1980) mit und ohne Cholestase und sehr selten auch tödlich verlaufende Leberzellnekrosen beschrieben wurden. Weiterhin wird gelegentlich ein geringer, klinisch nicht signifikanter Abfall der Gesamteiweiß-Konzentration beobachtet (Costa et al. 1986, Krämer 1987).

5.2.2.4 Elektrolyte

Über eine ADH (Antidiuretisches Hormon)-analoge Wirkung des Carbamazepins kommt es in ungefähr 5 % zu einer subklinischen Hyponatriämie. Natriumarme Kost sollte vermieden werden. Das Risiko für eine schwere Hyponatriämie steigt mit dem Alter und der Dosis. Bei Symptomen wie Kopfschmerz, Verwirrtheit und Vigilanzminderung sollte auch an eine intrakranielle Ödembildung gedacht und das Natrium bestimmt werden. In Zusammenhang mit Carbamazepin wurde vereinzelt auch eine Abnahme des Kalziums beschrieben (Krämer 1987, Lahr 1987, Uhde und Post 1983).

5.2.2.5 Hämatologie

Bei 15–20 % der Patienten kommt es unter Behandlung mit Carbamazepin zu einer Leukopenie, d. h. einem Abfall der weißen Blutkörperchen unter 4000/μl. Eine Dosisabhängigkeit besteht nicht; die Störung ist trotz Fortführen der Therapie in der Regel reversibel.

Schwerste hämatologische Nebenwirkungen sind Agranulozytosen und aplastische Anämien, die mit einer Häufigkeit von ca. 1:20 000–125 000 auftreten und einen tödlichen Verlauf nehmen können (Luchins 1984), Todesfälle wurden beschrieben (Luchins 1989⁴). Ein erhöhtes Risiko scheint in den ersten 6 Monaten der Behandlung, bei älteren Patienten und bei hoher Initialdosis zu bestehen. Bei Abfall der Leukozyten unter 3000/μl sind engmaschige, gegebenenfalls tägliche Laborkontrollen angezeigt, die eine Differenzierung der Leukozyten beinhalten sollten. Bei Abfallen der Leukozyten unter 2000/μl bzw. der Granulozyten unter 1000/μl sollte Carbamazepin abgesetzt werden (Krämer 1987). Bei Fieber oder Lymphadenopathie

sind umgehende Blutbildkontrollen angezeigt. Besondere Vorsicht ist bei Kombination mit anderen potentiell knochenmarks-toxischen Medikamenten (z. B. Clozapin) angezeigt.

Eine geringgradige Thombozytopenie tritt in 2 % der Fälle, meist zu Behandlungsbeginn, auf, und ist in der Regel reversibel. Eine verstärkte Blutungsneigung (Petechien an den unteren Extremitäten, Zahnfleischbluten) ist ein Alarmzeichen und muß eine unmittelbare weitere Abklärung nach sich ziehen.

Bei ungefähr 5 % der Patienten unter chronischer Carbamazepinbehandlung findet sich eine Eosinophilie.

Die Abgrenzung der häufigen, reversiblen Blutbildveränderungen von den seltenen, lebensbedrohlichen, kann schwierig sein und häufige Laborkontrollen erfordern (Joffe et al. 1985, Krämer 1987, Tohen et al. 1995).

5.2.2.6 ZNS

Zu Beginn der Behandlung können Müdigkeit, Doppelsehen oder andere Sehstörungen, Schwindel, Ataxie, Nystagmus und distal betonter Tremor auftreten. Diese Symptome sind jedoch bei einschleichendem Aufdosieren selten. Unter langfristiger Medikation können sie jedoch Hinweise auf eine mögliche Intoxikation sein und sollten Anlaß für eine Kontrolle der Plasmakonzentration sein (Greil et al. 1994, Sillenpää 1987).

5.2.2.7 Niere

2 % der einer Herstellerfirma gemeldeten Nebenwirkungen betrafen in Form von Proteinurie, Hämaturie und Oligurie die Nierenfunktion (Krämer 1987). Ein antidiuretischer Effekt von Carbamazepin könnte hierfür verantwortlich sein.

Eine Nierenerkrankung, bei der für Lithium eine Kontraindikation besteht, ist aber nicht automatisch eine Kontraindikation für Carbamazepin. Hier sollte bei Bedarf ein Internist bzw. Nephrologe befragt werden.

5.2.2.8 Haut

In den ersten Wochen der Behandlung treten in 3–17 % makulöse oder makulopapulöse Exantheme auf. Häufig bilden sich diese unter Fortführung der Behandlung oder nach vorübergehender Dosisreduktion zurück. Da aber auch in seltenen Fällen unter Carbamazepin eine exfoliative Dermatitis, ein Stevens-Johnson-Syndrom oder ein Lyell-Syndrom, auch mit Todesfällen, beschrieben wurden, bedürfen Hautveränderungen einer sorgfältigen Überwachung. Bei Hinweisen auf rasche Progredienz, großflächigen Befall, Blasenbildung, Schleimhautbefall mit gleichzeitig bestehendem allgemeinem Krankheitsgefühl oder Fieber muß das Medikament sofort abgesetzt werden. Gegebenenfalls muß die weitere Behandlung intensivmedizinisch erfolgen. Weiterhin wurden in seltenen Fällen ein reversibler Lupus erythematodes, Haarausfall und Lichtdermatosen beobachtet (Krämer und Bork 1987).

5.2.3 Kontrollen vor und während der Therapie; Risikopatienten

Aus ähnlichen Gründen wie vor einer Lithiumbehandlung sind auch vor und während der Therapie mit Carbamazepin bestimmte Kontrolluntersuchungen sinnvoll.

5.2.3.1 Spezifische Untersuchungen vor Therapiebeginn

– Labor:
Differentialblutbild mit Thrombozyten, GOT, GPT, γ-GT, AP, Bilirubin, Prothrombinzeit (Quickwert), Elektrolyte, Kreatinin und Urinstatus
– EKG

5.2.3.2 Kontrolluntersuchungen während der Therapie

Routine-Kontrollen

– Labor (s.o.):
Die Kontrolle der Laborwerte (Blutbild, Leberwerte) wird vom Hersteller (laut Fachinformation 6/1997) für den ersten Monat wöchentlich und für weitere 5 Monate monatlich empfohlen. Danach gelten größere Intervalle als ausreichend, zumindest sollten jedoch pro Jahr zwei bis vier Kontrollen erfolgen. Unabhängig davon ist es wichtig, den Patient auch über die erwähnten zwar seltenen, jedoch gravierenden Nebenwirkungen aufzuklären und darauf hinzuwirken, daß er bei Auftreten einer akuten Symptomatik ohne Verzögerung den Arzt aufsucht.

– EKG:
Insbesondere bei kardialer Vorschädigung und älteren Patienten ist während der Dosisfindung eine Verlaufskontrolle angezeigt, weitere Kontrollen sollten mindestens einmal pro Jahr durchgeführt werden.

Umgehende Laborkontrollen:

Diese sind indiziert bei Fieber, Infekt, Hautausschlag, Verschlechterung des Allgemeinzustandes, Halsentzündungen, Mundulzera, Auftreten von Hämatomen, abdominellen Beschwerden (die durch Störungen der Leberfunktion verursacht sein könnten), Ikterus, Abfall der Leukozyten unter 3000/μl bzw. der Granulozyten unter 1500/μl oder Abfall der Thrombozyten unter 125000/μl (Krämer 1987, Sillanpää 1987, Greil et al. 1994, Benkert und Hippius 1996).

5.2.3.3 Kontraindikationen und Risikopatienten

Absolute Kontraindikationen

Als absolute Kontraindikation gilt eine Überempfindlichkeit gegen Carbamazepin oder strukturverwandte trizyklische Antidepressiva. Bei höhergradigen AV-Blockierungen gelten dieselben Überlegungen wie für Lithium (siehe dort 5.1.3.3). Schwere Leberfunktionsstörungen schließen ebenfalls den Einsatz von Carbamazepin aus. Sie sind neben den klinischen Zeichen erkennbar an einer meist dauerhaften Transaminasenerhöhung (> 100 U/l), Minderung der Syntheseleistung mit Erniedrigung von Gesamteiweiß, Albumin, Prothrombinzeit (Quickwert) und Erhöhung der Cholestaseparameter Bilirubin, Gamma-Glutamyltransferase und Alkalische Phosphatase. Weitere Kontraindikationen aus internistischer Sicht sind Knochenmarksschädigung und akute intermittierende Porphyrie.

Indikationen für einen Therapieabbruch

In der Literatur (Krämer 1987) finden sich folgende Empfehlungen: Ein Abfall der Leukozyten unter 2000/µl bzw. der Granulozyten unter 1000/µl, der Thrombozyten unter 80000/µl, der Erythrozyten unter 4 Mio/µl, des Hämoglobin unter 11 g/dl oder des Hämatokrit unter 32 % sowie das Auftreten von Blutungen sollten zum Absetzen und zu engmaschigen Kontrollen in den nächsten Tagen führen.

Immer sollte aber die Risikoeinschätzung im Einzelfalle anhand der Gesamtsituation durchgeführt werden. Zum Beispiel bei reduziertem Allgemeinzustand des Patienten oder bei rascher Progredienz der Veränderungen sollte auch vor Erreichen obiger Befunde ein Therapieabbruch erwogen werden.

Relative Kontraindikationen und Risikopatienten

Leicht- und mäßiggradige Leberfunktionsstörungen schließen den Einsatz von Carbamazepin nicht aus, sollten jedoch Anlaß sein, sorgfältig auf Zeichen der Unverträglichkeit oder Überdosierung zu achten. Bestehen Zweifel über die Schwere einer Lebererkrankung, sollte ein Internist zu Rate gezogen werden.

Eine grenzwertige AV-Überleitungszeit oder ein AV-Block I° stellen ebenfalls nur eine relative Kontraindikation dar. Das Ausbleiben einer höhergradigen Leitungsverzögerung unter Behandlung sollte durch regelmäßige EKG-Kontrollen dokumentiert werden.

Bei einer Leukopenie mit Werten über 3000/ul bei unauffälligem Differentialblutbild oder einer Thrombozytopenie mit Werten über 125000/µl sind engmaschige Laborkontrollen erforderlich (Krämer 1987, Sillanpää

1987, Greil et al. 1994, Benkert und Hippius 1996).

Gynäkologische Aspekte

Ein großer Teil des Wissens um die teratogene Wirkung des Carbamazepins stammt aus Untersuchungen von Patientinnen, die das Medikament wegen einer Epilepsie einnahmen und unter der Therapie schwanger wurden. In 1–1,5 % dieser Fälle traten beim Feten Neuralrohrdefekte und andere Mißbildungen auf. Zwar ist zu bedenken, daß bei Bestehen einer Epilepsie möglicherweise auch ohne Medikation ein erhöhtes Mißbildungsrisiko besteht, dennoch sollte Carbamazepin im ersten Trimenon, sofern therapeutische Alternativen bestehen, nicht zum Einsatz kommen. Steht wegen eines Kinderwunsches der Patientin die Beendigung der Therapie mit Carbamazepin zur Diskussion, muß das Risiko eines Rezidivs der affektiven Störung bedacht werden. Ein Krankheitsrückfall kann eine hochdosierte Psychopharmakatherapie notwendig machen, die ebenfalls potentiell teratogen ist.

Zu beachten ist, daß Carbamazepin die Wirkung von hormonellen Kontrazeptiva abschwächen und der Schwangerschaftstest falsch negativ ausfallen kann. Diese Zusammenhänge müssen mit Frauen im gebärfähigen Alter ausführlich besprochen werden.

Bei eingetretener Schwangerschaft unter Carbamazepin wird die prophylaktische Gabe von täglich 0,5–5 mg Folsäure empfohlen. Carbamazepin passiert die Plazentaschranke und geht in die Muttermilch über (Greil et al. 1994, Altshuler et al. 1996, Benkert und Hippius 1996).

5.2.4 Besondere Probleme

5.2.4.1 Medikamentöse Wechselwirkungen

Es sind zahlreiche Wechselwirkungen mit anderen Medikamenten bekannt, die unter Umständen erst nach Wochen manifest werden (ausgewählte Beispiele in Tabelle 5.3). Sie

Tabelle 5.3 Wechselwirkungen mit Carbamazepin

Medikamente, die die Carbamazepin-Plasmakonzentration erhöhen können	Medikamente, die durch Carbamazepin in der Wirkung abgeschwächt werden können
Acetazolamid	Benzodiazepine
Cimetidin	Kortikosteroide
Clobazam	Ciclosporin
Danazol	Digoxin
Dextropropoxyphen	Doxycyclin
Diltiazem	Ethosuximid
Erythromycin	Folsäure
Fluoxetin	Mebendazol
Fluvoxamin	Methadon
Isoniazid	Muskelrelaxantien
Miconazol	Neuroleptika
Terfenadin	Orale Kontrazeptiva
Valproat	Phenobarbital
Verapamil	Phenprocoumon
	Phenytoin
	Schilddrüsenhormone
	Theophyllin
	Trizyklische Antidepressiva
	Valproat

(Krämer et al. 1987, Möller et al. 1989, Benkert und Hippius 1996)

können Ursache für fehlenden Therapieerfolg (z. B. durch Induktion des hepatischen Cytochrom P450 Enzymsystems durch Carbamazepin und nachfolgendem Abfall der Plasmakonzentrationen), aber auch für schwerwiegende Nebenwirkungen sein.

Die zusätzliche Gabe von Carbamazepin zu Neuroleptika bei schizophrenen Störungen wurde empfohlen (Dose und Emrich 1989). Hierzu ist die Datenlage aber widersprüchlich. Eigene Untersuchungen zeigten durch den Abfall der Plasmakonzentration des Neuroleptikums signifikante psychopathologische Verschlechterungen (Heßlinger et al. 1998).

5.2.4.2 Intoxikation

Klinik

Im Vordergrund der Carbamazepinintoxikation steht die neurologische Symptomatik (siehe 5.2.2.6), danach folgen Bewußtseinsstörungen und kardiale Komplikationen in Form von Bradykardie, Überleitungsstörungen und Asystolie. Mehrzeitige Verläufe wurden beschrieben. Trotz klinisch oft ausgeprägter Symptomatik ist die Prognose meist gut, Plasmaspiegel bis über 60 µg/ml wurden folgenlos überlebt.

Therapie

Unspezifische Maßnahmen: Magenspülung, Laxantien, wiederholte Gabe von Aktivkohle, kardiales Monitoring mindestens über 2 Tage, bei Atemdepression Intubation und Beatmung, evtl. Hämoperfusion (Krämer 1987).

5.2.5 Zusammenfassende Bewertung

Während bei der Anwendung von Carbamazepin in der initialen Behandlungsphase, insbesondere bei rascher Aufdosierung, häufig harmlose neurologische und gastrointestinale Nebenwirkungen auftreten, so kann es doch dosisunabhängig und selten zu bedrohlichen unerwünschten Arzneimittelwirkungen kommen, die Blutbild, Haut und Leberfunktion betreffen. Der Übergang von harmlosen Laborveränderungen zu ernsten klinischen Komplikationen kann fließend sein. Engmaschige Kontrollen sind in diesen Fällen nötig. Der Patient muß über die klinischen Symptome der bedrohlichen UAW aufgeklärt sein, um bei Bedarf sofort ärztliche Hilfe aufsuchen zu können.

Das Nebenwirkungsprofil – mit Ausnahme der kardialen Nebenwirkungen – unterscheidet sich wesentlich von dem des Lithiums, was die Differentialindikation beim Einsatz eines Phasenprophylaktikums erleichtern kann. Zahlreiche medikamentöse Wechselwirkungen mit Psychopharmaka und internistischen Medikamenten sind zu beachten.

5.3 Valproat

5.3.1 Einleitung

5.3.1.1 Geschichtlicher Überblick

Die antikonvulsive Wirkung von Valproat wurde 1963 entdeckt. 1973 erfolgte in Deutschland seine Zulassung als Antiepileptikum. Lambert et al. setzten bereits 1966 Valpromid, ein Valproatderivat, bei der Behandlung manisch-depressiver Erkrankungen ein. Beim manischen Syndrom ist es bei ungefähr zwei Dritteln der Patienten wirksam.

Gute Erfolge wurden auch bei Panikstörungen und beim Benzodiazepinentzug (Walden 1997) und bei aggressivem Verhalten von Patienten mit Demenz (Jünger 1994) beschrieben. In neuerer Zeit wurde über den erfolgreichen Einsatz bei älteren Patienten mit affektiver Störung (Kando et al. 1996) und bei kognitiven Defiziten unter Lithium berichtet (Stoll et al. 1996). In den USA ist in den letzten Jahren ein Trend vom Carbamazepin zum Valproat feststellbar (Fenn et al. 1996).

(Übersichten bei: Berdien 1994, Walden und Heßlinger 1995, Walden et al 1997)

5.3.1.2 Indikationen

In der Neurologie ist Valproat das Mittel der Wahl bei idiopathischen generalisierten Epilepsien und neben Ethosuximid das Antiepileptikum der ersten Wahl bei Absencen. Zusätzlich ist es ein Reservemedikament bei fokalen Epilepsien.

In der Psychiatrie kommt Valproat im Rahmen der Therapiefreiheit beim manischen Syndrom und in der Phasenprophylaxe affektiver Störungen zum Einsatz. Weitere Anwendungen wurden unter 5.3.1.1 erwähnt.

(Übersichten bei: Berdien 1994, Dieckmann et al. 1994, Emrich 1992, Walden und Heßlinger 1995, Walden et al. 1997)

5.3.1.3 Pharmakologischer Überblick

Valproat ist eine kurzkettige, verzweigte Fettsäure mit 8 C-Atomen. Die Bioverfügbarkeit beträgt nahezu 100 %, 70–95 % liegen proteingebunden vor. Valproat kann Carbamazepin aus den Proteinbindungsstellen verdrängen und so zu einer Carbamazepinintoxikation führen.

Die Halbwertszeit beträgt 5–20 Stunden. Das Medikament wird fast vollständig über die Leber verstoffwechselt. Ein üblicher Modus der Verabreichung ist die zweimal tägliche Gabe eines retardierten Präparates. In Anlehnung an neurologische Indikationen wird auch bei psychiatrischen Indikationen eine Plasmakonzentration von 50–100 μg/ml angestrebt. Bei der Behandlung des manischen Syndroms wird eine rasche Dosissteigerung innerhalb der ersten Tage empfohlen. Bei stark erregten Patienten kann mit einer Initialdosis von 20 mg/kg begonnen werden; auch die Gabe als Saft ist möglich (Theisohn et al. 1992, Walden et al. 1997).

5.3.2 Internistische Probleme bei der Behandlung mit Valproat

5.3.2.1 Gastrointestinum

Übelkeit und Bauchschmerzen sind seltener als bei Carbamazepin oder Lithium und treten meist initial bei rascher Dosissteigerung auf (Rimmer und Richens 1985).

5.3.2.2 Pankreas

Eine seltene, aber spezifische Nebenwirkung von Valproat scheint die Induktion einer akuten Pankreatitis zu sein. In den Jahren 1979 bis 1990 wurden 27 Fallberichte zu diesem Thema publiziert. Die Komplikation zeichnet sich durch einen häufig foudroyanten Verlauf mit hoher Letalität aus. In erster Linie sind Kinder und Jugendliche betroffen, der Anteil der Patienten unter 20 Jahren betrug 85 %. Eine Dosisabhängigkeit konnte nicht beobachtet werden, allerdings kam es zu einem gehäuften Auftreten in den ersten sechs Monaten der Behandlung und bei zusätzlicher Gabe anderer Medikamente (Unkelbach 1992).

5.3.2.3 Leber

Eine geringgradige Erhöhung der Leberfermente (GOT, GPT, γ-GT, LAP und AP) ist häufig (Fichsel 1992) und tritt beispielsweise bei der γ-GT in 9 % der Fälle auf. Die Veränderungen sind in der Regel als harmlos einzustufen (Doppelbauer et al. 1991). In seltenen Fällen kann aber eine schwere Leberschädigung auftreten; bis 1991 wurden 129 tödliche Fälle beschrieben (Scheffner und König 1992). Aus diesem Grund sollte bei einem entsprechenden klinischen Bild (siehe unten), verbunden mit rasch steigenden Leberenzymen, Valproat abgesetzt werden. Unklar ist, wie bei symptomlosen Patienten mit mittelgradig erhöhten Werten verfahren werden soll. Eindeutige Daten zu dieser Situation fehlen; insbesondere ist unklar, ob bei chronischem Gebrauch eine relevante Leberschädigung resultiert. Oft wird so vorgegangen, daß bei einer Erhöhung auf das Dreifache des oberen Normwertes die Indikation zur Fortführung der Therapie besonders kritisch gestellt wird. Engmaschige Laborkontrollen sind nötig; in Zweifelsfällen sollte ein Internist zu Rate gezogen werden.

Als klinische Zeichen einer schweren Leberschädigung können Bauchschmerzen, Übelkeit, Erbrechen, Apathie, Ikterus, Blutungen und Ödeme auftreten. Die Abgrenzung zu gastrointestinalen Infektionen kann im Frühstadium schwierig sein. Im Labor finden sich eine deutliche Erhöhung der Transaminasen und Veränderungen der Gerinnungsparameter (Czettritz und Weinmann 1992) sowie fakultativ eine Hyperammoniämie und ein Carnitinmangel (Laub 1992). Carnitin ist für den Transport von Fettsäuren über die mitochondriale Membran von Bedeutung. Bei einer hepatotoxischen Reaktion sollte Carnitin substituiert werden, da nicht auszuschließen ist, daß ein durch Valproat mitbedingter Carnitinmangel eine Teilursache des komplexen Geschehens darstellen könnte (Laub 1992).

Als Risikofaktoren für das Auftreten einer schweren Leberschädigung gelten Alter < 3 Jahre, Nichtbeachten von Kontraindikationen sowie die Einnahme von mehr als 2 Antiepileptika (Scheffner und König 1992). Im Erwachsenenalter ist das Risiko des toxischen Leberversagens extrem gering.

5.3.2.4 Hämatologie

Gerinnung

Isolierte Thrombozytopenien treten bei 10 % der behandelten Kinder auf, sind aber beim Erwachsenen viel seltener (May und Sunder 1993, Tohen et al. 1995). Sie sind meist geringer Ausprägung und normalisieren sich in der Regel trotz Fortführen der Behandlung. Isolierte Erniedrigungen des Fibrinogen wurden sogar in bis zu 50 % der Fälle gefunden und sind gleichfalls reversibel und ohne klinische Bedeutung (Czettritz und Weinmann 1992). Manifestiert sich eine erhöhte Blutungsneigung oder kommt es zu einem Abfall des Quickwertes, später eventuell auch zu einer Verlängerung der Partiellen Thromboplastinzeit (PTT), ergibt sich – neben anderen Differentialdiagnosen – der Verdacht auf eine akute schwere Leberfunktionsstörung. Bei Hinweisen auf eine klinische Blutungsneigung oder bei einem Abfall des Quickwertes und meist erst nachfolgend auch einer Verlängerung der PTT besteht der dringende Verdacht auf eine toxische Leberschädigung. Eine sofortige Kontrolle der Gerinnungsfaktoren einschließlich des Fibrinogens sowie der Leberfunktionsparameter ist dann notwendig (Czettritz und Weinmann 1992).

Blutbild

Eine Leukopenie unter einer Behandlung mit Valproat tritt sehr selten auf. Es gibt einzelne Mitteilungen über die Auslösung einer Agranulozytose (Fichsel 1992, May und Sunder 1993, Tohen et al. 1995).

5.3.2.5 Haut und Hautanhangsgebilde, Schleimhäute

Vor Therapiebeginn sollte der Patient darüber aufgeklärt werden, daß es unter Umständen zu einem passageren und reversiblen Haarausfall kommen kann. In seltenen Fällen tritt sogar eine Alopezie auf. Nach einigen Wochen können dann die Haare auch wellig und hypopigmentiert nachwachsen. Diese Nebenwirkung scheint häufiger bei Frauen aufzutreten. Makulöse und makulopapulöse Exantheme sind deutlich seltener als bei Carbamazepin. In Einzelfällen können Pruritus, Photosensibilität und Gingivahyperplasie auftreten. Bei einem Säugling wurde über einen tödlichen Verlauf eines Lyell-Syndroms berichtet; der Zusammenhang mit Valproat blieb jedoch fraglich (Bork 1992).

5.3.2.6 ZNS

Tremor und Ataxie treten meist initial bei rascher Dosissteigerung auf. Auffälligkeiten wie Verlangsamung, Akinese, zerebrale Atrophie und dementielle Entwicklungen wurden als neurotoxische Spätwirkungen diskutiert und waren nach Absetzen nur teilweise reversibel. Die Ursache für eine Valproat-Enzephalopathie mit Tremor, Ataxie und Bewußtseinsstörungen auch bei niedrig normalen Valproat-Plasmakonzentrationen ist unklar. Bei Bewußtseinsstörungen sollte an die Möglichkeit einer toxischen Hepatopathie (siehe 5.3.2.3) gedacht und eine entsprechende Labordiagnostik (beispielsweise Ammoniakbestimmung) vorgenommen werden (Marescaux et al. 1982, Bauer und Elger 1992).

5.3.2.7 Sonstiges

Eine Gewichtszunahme unter Valproat ist häufig und kann wie bei Lithium Grund für das Absetzen des Medikaments sein. Die Kontrolle des Gewichtes und gegebenenfalls eine Diätberatung sind daher wichtige Aufgaben.

5.3.3 Kontrollen vor und während der Therapie; Risikopatienten

5.3.3.1 Spezifische Untersuchungen vor Therapiebeginn:

Labor: Prothrombinzeit (Quickwert), Partielle Thromboplastinzeit (PTT), Fibrinogen, Thrombozyten, Blutbild, GOT, GPT, AP, γGT und Bilirubin sowie Pankreasenzyme (Lipase, Urinamylase).

5.3.3.2 Kontrolluntersuchungen während der Therapie

Eine Laborkontrolle wird 1, 3, 5, 7 und 9 Wochen nach Therapiebeginn und danach in vierwöchigen Abständen bis zum Ablauf eines halben Jahres empfohlen. Danach sollten Kontrollen in mindestens 6-monatigen Intervallen erfolgen. Bei entsprechenden klinischen Verdachtsmomenten sind Untersuchungen in engeren Abständen angezeigt. Sofortige Laborkontrollen sind bei verstärkter Blutungsneigung, Hinweisen auf eine Leberfunktionsstörung, bei einer Leukopenie oder anderen pathologischen Laborwerten notwendig. Insbesondere bei Anstieg der Leberenzyme kann eine sonographische Untersuchung hilfreich sein, um die Frage nach koinzidenten hepatobiliären Erkrankungen zu klären.

5.3.3.3 Kontraindikationen und Risikopatienten

Als Kontraindikation ist eine bekannte Überempfindlichkeit gegen Valproat (auch in der Familienanamnese, z. B. Tod eines der Geschwister unter Valproateinwirkung) zu werten. Bei akuten oder chronischen Lebererkrankungen, pathologischen Laborwerten (s.o.), Knochenmarksschädigung, Pankreasfunktionsstörungen oder Gerinnungsstörungen sollte ein Internist hinzugezogen werden.

Hinsichtlich einer Schwangerschaft gelten die gleichen Überlegungen wie bei Carbamazepin. Neuralrohrmißbildungen wurden in 1–2 % bei Anwendung im ersten Trimenon beschrieben (Beck-Mannagetta 1992, Altshuler et al. 1996).

5.3.4 Besondere Probleme

5.3.4.1 Medikamentöse Wechselwirkungen

Antiepileptika und Antidepressiva

Enzyminduzierende Antiepileptika (Phenobarbital, Carbamazepin, Phenytoin) erniedrigen den Valproatspiegel, in Kombination mit Valproat sind die Phenytoin- und Phenobarbitalspiegel erhöht.

Valproat erhöht die Konzentration des Carbamazepin-Epoxids, wodurch die zentralnervösen Nebenwirkungen zunehmen. Valproat kann auch die Plasmakonzentrationen von Antidepressiva und damit deren Nebenwirkungen erhöhen.

Andere Medikamente

Bei Kombination mit Antikoagulantien oder ASS besteht eine erhöhte Blutungsneigung; die Gerinnungsparameter sollten kontrolliert werden. ASS erhöht den Valproatspiegel ebenso wie Cimetidin und Erythromycin.

Zusatz: Bei Diabetikern ist eine falsch positive Reaktion auf Ketonkörper möglich (Rambeck und Krämer 1992, Benkert und Hippius 1996).

5.3.4.2 Intoxikation

Klinik

Zeichen einer leichten Intoxikation sind Tremor, Schwindel, Nystagmus, Dysarthrie und Sehstörungen (Fleckensehen). Diese neurologischen Symptome sind auch bei Plasmakonzentrationen im therapeutischen Bereich möglich.

Zeichen der schweren Intoxikation sind Verwirrtheit und Bewußtseinsstörungen bis zum Koma. Die Prognose ist meist günstig, auch Plasmakonzentrationen über dem 20fachen der Norm wurden überlebt.

Therapie

Unspezifisch: Magenspülung, Aktivkohle und symptomatische Behandlung unter Intensivbedingungen. Weiterhin werden Hämodialyse und forcierte Diurese genannt.

Das EEG und die klinische Symptomatik können noch Tage nach Normalisierung der Plasmakonzentration pathologisch sein. Die Ausbildung eines Hirnödems ist möglich (Bauer und Elger 1992).

5.3.5 Zusammenfassende Bewertung

Valproat ist bisher in Deutschland für die Indikation der Phasenprophylaxe affektiver Störungen noch nicht zugelassen, erscheint aber im Erwachsenenalter verträglicher und sicherer als Lithium und Carbamazepin. Kardiale Nebenwirkungen sind bisher im Gegensatz zu Lithium und Carbamazepin nicht bekannt. Ernsthafte internistische Komplikationen betreffen Leber, Gerinnungssystem und Pankreas, sind aber im Erwachsenenalter sehr selten.

Valproat stellt daher bei ausbleibender Wirkung oder fehlender Verträglichkeit der beiden anderen Medikamente auch bei älteren oder internistisch erkrankten Patienten eine wichtige therapeutische Alternative dar.

Literatur

Abraham, G., J.J. Waldron, J.S. Lawson: Are the renal effects of lithium modified by frequency of administration? Acta Psychiatr. Scand. 92 (1995) 115–118

Ahrens, B., B. Müller-Oerlinghausen, M. Schou, T. Wolf, M. Alda, E. Grof, P. Grof, G. Lenz, C. Simhandl, K. Thau, P. Vestergaard, R. Wolf, H.J. Möller: Excess cardiovascular and suicide mortality of affective disorders may be reduced by lithium prophylaxis. J. Aff. Dis. 33 (1995) 67–75

Albrecht, J.: Lithium und das Herz-Kreislauf-System. In: Müller-Oerlinghausen, B., W. Greil (Hrsg.): Die Lithiumtherapie – Nutzen, Risiken, Alternativen. Springer Verlag, Berlin, Heidelberg, 1986

Albrecht, J.: Beeinflussung der Schilddrüsenfunktion und des Immunsystems durch Lithiumsalze. In: Müller-Oerlinghausen, B., W. Greil (Hrsg.): Die Lithiumtherapie – Nutzen,

Risiken, Alternativen. Springer Verlag, Berlin, Heidelberg, 1986

Albrecht, G.: Unerwünschte Wirkungen der Lithiumtherapie an der Haut. In: Müller-Oerlinghausen, B., W. Greil (Hrsg.): Die Lithiumtherapie – Nutzen, Risiken, Alternativen. Springer Verlag, Berlin, Heidelberg, 1986

Albrecht, J., B. Müller-Oerlinghausen: Kardiovaskuläre Nebenwirkungen von Lithium. Dtsch. med. Wschr. 105 (1980) 651–655

Altshuler, L.L., L. Cohen, M. Szuba, V.K. Burt, M. Gitlin, J. Mintz: Pharmacologic management of psychiatric illness during pregnancy: dilemmas and guidelines. Am. J. Psychiatry 153 (1996) 592–606

Bauer, J., C.E. Elger: Intoxikationen und Encephalopathien unter Valproinsäuretherapie. In: Krämer, G., M. Laub (Hrsg.): Valproinsäure. Springer Verlag, Berlin, Heidelberg, 1992

Beck-Mannagetta: Klinische Aspekte der Teratogenität und Therapie von Valproinsäure in der Schwangerschaft. In: Krämer, G., M. Laub (Hrsg.): Valproinsäure. Springer Verlag, Berlin, Heidelberg, 1992

Beerman, B., O. Edhag, H. Vallin: Advanced heart block aggravated by carbamazepine. Br. Heart J. 37 (1975) 668–671

Benkert, O., H. Hippius: Psychiatrische Pharmakotherapie, Springer Verlag, Berlin, Heidelberg, 1996

Berdien, E.: Literaturübersicht zum Einsatz von Valproat in der Psychiatrie. In: Van Calker, D., Walden, J. (Hrsg.): Valproat in der Psychiatrie. Zuckschwerdt-Verlag, München, 1994

Bersudsky, Y., I. Vinnitsky, N. Grisaru: The effect of inositol on lithium-induced polyuriapolydipsia in rats and humans. Hum. Psychopharmacol. 7 (1992) 403–407

Bocchetta, A., F. Bernardi, C. Burrai, M. Pedditzi, A. Loviselli, F. Velluzzi, E. Martino, M. Del Zompo: The course of thyroid abnormalities during lithium treatment: a two-year follow-up study. Acta Psychiatr. Scand. 86 (1992) 38–41

Bork, K.: Unerwünschte Arzneimittelwirkungen von Valproinsäure an der Haut und den hautnahen Schleimhäuten. In: Krämer, G., M. Laub (Hrsg.): Valproinsäure. Springer Verlag, Berlin, Heidelberg, 1992

Brightwell, D.R., K.A. Halmi, R. Finn: Lithium induced polydipsia and polyuria: mechanism of action? Biol. Psychiat. 7 (1973) 167–171

Costa, J.F., J.H. Sramek, J.M. Herrera: Hepatic reaction to carbamazepine. J. Clin. Psychopharmacol. 6 (1986) 251–252

Czettritz, G.v., H.M. Weinmann: Gerinnungsstörungen unter Valproinsäure. In: Krämer, G., M. Laub (Hrsg.): Valproinsäure. Springer Verlag, Berlin ,Heidelberg, 1992

Deandrea, D., N. Walker, M. Mehlmauer, K. White: Dermatological reactions to lithium: A critical review of the literature. J.Clin. Psychopharmacol. 2 (1982) 199–205

Decina, P., J.A. Oliver, R.R. Sciacca, E. Colt, R.R. Fieve: Effect of lithium therapy on glomerular filtration rate. Am. J. Psychiatry 140 (1983) 1065–1067

Dempsey, G.M., D.L. Dunner, R.R. Fieve, T. Farkas, J. Wong: Treatment of excessive weight gain in patients taking lithium. Am. J. Psychiatry 133 (1976) 1082–1084

Diebold, K.: Klinisch-chemische Veränderungen unter Lithiumbehandlung. In: Müller-Oerlinghausen, B., W. Greil (Hrsg.): Die Lithiumtherapie – Nutzen, Risiken, Alternativen. Springer Verlag, Berlin, Heidelberg, 1986

Dieckmann, E., D. van Calker, M. Berger: Therapie affektiver Störungen unter Einbeziehung von Valproat. Eine Übersicht zum praktischen Einsatz. In: Van Calker, D., Walden, J.: Valproat in der Psychiatrie. Zuckschwerdt-Verlag, München, 1994

Doppelbauer, A., J. Zeitlhofer, S. Obergottsberger, C. Baumgartner, C. Lind, N. Mayr, L. Deecke: Bedeutung von Laboratoriumsbefunden bei Antiepileptika-Langzeittherapie. Dtsch. med. Wschr. 116 (1991) 41–47

Dose, M., H. Emrich: Carbamazepin als Adjuvans der neuroleptischen Behandlung schizophrener Psychosen. In: Müller-Oerlinghausen, B., S. Haas, K.-D. Stoll (Hrsg.): Carbamazepin in der Psychiatrie. Georg Thieme Verlag, Stuttgart, 1989

Emrich, H.M.: Stellenwert von Valproinsäure in der Psychiatrie. In: Krämer, G., M. Laub (Hrsg.): Valproinsäure. Springer Verlag, Berlin, Heidelberg, 1992

Fenn, H.H., D. Robinson, V. Luby, C. Dangel, E. Buxton, M. Beattie, H. Kraemer, J.A. Yesavage: Trends in pharmacotherapy of schizoaffective and bipolar affective disorders: A 5-year naturalistic study. Am. J. Psychiatry 153 (1996) 711–713

Fichsel, H.: Veränderungen von Laborparametern unter der Therapie mit Valproinsäure. In: Krämer, G., M. Laub (Hrsg.): Valproinsäure. Springer Verlag, Berlin, Heidelberg, 1992

Greil, W., N. Sassim, C. Ströbel: Die manisch-depressive Krankheit: Therapie mit Carbamazepin. Für Betroffene, Angehörige und Therapeuten, Georg Thieme Verlag, Stuttgart, 1994

Greil, W., D. van Calker: Lithium: Grundlagen und Therapie. In: Langer, G., H. Heimann (Hrsg.): Psychopharmaka. Springer Verlag, Wien, New York, 1983

Hamilton, D.V.: Carbamazepine and heart block. Lancet 1 (1978) 1365

Heidemann, E.: Indikationen für die Anwendung von Lithiumsalzen in der inneren Medizin. In: Müller-Oerlinghausen, B., W. Greil (Hrsg.): Die Lithiumtherapie – Nutzen, Risiken, Alternativen. Springer Verlag, Berlin, Heidelberg, 1986

Herzberg, L.: Carbamazepine and bradycardia. Lancet 1 (1978) 1097–1098

Herzmann, C.E.: Zum Stellenwert des Carbamazepin bei stationärer Entzugsbehandlung von Alkoholabhängigen. In: Müller-Oerlinghausen, B., S. Haas, K.-D. Stoll (Hrsg.): Carbamazepin in der Psychiatrie. Georg Thieme Verlag, Stuttgart, 1989

Heßlinger, B., P. Klose, C. Normann, J. Langosch, M. Berger, J. Walden: Zur adjuvanten Behandlung schizophrener Störungen mit Carbamazepin. Fortschr. Neurol. und Psychiat. (1998) im Druck

Hestbech, J., H.E. Hansen, A. Amdisen, S. Olsen: Chronic renal lesions following long-term treatment with lithium. Kidney International 12 (1977) 205–213

Hetmar, O., U.J. Povlsen, J. Ladefoged, T.G. Bolwig: Lithium: Long-term effects on the kidney. A prospective follow-up study ten years after kidney biopsy. Brit. J. Psychiatry 158 (1991) 53–58

Jensen, H.V., P. Plenge, E.T. Mellerup, K. Davidsen, L. Toftegaard, H. Aggernas, N. Bjorum: Lithium prophylaxis of manic-depressive disorder: daily lithium dosing schedule versus every second day. Acta Psychiatr. Scand. 92 (1995) 69–74

Joffe, R.T., R.M. Post, T.W. Roy-Burne, T.W. Uhde: Hematological effects of carbamazepine in patients with affective illness. Am. J. Psychiat. 142 (1985) 1196–1199

Johnson, F.N., A. Amdisen: Der historische Hintergrund der Lithiumtherapie und -prophyla-

xe. In: Müller-Oerlinghausen, B., W. Greil (Hrsg.): Die Lithiumtherapie – Nutzen, Risiken, Alternativen. Springer Verlag, Berlin, Heidelberg, 1986

Jünger, E.: Wirksamkeit von Valproat bei aggressiven Verhaltensstörungen von dementen Patienten. In: Van Calker, D., J. Walden: Valproat in der Psychiatrie. Zuckschwerdt-Verlag, München, 1994

Kampf, D.: Lithium und die Nierenfunktion. In: Müller-Oerlinghausen, B., W. Greil (Hrsg.): Die Lithiumtherapie – Nutzen, Risiken, Alternativen. Springer Verlag, Berlin, Heidelberg, 1986

Kando, J.C., M. Tohen, J. Castillo, C.A. Zarate: The use of valproate in an elderly population with affective symptoms. J. Clin. Psychiatry 57 (1996) 238–240

Krämer, G.: Carbamazepin-induzierte Veränderungen von Laborparametern und ihre klinische Relevanz. In: Krämer, G., H.C. Hopf (Hrsg.): Carbamazepin in der Neurologie. Georg Thieme Verlag, Stuttgart, 1987

Krämer, G.: Carbamazepin-Intoxikationen. In: Krämer, G., H.C. Hopf (Hrsg.): Carbamazepin in der Neurologie. Georg Thieme Verlag, Stuttgart, 1987

Krämer, G., R. Besser, M. Theison: Interaktionen von Carbamazepin mit anderen Medikamenten. In: Krämer, G., H.C. Hopf (Hrsg.): Carbamazepin in der Neurologie. Georg Thieme Verlag, Stuttgart, 1987

Krämer, G., K. Bork: Dermatologische Nebenwirkungen von Carbamazepin. In: Krämer, G., H.C. Hopf (Hrsg.): Carbamazepin in der Neurologie. Georg Thieme Verlag, Stuttgart, 1987

Krämer, G., H.C. Hopf (Hrsg.): Carbamazepin in der Neurologie. Georg Thieme Verlag, Stuttgart, 1987

Krämer, G., M. Laub (Hrsg.): Valproinsäure. Springer Verlag, Berlin, Heidelberg, 1992

Lahr, M.B.: Hyponatremia during carbamazepine therapy. J. Clin. Psychopharmacol. Ther. 37 (1987) 693–696

Langer, G., H. Heimann (Hrsg.): Psychopharmaka. Springer Verlag, Wien, New York, 1983

Laub, M.C.: Einfluß von Valproinsäure auf Fettstoffwechsel und Carnitin. In: Krämer, G., M. Laub (Hrsg.): Valproinsäure. Springer Verlag, Berlin, Heidelberg, 1992

Lehmann, K.: Pharmakokinetik. In: Müller-Oerlinghausen, B., W. Greil (Hrsg.): Die Lithiumtherapie – Nutzen, Risiken, Alternativen. Springer Verlag, Berlin, Heidelberg, 1986

Leutgeb, U.: Lithium und seine Wirkungen auf das Endokrinum, den Knochen und den peripheren Nerv – eine aktuelle Übersicht. Fortschr. Neurol. Psychiat. 63 (1995) 149–161

Levander, H.G.: Granulomatous hepatitis in a patient receiving carbamazepine. Acta Med. Scand. 208 (1980) 333–335

Lippmann, S.: Is lithium bad for the kidneys? J. Clin. Psychiatry 43 (1982) 220–224

Luchins, D.J.: Fatal agranulocytosis in a chronic schizophrenic patient treated with carbamazepine. Am. J. Psychiatry 141 (1984) 687–688

Mallette, L.E., K. Khouri, H. Zengotita, B.W. Hollis, S. Malini: Lithium treatment increases intact and midregion parathyroid hormone and parathyroid volume. J. Clin. Endocrinol. Metab. 68 (1989) 654–660

Marescaux, C., J.M. Warter, G. Micheletti, L. Rumbach, G. Coquillat, D. Kurtz: Stuporous episodes during treatment with sodium valproate: Report of seven cases. Epilepsia 23 (1982) 297–305

May, R.B., T.R. Sunder: Hematologic manifestations of long-term valproate therapy. Epilepsia 34 (1993) 1098–1101

Mitchell, J.E., T.B. Mackenzie: Cardiac effects of lithium therapy in man: A review. J. Clinical Psychiatry 43 (1982) 47–51

Möller, H.J., W. Kissling, K.-D. Stoll, G. Wendt: Psychopharmakotherapie. Kohlhammer Verlag, Stuttgart, 1989

Montalescot, G., Y. Levy, P.Y. Hatt: Serious sinus node dysfunction caused by therapeutic doses of lithium. Int. J. Cardiol. 5 (1984) 94–96

Mühlbauer, H.D.: Die Lithiumintoxikation. In: Müller-Oerlinghausen, B., W. Greil (Hrsg.): Die Lithiumtherapie – Nutzen, Risiken, Alternativen. Springer Verlag, Berlin, Heidelberg, 1986

Müller-Oerlinghausen, B.: Wirkung von Lithiumsalzen auf Kohlehydratstoffwechsel, Körpergewicht und gastrointestinale Funktionen. In: Müller-Oerlinghausen, B., W. Greil (Hrsg.): Die Lithiumtherapie — Nutzen, Risiken, Alternativen. Springer Verlag, Berlin, Heidelberg, 1986

Müller-Oerlinghausen, B.: Wirkung von Lithium auf Sexualfunktion und Schwangerschaft. In: Müller-Oerlinghausen, B., W. Greil (Hrsg.): Die Lithiumtherapie – Nutzen, Risiken, Alternativen. Springer Verlag, Berlin, Heidelberg, 1986

Müller-Oerlinghausen, B.: Wechselwirkungen von Lithiumsalzen mit anderen Arzneimitteln. In: Müller-Oerlinghausen, B., W. Greil (Hrsg.): Die Lithiumtherapie – Nutzen, Risiken, Alternativen. Springer Verlag, Berlin, Heidelberg, 1986

Müller-Oerlinghausen, B.: Die IGSLI-Studie zur Mortalität lithiumbehandelter Patienten mit affektiven Psychosen. In: Müller-Oerlinghausen, B., A. Berghöfer (Hrsg.): Ziele und Ergebnisse der medikamentösen Prophylaxe affektiver Psychosen. Georg Thieme Verlag, Stuttgart, 1994

Müller-Oerlinghausen, B., A. Berghöfer (Hrsg.): Ziele und Ergebnisse der medikamentösen Prophylaxe affektiver Psychosen. Georg Thieme Verlag, Stuttgart, 1994

Müller-Oerlinghausen, B., W. Greil: Praktische Ratschläge zur Durchführung und Kontrolle einer Lithiumbehandlung. In: Müller-Oerlinghausen, B., W. Greil (Hrsg.): Die Lithiumtherapie – Nutzen, Risiken, Alternativen. Springer Verlag, Berlin, Heidelberg, 1986

Müller-Oerlinghausen, B., W. Greil (Hrsg.): Die Lithiumtherapie – Nutzen, Risiken, Alternativen. Springer Verlag, Berlin, Heidelberg, 1986

Müller-Oerlinghausen, B., S. Haas, K.-D. Stoll (Hrsg.): Carbamazepin in der Psychiatrie. Georg Thieme Verlag, Stuttgart, 1989

Pohl, R.B., R. Berchou, B.K. Gupta: Lithium-induced hypothyroidism and thyroiditis. Biol. Psychiat. 14 (1978) 835–837

Rambeck, B., G. Krämer: Medikamentöse Interaktionen von und mit Valproinsäure. In: Krämer, G., M. Laub (Hrsg.): Valproinsäure, Springer Verlag, Berlin, Heidelberg, 1992

Ramsey, T.A., M. Cox: Lithium and the kidney: A review. Am. J. Psychiatry. 139 (1982) 443–449

Rimmer, E.M., A. Richens: An update on sodium valproate. Pharmacotherapy 5 (1985) 171–184

Röhr, F., J. Schürmann, R. Tölle: Körperliche Untersuchungen bei psychisch Kranken. Deutsches Ärzteblatt 93 (1996) B1488-B1492

Roose, S.P., J.I. Nurnberger, D.L. Dunner, D.K. Blood, R.R. Fieve: Cardiac sinus node dysfunction during lithium treatment. Am. J. Psychiatry 136 (1979) 804–809

Rosser, R.: Thyrotoxicosis and lithium. Brit. J. Psychiat. 128 (1976) 61–66

Sarantidis, D., B. Waters: A review and controlled study of cutaneus conditions associated with lithium carbonate. Brit. J. Psychiatry 143 (1983) 42–50

Scheffner, D., S. König: Hepatotoxische Nebenwirkungen von Valproinsäure. Allgemeine klinische Gesichtspunkte. In: Krämer, G., M. Laub (Hrsg.): Valproinsäure. Springer Verlag, Berlin, Heidelberg, 1992

Schmutz, M., K. Klebs, C. Mondadori, H.R. Olpe: Das pharmakologische Profil von Carbamazepin. In: Krämer, G., H.C. Hopf (Hrsg.): Carbamazepin in der Neurologie. Georg Thieme Verlag, Stuttgart, 1987

Schou, M.: Wirksamkeit der Lithiumprophylaxe unter den Bedingungen der Praxis. In: Müller-Oerlinghausen, B., A. Berghöfer (Hrsg.): Ziele und Ergebnisse der medikamentösen Prophylaxe affektiver Psychosen. Georg Thieme Verlag, Stuttgart, 1994

Schou, M.: Forty Years of Lithium Treatment. Arch. Gen. Psychiatry 54 (1997) 9–13

Sillanpää, M.: Das klinische Profil von Carbamazepin. Nutzen, Risiken und Optimierung der Therapie. In: Krämer, G., H.C. Hopf (Hrsg.): Carbamazepin in der Neurologie. Georg Thieme Verlag, Stuttgart, 1987

Steckler, L.E.: Lithium- and carbamazepine-associated sinus node dysfunction: Nine-year experience in a psychiatric hospital. J. Clin. Psychopharmacol. 14 (1994) 336–339

Stoll, A.L., C.A. Locke, A. Vuckovic, P.V. Mayer: Lithium-associated cognitive and functional deficits reduced by a switch to divalproex sodium: A case series. J. Clin. Psychiatry 57 (1996) 356–359

Takezaki, H., M. Hanaoka: The use of carbamazepine (Tegretol) in the control of manic-depressive psychosis and other manic depressive states. Clin. Psychiatr. 13 (1971) 173–183

Terao, T., H. Abe, K. Abe: Irreversible sinus node dysfunction induced by resumption of lithium therapy. Acta Psychiatr. Scand. 93 (1996) 407–408

Theisohn, M., H. Hahn, I. Herma: Klinische Pharmakologie von Valproinsäure: Resorption und Metabolisierung. In: Krämer, G., M. Laub (Hrsg.): Valproinsäure. Springer Verlag, Berlin, Heidelberg, 1992

Theobald, W.: Die Synthese des Carbamazepins 1957, erste pharmakologische Resultate. In: Krämer, G., H.C. Hopf (Hrsg.): Carbamazepin in der Neurologie. Georg Thieme Verlag, Stuttgart, 1987

Tilkian, A.G., J.S. Schroeder, J.J. Kao, H.N. Hultgren: The cardiovascular effects of lithium in man: A review of the literature. Am. J. Med. 61 (1976) 665–670

Tohen, M., J. Castillo, R.S. Baldessarini,, C. Zarate, J.C. Kando: Blood dyscrasias with carbamazepine and valproate: A pharmacoepidemiological study of 2,228 patients at r.sk. Am. J. Psychiatry 152 (1995) 413–418

Uhde, T.W., R.M. Post: Effects of carbamazepine on serum electrolytes: Clinical and theoretical implications. J. Clin. Psychopharmacol. 3 (1983) 103–106

Unkelbach, St.: Pankreas-spezifische Nebenwirkungen unter Valproinsäure. In: Krämer, G., M. Laub (Hrsg.): Valproinsäure. Springer Verlag, Berlin, Heidelberg, 1992

Van Calker, D., J. Walden (Hrsg.): Valproat in der Psychiatrie. Zuckschwerdt-Verlag, München, 1994

Vestergaard, P.: Compliance bei Langzeitmedikation mit Lithium: Ein Hauptfaktor erfolgreicher Prophylaxe bei manisch-depressiver Erkrankung: In: Müller-Oerlinghausen, B., A. Berghöfer (Hrsg.): Ziele und Ergebnisse der medikamentösen Prophylaxe affektiver Psychosen. Georg Thieme Verlag, Stuttgart, 1994

Vestergaard, P., A. Amdisen, M. Schou: Clinically significant side-effects of lithium treatment. A survey of 237 patients in long term treatment. Acta. Psychiat. Scand. 62 (1980) 193–200

Vestergaard, P., A. Amdisen: Lithium treatment and kidney function: A follow-up study of 237 patients in long-term treatment. Acta Psychiatr. scand. 63 (1981) 333–345

Walden J., B. Heßlinger: Bedeutung alter und neuer Antiepileptika in der Behandlung psychischer Erkrankungen. Fortschr. Neurol. Psychiat. 63 (1995) 320–335

Walden, J., B. Heßlinger, H. Grunze, M. Berger: Behandlung psychischer Erkrankungen mit dem Antiepileptikum Valproat. Nervenheilkunde 16 (1997) 12–18

Wallin, L., C. Alling, M. Aurell: Impairment of renal function in patients on long-term lithium treatment, Clinical Nephrology 18 (1982) 23–28

Wardin, B., B. Müller-Oerlinghausen Neurologische, neuromuskuläre und neurotoxische Effekte der Lithiumbehandlung. In: Müller-Oerlinghausen, B., W. Greil (Hrsg.): Die Lithiumtherapie – Nutzen, Risiken, Alternativen. Springer Verlag, Berlin, Heidelberg 1986

Werner, W.: Lithium in der Psychiatrie: Geschichte des Lithium. Zeitschrift für Allgemeinmedizin 54 (1978) 1391–1398

Wood, I.K., D.X. Parmelee, J.W. Foreman: Lithium-induced nephrotic syndrome. Am. J. Psychiatry 146 (1989) 84–87

Zilker, T.R., M. Clarmann: Therapie der Lithiumintoxikation. In: Müller-Oerlinghausen, B., W. Greil (Hrsg.): Die Lithiumtherapie – Nutzen, Risiken, Alternativen. Springer Verlag, Berlin, Heidelberg, 1986

6 Internistische Aspekte der Behandlung mit Neuroleptika und Benzodiazepinen

F. Lederbogen

Einleitung

Medikamente mit neuroleptischer Wirkung zählen zu den häufig eingesetzten Psychopharmaka bei psychisch Kranken. Bei den stationär behandelten psychiatrischen Patienten stehen sie mit an erster Stelle der Verordnungen: 68 % dieser Population wurden zumindest zeitweise mit Vertretern dieser Substanzklasse behandelt (Grohmann et al. 1994). Häufigste Indikation ist die Therapie von Erkrankungen aus dem schizophrenen Formenkreis, von Manien und bestimmten Verlaufsformen affektiver Störungen. Neuroleptika (NL) sind häufig auch bei der Behandlung organischer Psychosen angezeigt, so beispielsweise beim deliranten Syndrom im Rahmen internistisch-neurologischer Grunderkrankungen. NL mit speziellem Wirkprofil werden aufgrund ihrer antiemetischen Potenz bei chemotherapie-induziertem Erbrechen oder wegen ihrer schlafanstoßenden Wirkung in der Geriatrie eingesetzt.

Auch der Gebrauch von Benzodiazepinen (BZD) ist weit verbreitet. Ungefähr 12 % der Erwachsenen mehrerer westlicher Länder sowie der Vereinigten Staaten gaben an, im Laufe der zurückliegenden Jahres Anxiolytika (in über 80 % der Fälle BZD) eingenommen zu haben (Balter et al. 1979). Diese Zahlen bleiben bis in die 90er Jahre stabil und repräsentieren nach Ansicht von Woods et al. (1995) nicht in erster Linie eine zu großzügige Verordnungspraxis, sondern eine unzureichende Versorgung psychisch Kranker. Bei stationär behandelten psychiatrischen Patienten kamen BZD in zirka 40 % zum Einsatz (Grohmann et al. 1994). Aufgrund ihrer weit

verbreiteten Anwendung besteht ein großes Potential an unerwünschten Nebenwirkungen, an erster Stelle Mißbrauch und Abhängigkeit.

Häufige Indikationen für den Einsatz von BZD sind von Angst geprägte Unruhe- und Erregungszustände, die im Rahmen verschiedenster psychischer Erkrankungen auftreten können. Auch bei der Behandlung somatischer Erkrankungen werden regelmäßig BZD eingesetzt, so beispielsweise beim akuten Myokardinfarkt. Weit verbreitet sind diese Substanzen auch bei der Vorbereitung zu diagnostischen oder therapeutischen Eingriffen wie endoskopischen Verfahren oder bei der Prämedikation vor Operationen. Ein weiterer häufiger Grund für die Verordnung von BZD sind Schlafstörungen. Für den sedativ-hypnotischen Effekt ist in der Regel eine höhere Dosis nötig wie zur Anxiolyse.

BZD zeichnen sich durch zwei Besonderheiten aus: Zum ersten ist eine teilweise hohe Plasmaeiweißbindung zu nennen, aus der bedeutsame Interaktionen mit anderen Pharmaka resultieren können. Dies erscheint auch deshalb relevant, da BZD – abgesehen von ihrem Einsatz als Hypnotika – zumeist in Kombination mit anderen Medikamenten gegeben werden. Zum zweiten: BZD weisen eine große therapeutische Breite auf. So ist die Wahrscheinlichkeit eines tödlichen Ausgangs bei reinen BZD-Intoxikationen gering.

Wegen der häufigen Anwendung der beiden Substanzgruppen erscheint es sinnvoll, die internistischen Aspekte der Behandlung mit diesen Medikamenten darzulegen. Dabei sollen auch manche seltenere Nebenwirkungen nicht unerwähnt bleiben. Zwei Fragen stehen im Vordergrund: Welche Auswirkungen der Therapie mit NL und BZD führen zu internistischem Handlungsbedarf und was ist beim Einsatz dieser Medikamente bei Patienten mit internistischen Begleiterkrankungen zu beachten?

6.1 Einteilung der Neuroleptika und Benzodiazepine

Die NL lassen sich gliedern in trizyklische und nicht-trizyklische Substanzen. Zu der ersten Gruppe zählen Phenothiazine, Thioxanthene und mehrere nicht-klassifizierbare Substanzen, zur zweiten Butyrophenone, Diphenylbutylpiperidine, Benzamide und Benzisoxazole. Wichtige Vertreter finden sich in Tabelle 6.1. Bei der Entwicklung neuer Medikamente mit antipsychotischer Wirkung wird versucht, die Rate extrapyramidal-motorischer Nebenwirkungen zu reduzieren bei gleichzeitig besserer Wirkung auf die negative Symptomatik (Übersicht: Möller 1995).

Eine andere, in letzter Zeit zunehmend gebräuchlichere Einteilung unterscheidet zwischen typischen und atypischen NL. Zu der letzteren Gruppe werden unabhängig von der chemischen Struktur Substanzen gerechnet, die bei guter antipsychotischer Wirksamkeit nur geringe extrapyramidalmotorische Symptome auslösen. Weitere Kriterien sind geringe Beeinflussung des Serum-Prolaktinspiegels, Wirksamkeit gegen Negativ-Symptome und eine geringe kataleptogene Wirkung. Das klassische atypische Neuroleptikum ist Clozapin. Weitere Substanzen, die diese Bedingungen annähernd erfüllen und sich kurz vor oder nach Markteinführung befinden, sind Olanzapin, Seroquel, Sertindol und Ziprasidon (Kerwin und Taylor 1996, Richelson 1996).

Die Einteilung der BZD erfolgt meist nach pharmakologischen Gesichtspunkten, d. h. nach der Halbwertszeit. Dabei ist jedoch zu beachten, daß viele BZD zu Metaboliten verstoffwechselt werden, die eine erheblich längere Halbwertszeit als die Muttersubstanzen aufweisen. Wichtige Vertreter der BZD zeigt Tabelle 6.2.

Tabelle 6.1 Auswahl wichtiger Neuroleptika

Trizyklische Neuroleptika	Nicht-trizyklische Neuroleptika
1. Phenothiazine	1. Butyrophenone
Levomepromazin (Neurocil®, u.a.)	Benperidol (Glianimon®)
Thioridazin (Melleril®, u.a.)	Bromperidol (Impromen®, u.a.)
Fluphenazin (Dapotum®, Lyogen®, u.a.)	Haloperidol (Haldol®, u.a.)
Perazin (Taxilan®)	Melperon (Eunerpan®)
Perphenazin (Decentan®)	Pipamperon (Dipiperon®)
2. Thioxanthene	2. Diphenylbutylpiperidine
Chlorprothixen (Truxal®, u.a.)	Fluspirilen (Imap®)
Clopenthixol (Ciatyl®)	Pimozid (Orap®)
Zuclopenthixol (Ciatyl-Z®)	
Flupentixol (Fluanxol®)	3. Benzamide
	Sulpirid (Dogmatil®, u.a.)
3. Andere trizyklische Neuroleptika	
Clozapin (Leponex®)	4. Benzisoxazole
Olanzapin (Zyprexa®)	Risperidon (Risperdal®)
Prothipendyl (Dominal®)	
Zotepin (Nipolept®)	5. Phenylindole
	Sertindol (Serdolect®)

Tabelle 6.2 Auswahl wichtiger Benzodiazepine

1. Benzodiazepine mit langer HWZ und/oder lang wirksamen aktiven Metaboliten, u.a.:
Diazepam (Valium®, u.a.)
Chlordiazepoxid (Librium®, u.a.)
Dikaliumclorazepat (Tranxilium®)
Flurazepam (Dalmadorm®, u.a.)

2. Benzodiazepine mit mittlerer HWZ und/oder entsprechend aktiven Metaboliten, u.a.:
Bromazepam (Lexotanil®, u.a.)
Flunitrazepam (Rohypnol®, u.a.)
Nitrazepam (Mogadan®, u.a.)

3. Benzodiazepine mit kürzerer HWZ ohne aktive Metaboliten, u.a.:
Lorazepam (Tavor®, u.a.)
Oxazepam (Adumbran®, u.a.)
Temazepam (Planum®, Remestan®)

Tabelle 6.3 Häufigkeit unerwünschter Arzneimittelwirkungen (UAW) bei stationär behandelten Patienten (nach Grohmann et al. 1994, nur wahrscheinliche und sichere Fälle)

	UAW mit therapeut. Konsequenzen	Absetz- UAW	Bedrohliche UAW
Neuroleptika	41,5 %	9,0 %	1,4 %
Antidepressiva	21,5 %	7,8 %	1,9 %
Lithiumsalze	5,3 %	0,8 %	0,9 %
Antiparkinson-mittel	4,2 %	0,2 %	0,2 %
Benzodiazepine	3,0 %	0,3 %	0,1 %

NL sind nicht nur sehr häufig eingenommene Medikamente in der stationären Psychiatrie, sie verursachen hier auch die meisten unerwünschten Arzneimittelwirkungen (UAW) (Grohmann et al. 1994). Therapierelevante UAW traten bei 42 % der behandelten Patienten auf, in 9 % führten sie zum Absetzten des Medikamentes und in 1,4 % wurden die Nebenwirkung als bedrohlich eingestuft (Tabelle 6.3). An erster Stelle der UAW stehen extrapyramidalmotorische Störungen, es folgen psychische und verschiedene andere neurologische Auswirkungen. Doch auch die internistisch relevanten UAW machen zusammengenommen einen beträchtlichen Prozentsatz aus, sodaß ihre ausführlichere Betrachtung sinnvoll erscheint.

Für die BZD ist die Einschätzung der Häufigkeit von UAW schwieriger, da sie meist in Kombination mit anderen Substanzen gegeben werden. Bei Auftreten einer solchen Reaktion ist es deshalb nicht immer möglich, diese eindeutig einem bestimmten Medikament zuzuordnen. Trotz dieser Einschränkung kann man aber davon ausgehen, daß UAW, die auf die Anwendung von BZD zurückgehen, selten sind. Man darf jedoch nicht vergessen, daß die wichtigste UAW – die Entwicklung von Mißbrauch und Abhängigkeit – bei eher kurzdauernden Beobachtungen stationärer Patienten unterrepräsentiert ist.

6.2 Neuroleptika

6.2.1 Kardiale Auswirkungen

Wegen der vergleichbaren Struktur sind für die trizyklischen NL ähnliche kardiale Nebenwirkungen zu erwarten wie für die trizyklischen Antidepressiva. Hinsichtlich weiterer Einzelheiten sei deshalb auf das Kapitel 4 verwiesen. Tabelle 6.4 zeigt diejenigen kardialen Erkrankungen, bei denen diese Substanzen kontraindiziert sind.

Tabelle 6.4 Kardiale Erkrankungen als Kontraindikationen gegen trizyklische Neuroleptika

– AV-Block II° und III° Grades, kompletter Schenkelblock
– Bedrohliche ventrikuläre Rhythmusstörungen (beispielsweise Z. n. Kammertachykardie)
– QT-Syndrom
– Akuter Myokardinfarkt, instabile Angina pectoris
– Höhergradige Herzklappenvitien

Die Herzinsuffizienz an sich bedeutet keine Kontraindikation; es ist allerdings zu beachten, daß die seltenen, jedoch gefürchteten proarrythmischen Effekte chinidinähnlich wirkender Substanzen – und hierzu zählen auch die trizyklischen Neuroleptika – vor allem bei Patienten mit ausgeprägter Herzinsuffizienz beobachtet wurden, insbesondere, wenn sie mit Digitalis und Diuretika vorbehandelt waren oder Elektrolytstörungen aufwiesen (Minardo 1988). Bei schweren kardialen Vorerkrankungen ist es also ratsam, primär die nicht-trizyklischen NL einzusetzen.

Über diese Substanzen, vor allem das Butyrophenon Haloperidol, liegt eine ausgedehnte Erfahrung vor. Sie gelten als sichere Medikamente bei kardial Vorgeschädigten (Tesar et al. 1985). Fallberichte machen jedoch deutlich, daß es eine absolute Sicherheit nicht gibt. So führte die intravenöse Injektion von 7.5 mg Haloperidol bei einem 65-jährigem Mann ohne bekannte kardiale Vorerkrankungen zu einem Herzstillstand (Huyse und van Schijndel 1988). Hohe bis sehr hohe Tagesdosen dieser Substanz (115–825 mg) führten nach einer anderen Beobachtung (Metzger und Friedmann 1993) zu einer Verlängerung der QT-Zeit und zu bedrohlichen Rhythmusstörungen vom Typ Torsade de Pointes, wie sie auch von den trizyklischen NL (Kemper et al. 1983) und anderen Medikamenten (Stratmann und Kennedy 1987) bekannt sind.

Die QT-Zeit bezeichnet beim Elektrokardiogramm den Zeitabschnitt vom Beginn der Q-Zacke bis zum Ende der T-Welle. Die Frequenzkorrektur erfolgt nach der von Bazett (1920) vorgeschlagenen Formel

$$QTc = \frac{QT}{\sqrt{R\text{-}R\text{-}Intervall}}$$

Das R-R-Intervall bezeichnet die Zeitspanne zwischen zwei aufeinanderfolgenden R-Zakken und ist in Sekunden einzusetzen. Eine Verlängerung der frequenzkorrigierten QT-Zeit (QTc) ist mit einem zunehmendem Risiko bedrohlicher Rhythmusstörungen verbunden und kann durch Medikamente, Toxine, Elektrolytstörungen und anderes mehr induziert werden (Symanski und Gettes 1993). Die obere Normgrenze wird mit 430 ms angegeben (Heinecker 1986). In einer kürzlich veröffentlichten Studie waren hohe NL-Dosen (über 2000 mg Chlorpromazin-Äquivalent) mit einer signifikanten Verlängerung

der QTc verbunden (Warner et al. 1996). Die Bedeutung der Untersuchung bleibt jedoch unklar, da schon ab einer Dauer von 420 ms von einer Verlängerung der QTc gesprochen wurde, und ein Teil der Patienten zusätzlich Medikamente einnahm, die ebenfalls einen Effekt auf die QTc haben können. Metzger und Friedmann (1993) empfehlen, ab einer QTc von 450 ms Haloperidol abzusetzen.

In diesem Zusammenhang sollte erwähnt werden, daß das Diphenylbutylpiperidin Pimozid mit einer vermehrten Neigung zur Extrasystolie in Verbindung gebracht wurde (Fulop et a. 1987). Von dem Einsatz dieser Substanz bei kardial schwer Vorgeschädigten wird abgeraten (Arana und Hyman 1991).

Aus diesen Beispielen wird deutlich, daß auch bei der Behandlung mit nicht-trizyklischen NL in seltenen Fällen mit teilweise schwerwiegenden kardialen Komplikationen zu rechnen ist. Wir halten es für empfehlenswert, bei Beginn oder Dosissteigerung einer neuroleptischen Medikation das EKG zu kontrollieren und die frequenzkorrigierte QT-Zeit zu bestimmen. Dies gilt in erster Linie für die trizyklischen NL, aber auch für die nicht-trizyklischen NL in höherer Dosierung. Zu beachten ist dabei, daß begleitende Elektrolytstörungen, beispielsweise eine Hypokaliämie, das Auslösen einer Arrhythmie begünstigen und daß Wechselwirkungen mit anderen Medikamenten die Spiegel der Psychopharmaka erheblich erhöhen können.

Vor diesem Hintergrund erscheint es angebracht, auf den mehrfach postulierten Zusammenhang zwischen Medikation mit NL und Sekundenherztod oder akutem Herzinfarkt einzugehen. Eine britische Studie aus dem Jahr 1992 (Thorogood et al.) berichtete über ein erheblich erhöhtes Risiko psychopharmakologisch behandelter junger Frauen, einen tödlichen Herzinfarkt zu erleiden. Eine erhöhte Prävalenz an Risikofaktoren, insbesondere des Rauchens, konnte nicht nachgewiesen werden und scheidet somit als Erklärung aus. Hintergrund der Studie waren frühere Untersuchungen, die eine Häufung plötzlicher Todesfälle bei Patienten feststellten, die Amitriptylin (Moir et al. 1973) oder Phenothiazine, insbesondere Thioridazin (Mehtonen et al. 1991) einnahmen. Mehrere Faktoren müssen jedoch bedacht werden, ehe der voreilige Schluß gezogen wird, daß hier eine Ursache-Wirkung-Beziehung vorliegt. So konnte gezeigt werden, daß bei Patienten mit schweren psychiatrischen Erkrankungen im allgemeinen (Häfner und Bickel 1989) und affektiven Störungen im besonderen (Übersicht: O'Brien und Ames 1994) Inzidenz und Prävalenz von Herz-Kreislauferkrankungen erhöht sind. Soweit dies aus den vorliegenden nicht-kontrollierten Studien abgeleitet werden kann, ließ sich eine durch Psychopharmaka induzierte Risikoerhöhung nicht nachweisen. Es liegen sogar Hinweise dafür vor, daß die Letalität an somatischen Begleiterkrankungen vor Einführung der Psychopharmakatherapie noch höher lag (Craig und Lin 1981).

So ist es denkbar, daß eine psychopharmakologische Behandlung lediglich einen Indikator für eine Bedingung darstellt, die per se mit einem erhöhten Risiko des Myokardinfarktes oder Sekundenherztodes einhergeht. Neuere Forschungsergebnisse stützen diese Vermutung. So ist bei Patienten nach Myokardinfarkt das Auftreten einer Depression ein unabhängiger prognostischer Faktor, der einen ungünstigen Verlauf mit der gleichen Aussagekraft wie eine ventrikuläre Dysfunktion (Killip Klasse) oder das Vorhandensein eines früheren Infarktes vorhersagt (Frasure-Smith et al. 1993).

Einen völlig anderen Erklärungsansatz für die Häufung plötzlicher Todesfälle bei psychopharmakologisch behandelten Patienten verfolgten britische Pharmakologen (Jusic und Lader 1994): Sie untersuchten bei unerwartet verstorbenen psychisch Kranken Blut- und Gewebsspiegel verschiedener Psychopharmaka und stellten wiederholt toxische Arzneimittelkonzentrationen fest, und zwar überwiegend von Neuroleptika. Die Autoren räumen selbst ein, daß die post-mortem Bestimmung von Blut- und Gewebsspiegeln einen „toxikologischen Alptraum" bedeutet, war-

nen aber dennoch eindringlich davor, über die empfohlenen Tagesdosen hinauszugehen oder eine Kombinationstherapie anzuwenden, die zu schwer kalkulierbaren Arzneimittelinterferenzen führen kann.

6.2.2 Hypotone Kreislaufregulationsstörung

Eine meist weniger bedrohliche, dafür aber umso häufigere Auswirkung einer Therapie mit NL stellt die hypotone Kreislaufregulationsstörung dar. Sie tritt bei rund 10 % aller mit mit dieser Substanzklasse behandelten Patienten auf und führte bei 0,2 % (Haloperidol) bzw. 0,6 % (Levomepromazin und Thioridazin) zum Absetzen der Behandlung (Grohmann und Rüther 1994). Hingewiesen sei auf die Gefährdung des alten Menschen, der mit internistisch indizierten Medikamenten vorbehandelt ist, die ebenfalls eine hypotone Kreislaufregulationsstörung bedingen, und der einen weiteren Abfall des zerebralen Perfusionsdrucks nur bedingt toleriert.

Wichtigste Screeningmethode ist die Messung des Blutdruckes im Liegen und Stehen. Ein Abfall des systolischen Blutdruckes von mindestens 30 mmHg, verbunden mit Beschwerden, zeigt eine zunehmende Gefährdung an und sollte zu Konsequenzen führen. Dies gilt gleichermaßen für einen Blutdruckabfall von 50 mmHg oder mehr auch bei fehlenden Beschwerden. Die orthostatische Regulationsstörung wird in Verbindung gebracht mit einer erhöhten Rate an Stürzen, die wiederum zu erheblicher Morbidität führen. Ray und Mitarbeiter (1987) überprüften die Medikation bei 1021 Patienten, die eine Schenkelhalsfraktur infolge eines Sturzes erlitten hatten und fanden beim Vergleich mit einem entsprechenden Kontrollkollektiv, daß bei einer Einnahme von bestimmten NL (Thioridazin und Haloperidol), Antidepressiva (Doxepin und Imipramin) sowie Flurazepam, einem BZD mit langer Halbwertszeit, das Risiko einer solchen Fraktur signifikant erhöht war. Zwar läßt sich anhand dieser Daten eine ursächliche Wirkung der medikamenten-induzierten orthostatischen Hypotonie nicht nachweisen; die Möglichkeit einer solchen Auswirkung sollte jedoch dazu führen, bei entsprechend gefährdeten Patienten ein sorgfältiges Monitoring des Blutdruckes durchzuführen.

6.2.3 Gastrointestinale Auswirkungen

Klinisch relevante Auswirkungen der NL auf den Gastrointestinaltrakt sind Mundtrockenheit, Dysphagie und Obstipation. Die klinische Einschätzung dieser Beschwerden gestaltet sich unter Umständen schwierig, da sie auch häufig von unmedizierten psychiatrischen Patienten beklagt werden und Ausdruck der psychischen Erkrankung sein können (Escobar et al. 1989). Dennoch sollte nie versäumt werden, nach einem objektivierbaren Befund zu suchen.

Mundtrockenheit (Xerostomie) wird von Medikamenten mit ausgeprägter anticholinerger Wirkung, wie niederpotenten NL, induziert. Sie kann zu erheblichen Problemen führen wie Entzündung und Ulzeration von Mund- und Wangenschleimhaut, Geschmacksstörung, Schwierigkeiten beim Kauen, Schlucken und Sprechen, schlechtem Sitz der Zahnprothese, Karies, oraler Kandidiasis oder akuter Speicheldrüsenentzündung.

Andere Ursachen, die Mundtrockenheit verursachen, sollten in die differentialdiagnostischen Überlegungen miteinbezogen werden: Respiratorische Störungen, die zu verstärkter Mundatmung führen, Auswirkungen verschiedener Medikamente wie Antihypertonika, Antihistaminika oder nicht-steroidaler Antirheumatika, und Affektionen der Speicheldrüsen, sei es primär oder sekundär im Rahmen einer Systemerkrankung wie dem Sjögren-Syndrom.

Hinsichtlich der Behandlung sollte zunächst das Ausweichen auf eine weniger anticholinerg wirksame Substanz erwogen werden. Hilfreich kann in manchen Fällen das Kauen zuckerfreien Kaugummis oder die Anwendung von künstlichem Speichel sein. In hartnäckigen Fällen kann versucht werden, die Mundtrockenheit z. B. durch das Cholinergikum Betanecholchlorid (Myocholine Glenwood®) zu beeinflussen. Allerdings kann dieses Medikament Übelkeit, Durchfall, Bradykardie und Hypotonie bewirken, so daß es bei älteren Patienten und bei Patienten mit bekannter Herzerkrankung oder Neigung zur Hypotension sehr zurückhaltend eingesetzt werden sollte.

Dysphagie läßt sich definieren als Gefühl der behinderten Passage zwischen Mund und Magen. Eine wichtige Differentialdiagnose bei der Differenzierung dieses Symptoms ist die Somatisierungsstörung.

NL können indirekt über die Ausbildung lingualer und bukkaler Dyskinesien zu einer Dysphagie führen. Hierbei behindert die dyskinetische Zunge die regelrechte Einleitung des Schluckaktes (Massengill und Nashold 1969). Anticholinerg wirkende Medikamente können die Dysphagie verstärken, indem sie den Würgereflex abschwächen. So wiesen 74 % schizophrener Patienten mit Spätdyskinesien unter Anticholinergika einen abgeschwächten Würgereflex auf, jedoch nur 13 % vergleichbarer Patienten ohne eine solche Medikation (Craig et al. 1982).

Eine potentiell lebensbedrohliche Komplikation der Dysphagie stellt die Bolusaspiration dar. Verschiedene Faktoren sind an der Genese dieser Situation, die bei psychiatrischen Patienten gehäuft auftritt (Hackl 1989), beteiligt. Als Risikofaktoren gelten hohes Alter, internistische, neurologische und HNO-ärztliche Begleiterkrankungen, schlechter Zahnstatus und auffälliges Eßverhalten. Wie bei der Dysphagie spielt der Einfluß der medikamentösen Therapie, insbesondere mit NL, eine wichtige Rolle. Die bradykinetische Dysphagie als Ausdruck eines akinetischen Parkinsonoids scheint gefährlicher zu sein als die durch Früh- oder Spätdyskinesien bedingte Schluckstörung (Bazemore et al. 1991). Nach unserer Erfahrung ist die Kenntnis dieser Komplikation unerläßlich, da bei unverzüglich eingeleiteten gezielten notfallmedizinischen Maßnahmen die Patienten eine gute Überlebenschance haben (Schmitt und Hewer 1993).

Die klinische Untersuchung beginnt mit der sorgfältigen Inspektion des Oropharyngealraumes. Von großer Bedeutung ist es, die Auslösung des Würgereflexes zu überprüfen. Auch kann die Speiseröhre durch zervikale Raumforderungen, beispielsweise eine Struma, von außen komprimiert werden. Zu einer vollständigen Untersuchung gehört es auch, Kauen und Schlucken fester und flüssiger Nahrung direkt zu beobachten. Bei Verdacht auf eine organische Störung im subepiglottischen Raum oder im Bereich der Speiseröhre müssen sich die Untersuchung durch einen Hals-Nasen-Ohren-Arzt, die Beobachtung des Schluckaktes unter Röntgendurchleuchtung oder die endoskopische Diagnostik anschließen. Eine sorgfältige neurologische Untersuchung ist nötig, um Erkrankungen dieses Fachgebietes aufzuspüren, in deren Zusammenhang die Dysphagie möglicherweise einzuordnen ist.

Nach einem Fallbericht (Wyllie et al. 1986) können auch Benzodiazepine über die von ihnen ausgelöste Muskelrelaxation zu einer Schluckstörung mit Gefahr der Aspiration beitragen. Hierbei handelt es sich sicherlich um ein seltenes Phänomen; es ist jedoch erwähnenswert, da BZD in der Akutpsychiatrie häufig mit NL zusammen gegeben werden.

Über die anticholinerge Wirkung können NL zu einer verminderten gastrischen und intestinalen Motilität führen. Hieraus resultieren Gastroparese und Obstipation, bei massiver Ausprägung paralytischer Ileus, Megakolon oder intestinale Pseudoobstruktion. Die hierbei gefundenen Symptome reichen von Appetitverlust, Völlegefühl, postprandialer Übelkeit und Erbrechen bis hin zu krampfartigen abdominellen Schmerzen bei fehlendem Stuhlgang. Diese Beschwerden müssen von Beginn an ernst genommen werden, es gibt Fallberichte über NL-induzierte Fälle von Ileus (Giordano et al. 1975, Maltbie et al. 1981), intestinaler Dilatation (Evans et al. 1979, Ritama et al. 1969) sowie Perforation und Peritonitis (Sellu 1987). Gefährdet sind Patienten mit einer vorbestehenden intestinalen Transitstörung aufgrund einer funktionellen oder somatischen Erkrankung (Tabelle 6.5). Steht eine neuaufgetretene Obstipation nicht in zeitlich klar erkennbarem Zusammenhang mit der psychotropen Medikation, muß an das Vorliegen einer relevanten organischen Erkrankung gedacht und eine entsprechende Diagnostik in die Wege geleitet werden (von der Ohe 1996).

Tabelle 6.5 Wichtige Ursachen der Obstipation (modifiziert nach Ewe und Weis 1996)

Ursache	häufig	selten
Funktionelle Obstipation		
Lebensgewohnheiten	+	
Medikamentennebenwirkung, u.a. bei	+	
Opiaten		
Antazida		
Sedativa		
Parasympathikolytika		
Obstipation bei organischen Erkrankungen		
Stenosen (entzündlich, maligne, durch Kompression)		+
Endokrinologische Ursachen		+
Diabetes mellitus mit autonomer Neuropathie		
Hypothyreose		
Hyperparathyreoidismus		
Neurologische Erkrankungen		+
Verschiedenes, z. B. Hypokaliämie		+

Neben der klinischen Untersuchung können bei Verdacht auf eine Magenentleerungsstörung eine Sonographie (Schaffstein et al. 1990), die Magendarmpassage unter Röntgendurchleuchtung, oder, als sensitivstes Verfahren, die Magenszintigraphie (Wegener et al. 1988), hilfreich sein. Bei Verdacht auf einen Ileus sind Röntgenaufnahmen des Abdomens im Stehen oder Linksseitenlage angebracht, um Flüssigkeitsspiegel im dilatierten Darm nachzuweisen. Wird aufgrund des klinischen Bildes eine Perforation erwogen, ist darauf zu achten, daß die Zwerchfellkuppeln mit abgebildet sind, da sich hier Luftsicheln nachweisen lassen. Eine frühzeitige Kontakt aufnahme mit dem Chirurgen ist obligatorisch.

Die Stufentherapie der Obstipation zeigt Tabelle 6.6. Beim Einsatz von Laxantien muß unterschieden werden zwischen Quell- oder Ballaststoffen und abführenden Mitteln im engeren Sinne. Letztere sollten nur bei ausgeprägter Obstipation intermittierend jeden 2. oder 3. Tag eingesetzt werden.

Tabelle 6.6 Therapiemöglichkeiten der Obstipation (modifiziert nach Ewe und Weis 1996)

Basistherapie:
- Aufklärungsgespräch, gegebenenfalls Korrektur unrealistischer Vorstellungen
- Auf nüchternen Magen ein Glas Fruchtsaft
- Zum Frühstück: Vollkornbrot, Bohnenkaffee und 2 Eßlöffel Leinsamen mit Flüssigkeit, alternativ Weizenkleie (vorher einweichen)
- Versuch einer Darmentleerung nach dem Essen, auch bei fehlendem Stuhldrang, zur Konditionierung des gastrokolischen Reflexes
- Morgengymnastik und andere körperliche Bewegung
- Übrige Mahlzeiten ebenfalls schlackenreich (Gemüse, Obst, Salate, Vollkornbrot), günstig auch Yoghurt und Quark
- Ausreichende Trinkmenge (> 2 l/Tag)
- Gegebenenfalls Korrektur einer Hypokaliämie

„Stool-softener":
- Quellstoffe (z. B. Plantago afro bzw. ovata mit ausreichend Flüssigkeit)
- Osmotische Laxantien (z. B. Lactulose)

Lokale Maßnahmen, v.a. bei rektaler Verstopfung
- Glycerin-Suppositorien, kleine Einläufe

Laxantien im engeren Sinne, v.a. bei „slow transit constipation":
- Bisacodyl, Natriumpicosulfat, Aloe und Senna

Prokinetika:
- Cisaprid, Metoclopramid, Erythromycin

6.2.4 Hepatische Auswirkungen

Eine medikamentenbedingte Schädigung der Leberfunktion kann zwei Verläufe annehmen, die sich klinisch, laborchemisch und histopathologisch voneinander unterscheiden. Die hepatozelluläre Form zeigt bei Bestimmung der Leberfermente in erster Linie eine Erhöhung der Glutamat-Pyruvat-Transaminase (GPT) und der Glutamat-Oxalazetat-Transaminase (GOT), bei der cholestatischen Form steht der Anstieg von Bilirubin, Gamma-Glutamyl-Transferase (γ-GT) und Alkalischer Phosphatase (AP) im Vordergrund. Anamnese und Befund lassen beide Typen nicht von einer primären Leber- und Gallenwegserkrankung unterscheiden (Ludwig und Axelsen 1983). Schwere NL-induzierte Leberschäden sind selten und wurden in der AMÜP-Studie bei fast 10.000 neuroleptisch behandelten Patienten in keinem Fall beobachtet (Grohmann und Rüther 1994). Bei dieser Häufigkeitsangabe ist jedoch zu berücksichtigen, daß es sich um ein engmaschig überwachtes Kollektiv stationär behandelter Patienten handelt, bei denen Hinweise für eine unerwünschte Arzneimittelwirkung frühzeitig zu einem Absetzen der verantwortlichen Medikamente führte.

Ein häufiges klinisches Problem hingegen stellt die asymptomatische Leberenzymerhöhung unter NL-Therapie dar. Die Häufigkeit wird mit 25 bis 60% angegeben (Leipzig 1992), betroffen sind meistens Transaminasen und γ-GT. Sie tritt in der Regel 3–4 Wochen nach Beginn der Therapie in mäßiggradiger Ausprägung auf und ist häufig reversibel. Die Frage, ob diese laborchemischen Veränderungen eine relevante Lebererkrankung anzeigen, kann nicht abschließend beantwortet werden, da systematische histologische Untersuchungen vor und nach Therapie mit NL nicht vorliegen. Die Einschätzung wird erschwert durch den Umstand, daß mitunter schon vor Therapie eine Beeinträchtigung der Leberfunktion vorlag. So zeigten in der Ära vor Einführung der NL 40% der schizophrenen Patienten bei Autopsie Hinweise für eine Schädigung des Organs (Hollister und Hall 1966). Verlaufsbeobachtungen sprechen für den benignen Charakter NL-induzierter asymptomatischer Leberenzymanstiege (Linnet et al. 1983). Diese Beurteilung wird auch durch unsere Erfahrung bestätigt.

In dieser Situation wird, einem allgemeinen Konsens entsprechend, folgendes Vorgehen als angemessen empfunden: Tritt unter Therapie mit NL eine asymptomatische Erhöhung der Leberfunktionsparameter auf, so sind zunächst koinzidente Erkrankungen wie akute virale Hepatitis, Schub einer Leberzirrhose sowie andere Noxen (Alkohol, andere Medikamente) zu bedenken und gegebenenfalls auszuschließen. Da bei kontinuierlich steigenden Werten die Fortführung der Therapie eine ernsthafte Leberschädigung bewirken kann, sollten die NL bei anhaltender Erhöhung der Transaminasen über das Dreifache des oberen Normwertes abgesetzt werden. Aus diesem Grund sind nach unserer Ansicht bei Beginn oder Dosissteigerung einer neuroleptischen Therapie wöchentliche Kontrollen der wichtigsten Leberenzyme nötig.

Im Gegensatz zu den dargestellten, meist blanden Verläufen stellt die akute medikamenteninduzierte Leberschädigung eine schwere Erkrankung dar, die rasches Handeln nötig macht. Nach einer fakultativen Prodromalphase mit unspezifischen Symptomen wie Übelkeit, Appetitlosigkeit und Erbrechen kommt es zu einem ausgeprägten Ikterus. Mitunter treten Fieber, Hautausschlag oder Eosinophilie dazu. Die Zeitspanne nach Beginn der Medikation beträgt meist 1–5 Wochen; pathogenetisch liegt eine Hypersensitivitätsreaktion zugrunde. Es müssen unverzüglich alle Medikamente weggelassen werden, die in Verdacht stehen, diese Reaktion ausgelöst zu haben. In jedem Fall ist die Kontaktaufnahme mit einem Internisten nötig. Nach Absetzen der Medikamente erfolgt in der Regel ein Rückgang der Symptomatik, tödliche Verläufe wurden jedoch beschrieben (Rosenblum et al. 1960). Die erneute Einnahme des verantwortlichen Medikamentes kann auch in geringen Dosen zu einem Wiederaufflammen der Symptomatik führen. Eine weiterführende Darstellung von Symptomatik, Verlauf und Prognose arzneimittelinduzierter Leberschäden findet sich in der Übersicht von Bode (1985).

Eine weitere häufige klinische Situation stellt die Notwendigkeit dar, NL bei einem Patienten mit vorbestehender Lebererkrankung einzusetzen. Hierbei ist es wichtig, den Schwere-grad dieser Begleiterkrankung korrekt einzuschätzen, da je nach Ausprägung Pharmakokinetik und Pharmakodynamik der angewandten Pharmaka erheblich verändert sein können. Die Auswirkungen der veränderten Metabolisierung sind uneinheitlich, Wirkungsverstärkung und Wirkungsabschwächung kommen vor. Wichtige Überlegungen zu diesem Thema finden sich auch in den Kapiteln 3.2 und 4.3.6 dieses Buches.

Für das bestmögliche Vorgehen in einer bestimmten Situation werden sich nicht immer entsprechende Daten in der Literatur finden, da nicht alle Substanzen systematisch untersucht wurden. Bei Anwendung eines Medikamentes müssen deshalb die Höhe der Initialdosis bedacht und die klinische Wirkung genau beobachtet werden. Als grobe Regel mag gelten, daß bei Vorliegen einer Leberzirrhose die Initialdosis mindestens halbiert werden sollte.

6.2.5 Niere, Harnwege

Während NL – zumindest in der üblichen Dosierung – selten zu einer Beeinträchtigung der Nierenleistung führen, so verursachen sie doch häufig Störungen der Blasenfunktion. Die Abklärung dieses unerwünschten Begleiteffektes kann mit erheblichen Problemen verbunden sein, die in den psychischen Erkrankungen der betroffenen Patienten begründet sind. Hauptindikationen der NL sind Schizophrenien, Manien und Verwirrtheitszustände, wobei letztere oft auf internistisch-neurologischen Erkrankungen beruhen. Ein Harnverhalt bei diesen Patienten darf jedoch nicht von vornherein als Arzneimittelnebenwirkung eingestuft werden, sondern kann ebenso im Kontext einer paranoidhalluzinatorischen oder katatonen Symptomatik auftreten oder Ausdruck einer neurologisch-degenerativen Erkrankung sein. Erschwerend kommt hinzu, daß diese Patienten differenzierten urologischen Untersuchungen häufig nicht zugänglich sind, sodaß Entscheidungen ohne die sonst übliche Abklärung getroffen werden müssen. In dieser Situation sollte der Grundsatz, dem Patienten durch die

Behandlung keinen Schaden zuzufügen, als Leitlinie dienen. Vor diesem Hintergrund ist deshalb ein Auslaßversuch oft die einzige Möglichkeit, die Situation zu klären.

Eine Störung der Blasenfunktion kann durch Medikamente hervorgerufen werden, die Auswirkungen auf cholinerge oder adrenerge Übertragungssysteme haben. Läßt man zentrale Veränderungen außer acht, kann stark vereinfachend festgehalten werden, daß Pharmaka mit anticholinerger und alpha-adrenerger Wirkung zur Harnretention prädisponieren, während Medikamente mit entgegengesetzter Wirkung eher zu einer Inkontinenz führen.

Während eine Inkontinenz im allgemeinen rasch diagnostiziert wird, ist es oft sehr viel schwieriger, eine Harnretention zu erkennen, da die Symptome meist diskret oder unspezifisch sind. Typische Klagen sind verminderte Harnfrequenz oder suprapubisches Druckgefühl. Bei kognitiv eingeschränkten Patienten können Unruhe- oder Verwirrtheitszustände die einzigen Hinweise sein. Mitunter wird die Störung erst nach langen diagnostischen Irrwegen erkannt (Rubin 1983).

Durch Einbeziehen der Harnretention in die möglichen Ursachen abdomineller Symptome oder einer unklaren allgemeinen Verschlechterung psychisch Kranker ist der wichtigste Schritt zur Diagnose getan. Neben der klinischen Untersuchung mit Palpation und Perkussion stellt die Sonographie das wichtigste diagnostische Instrument dar. Sie ist einfach, rasch am Krankenbett durchführbar und beliebig oft wiederholbar. Das Blasenvolumen vor und nach Miktion läßt sich in Näherung berechnen, prädisponierende Erkrankungen wie eine Prostatahypertrophie können erkannt werden. Die Untersuchung von Nieren und Harnleitern gibt wichtige Informationen wie eine Aufweitung des Nierenbeckenkelchsystems oder eine Urolithiasis.

Besteht der Verdacht auf eine Systemerkrankung, sollte die weitere Diagnostik unter anderem darauf abzielen, andere Manifestationen einer autonomen Funktionsstörung aufzudecken. Hinsichtlich der Möglichkeit einer unerwünschten Arzneimittelwirkung gilt, daß von der Ausprägung der anticholinergen Wirkung eines Medikamentes nicht unbedingt auf die Wahrscheinlichkeit einer solchen Störung zurückgeschlossen werden kann. Bei entsprechendem Verdacht sollte dennoch versucht werden, auf ein Präparat mit geringerer anticholinerger Wirkung zu wechseln. Dabei ist zu beachten, daß Antiparkinsonmittel, die oft begleitend zu hochpotenten NL gegeben werden, selbst eine deutliche anticholinerge Wirkung aufweisen.

Liegt ein akuter Harnverhalt vor, muß umgehend durch eine Einmalkatheterisierung der Harn fraktioniert abgelassen werden. Hieran schließt sich immer die Kontrolle der Ausfuhr, oder, wenn nicht praktikabel, die kurzfristige sonographische Kontrolle des Blasenvolumens an. Bei einer mäßigen Harnretention kann unter Berücksichtigung der Kontraindikationen ein Versuch mit einem Cholinergikum, beispielsweise Carbachol (Doryl®, 0,25 mg s. c. oder i. m.) hilfreich sein. Prädisponierende Faktoren wie eine Prostatahypertrophie müssen erkannt und gegebenenfalls behandelt werden.

Die Induktion einer Inkontinenz ist eher seltener. Die Abklärung bei Auftreten dieser Störung sollte zunächst auf andere Faktoren gerichtet sein und den üblichen Regeln folgen (Resnick und Yalla 1985, Resnick et al. 1989).

Der Einsatz von NL beim Patienten mit höhergradiger Niereninsuffizienz ist prinzipiell möglich, da diese Substanzen durchweg hepatisch metabolisiert werden. Es ist jedoch zu beachten, daß bei der Verstoffwechselung Produkte entstehen, die weiterhin den spezifischen Effekt der Muttersubstanz oder auch eine veränderte Relation von Wirkung zu Nebenwirkung aufweisen. Ob ein Verlust der renalen Elimination dieser Metaboliten durch die biliäre Ausscheidung in vollem Umfang kompensiert werden kann, ist zumindest fraglich. Aus diesen Gründen ist, u.a. im Zusammenhang mit Veränderungen von Absorption, Plasmaproteinbindung und Verteilungsvolumen, mit Unterschieden in der Intensität pharmakologischer Wirkungen im Vergleich zu Nierengesunden zu rechnen. Bei der Behandlung sollte deshalb mit niedrigeren Dosen (je nach Situation die Hälfte bis zwei Drittel der üblichen Menge) begonnen und unter sorgfältiger Beobachtung von Wirkung und möglichen Nebenwirkungen eine Dosissteigerung vorgenommen werden (Kapfhammer 1993).

Da NL eine hohe Plasmaeiweißbindung aufweisen, sind sie nicht dialysabel.

6.2.6 Hämatologie

6.2.6.1 Leukopenie

Eine Leukopenie liegt vor, wenn die Zahl der weißen Blutkörperchen unter 3500/µl absinkt. Ein solcher Befund sollte immer dazu führen, eine Differenzierung der Leukozyten zu veranlassen, da nur so eine Aussage über die Zahl einer der Hauptträger der zellulären Infektabwehr, die Granulozyten, gemacht werden kann. Eine verminderte Abwehr liegt vor bei Werten unter 1500 Granulozyten/µl (Granulopenie); bei Werten unter 500/µl besteht definitionsgemäß eine Agranulozytose, die mit einer massiven Gefährdung des Patienten einhergeht.

Es konnten bislang mehrere Mechanismen identifiziert werden, über die NL zu einer Verminderung der weißen Blutkörperchen führen. Bestimmte Phenothiazine wie Chlorpromazin haben eine direkte toxische Wirkung auf proliferierende Vorläuferzellen im Knochenmark. Eine faßbare Auswirkung wird jedoch nur bei denjenigen Patienten gesehen, die diese Schädigung nicht durch eine Produktionssteigerung ausgleichen können (Piscotta 1965, Piscotta 1982). Ein anderer Mechanismus ist die Akkumulation toxischer Metaboliten, die aufgrund unzureichender Abbausysteme kumulieren (Gennis et al. 1991, Shear und Spielberg 1988). Typische Vertreter dieser Art der Schädigung sind die Antiepileptika Phenytoin und Carbamazepin. Eine dritte Möglichkeit sind Immunphäno-

mene, die sich zumeist in Form von Leukozytenantikörpern präsentieren. Diese können schon vor der Gabe des auslösenden Medikamentes vorhanden sein oder durch sie induziert werden.

Eine mäßiggradige („benigne") Leukopenie tritt in zirka 5 % der mit NL behandelten Patienten auf (Piscotta 1992). Die Leukozytenwerte bewegen sich bei unauffälliger Differenzierung in der Größenordnung von 3000–4000/µl und bleiben trotz fortlaufender Therapie stabil. Erythropoese und Thrombopoese sind nicht beeinträchtigt, die entsprechenden Werte liegen im Normbereich. Klinisch sind die Patienten unauffällig, ohne Allgemeinsymptome, vermehrte Infektzeichen, Lymphknotenschwellung, Hepato- oder Splenomegalie. Wichtige Psychopharmaka, die eine benigne Leukopenie auslösen können, sind in Tabelle 6.7 aufgeführt.

Tabelle 6.7 Wichtige Neuroleptika, die mit einer benignen Leukopenie assoziiert wurden (modifiziert nach Piscotta 1992)

Substanzklasse	Einzelsubstanz
Phenothiazine	Triflupromazin (Psyquil®) Promazin (Protactyl®) Thioridazin (Melleril®, u.a.) Fluphenazin (Dapotum®, Lyogen®, u.a.) Perphenazin (Decentan®, u.a.) Trifluoperazin (Jatroneural retard®)
Thioxanthene	Chlorprothixen (Truxal®, u.a.)
Butyrophenone	Haloperidol (Haldol®, u.a.)
Dibenzodiazepine	Clozapin (Leponex®)

Bevor erniedrigte Leukozytenwerte als Medikamentennebenwirkung gedeutet werden, müssen andere internistisch-hämatologische Erkrankungen durch eine klinische Untersuchung, ergänzt durch wenige gezielte Labortests, ausgeschlossen werden (Tabelle 6.8). Um die Diagnostik in einem angemessenen Rahmen zu halten, ist die Absprache mit einem Internisten hilfreich. Besteht zusätzlich eine Verminderung der Erythro- oder Thrombopoese, sind umgehend weitere Untersu-

Tabelle 6.8 Wichtige Ursachen erniedrigter Granulozytenwerte (modifiziert nach Dale 1991)

Ursache	Diagnostische Maßnahmen
Verminderte Produktion	
Hämatologische Erkrankungen Myelodysplastisches Syndrom Aplastische Anämie Leukämie Zyklische Neutropenie Chronische idiopathische Neutropenie	Knochenmarkspunktion
Medikamenten-Nebenwirkungen Chemotherapeutika Antibiotika Analgetika Diuretika Thyreostatika u.v.a.	Medikamentenanamnese
Vitamin-Mangelzustände Vitamin B12 Folsäure	Erhebung der Ernährungsgewohnheiten (v.a. bei betagten Patienten und Alkoholkranken), Bestimmung der Serumspiegel
Infektionen Virale Hepatitis CMV-Infektion Infektiöse Mononukleose Masern HIV-Infektion Tuberkulose Typhus Brucellose	Bei entsprechendem Krankheitsbild: Antikörpertiter, mikrobiologische und serologische Untersuchungen
Periphere Destruktion	
Autoimmunerkrankungen Systemischer Lupus erythematodes Felty-Syndrom	Antinukleäre und andere Antikörper
Verschiedenes Hypersplesyndrom	Suche nach der Grundkrankheit, Bestimmung der Milzgröße

chungen nötig, um Art und vor allem Dignität der zu Grunde liegenden Erkrankung zu klären.

Die Progression einer benignen Leukopenie zu einer Agranulozytose scheint – wenn überhaupt – äußerst selten aufzutreten. Piscotta überwachte 6300 Patienten unter Phenothiazinen mittels regelmäßiger Blutbildkontrolle. Von den Patienten, die eine benigne Leukopenie entwickelten, wurde in keinem Fall eine kontinuierliche Abnahme der Granulozyten gesehen (Piscotta 1992). Da diese Untersuchung aber nur die ersten acht Wochen der

Therapie abdeckte, kann keine Aussage über mögliche Auswirkungen einer länger dauernden Behandlung gemacht werden.

Konsens besteht darüber, daß Patienten, die sich an der Grenze zur verminderten zellulären Immunabwehr befinden, regelmäßig überwacht werden müssen. Dies bedeutet mindestens bis zur 12. Woche wöchentliche Kontrollen des Differentialblutbildes (Piscotta 1992). Bei einem dauerhaften Absinken der Granulozyten unter 1000/µl werden tägliche Kontrollen gefordert (Piscotta 1992), was in den meisten Fällen die Fortführung der

Medikation unmöglich werden läßt. Unter Umständen kann eine Knochenmarksdiagnostik hilfreich sein; ein unauffälliges Mark läßt bei Werten im Grenzbereich die Fortführung der Therapie eher vertretbar erscheinen. Diese hämatologische Routineuntersuchung ist rasch durchführbar, wenig schmerzhaft und klärt außerdem differentialdiagnostische Erwägungen wie hämatologische Systemerkrankung oder Vitamin B12-Mangel.

Erscheint bei einem Patienten mit vorbestehender Leukopenie eine neuroleptische Therapie dringend geboten, sollten zunächst Vertreter der Butyrophenone eingesetzt werden, da mit diesen Substanzen die meiste Erfahrung besteht, und eine Agranulozytose vergleichsweise selten auftritt.

Abschließend sei darauf hingewiesen, daß sich die hier empfohlene Vorgehensweise von der bei Anwendung von Clozapin unterscheidet. Diese wird in Kapitel 7 dieses Buches im Detail dargestellt.

6.2.6.2 Agranulozytose

Das Blutbild bei einer Agranulozytose zeigt bei Leukozytenwerten um 1000/µl ein weitgehendes Fehlen der Granulozyten. Bei den noch vorhandenen weißen Blutkörperchen handelt es sich fast ausschließlich um Lymphozyten. Infektionen stellen für diese Patienten eine vitale Bedrohung dar, häufige erste Lokalisation ist der Rachenraum (Angina agranulocytotica). Die Kontaktaufnahme mit einem Internisten ist dringend nötig, da eine Sepsis droht und die Behandlung mit den Wachstumsfaktoren G-CSF oder GM-CSF die Dauer der Neutropenie erheblich abkürzen kann.

Das wichtigste NL, das eine Agranulozytose verursachen kann, ist Clozapin. Weitere Einzelheiten werden in oben genanntem Kapitel abgehandelt.

6.2.6.3 Andere hämatologische Auswirkungen

Überschreitet die Zahl der Eosinophilen 5 % der Gesamtzahl der Leukozyten oder einen Absolutwert von 500/µl, liegt eine Eosinophilie vor. Meistens handelt es sich um eine Hypersensitivitätsreaktion im Sinne eines allergischen Geschehens, welches durch eine Vielzahl von Faktoren, hierunter auch Medikamente mit neuroleptischer Wirkung, hervorgerufen werden kann. Am häufigsten beteiligt sind Clozapin und das in Deutschland nicht mehr im Handel befindliche Chlorpromazin. Bevor eine Arzneimittelnebenwirkung angenommen wird, müssen andere Ursachen ausgeschlossen werden. Die Suche nach weiteren Manifestationsorten des allergischen Geschehens, vor allem im Bereich der Haut und des bronchopulmonalen Systems, ist obligat.

Eine aplastische Anämie, die mit einer Erniedrigung aller drei Zellreihen einhergeht, stellt wegen des protrahierten Verlaufes, verbunden mit einer hohen Letalität, eine der gravierendsten Auswirkungen einer Arzneimitteltherapie dar. Wegen ihres seltenen Auftretens und der meist unklaren Ursache-Wirkung-Beziehung sind die Angaben über auslösende Medikamente unsicher. Möglicherweise können Phenothiazine eine solche Störung auslösen (Piscotta 1992).

6.2.7 Endokrinologie, Gewichtszunahme

Eine endokrinologische Nebenwirkung der NL-Therapie, die bisweilen zu internistischem Handlungsbedarf führt, ist die Induktion einer Hyperprolaktinämie. Eine Erhöhung des Serumprolaktinspiegels ist bei den meisten Patienten unter NL-Therapie nachweisbar (Meltzer 1985). Die Pathophysiologie läßt sich aus der Tatsache verstehen, daß NL Dopaminrezeptorantagonisten sind. Dopamin inhibiert die Prolaktinausschüttung aus dem Hypophysenvorderlappen, eine erniedrigte Wirkung dieses zentralen Transmitters hat deshalb eine vermehrte Hormonausschüttung zur Folge. Der Anstieg tritt meistens innerhalb der ersten zwei Behandlungswochen auf und kann nach mehreren Wochen wieder abfallen (Igarashi et al. 1985).

Klinische Auswirkungen werden bei weiblichen Patienten in Form von Zyklusunregelmäßigkeiten und anovulatorischen Zyklen gesehen (Reichlin 1992). Ein hypogonadotroper Hypogonadismus kann induziert werden, Folgen sind ein erhöhtes kardiovaskuläres Risiko sowie die Gefahr der Entwicklung einer Osteoporose. Das Auftreten einer Galaktorrhoe ist nicht an einen bestimmten Hormonspiegel gebunden und kann prinzipiell jederzeit während einer neuroleptischen Therapie auftreten. Die Sorge, daß durch die kontinuierliche Hyperprolaktinämie das Auftreten von Brustkrebs begünstigt wird, konnte entkräftet werden (Frantz und Wilson 1992). Beim Mann kann die Hyperprolaktinämie zu erniedrigtem Testosteronspiegel und so zu einer Impotenz führen (Oseko et al. 1985). Die Induktion einer echten Gynäkomastie ist selten.

Die NL-bedingte Erhöhung des Prolaktinspiegels liegt in der Regel unter 200 ng/ml. Bei Spiegeln über diesem Wert muß an das Vorliegen eines Makroprolaktinoms gedacht und eine entsprechende weiterführende Diagnostik eingeleitet werden (Kleinberg et al. 1977). Werte unterhalb dieser Grenze stellen ein diagnostisches Dilemma dar. Es gibt keinen Test, mit dem eine verläßliche Differenzierung zwischen einer Auswirkung der NL-Therapie und einem Mikroprolaktinom geleistet werden kann. Bei den bildgebenden Verfahren entzieht sich ein Mikroprolaktinom unter Umständen dem Nachweis. Das einzige sichere Mittel, in dieser Situation eine Klärung herbeizuführen, ist eine vierwöchige Therapiepause. Führt diese zu einer Normalisierung der Werte, ist ein Prolaktinom mit hoher Wahrscheinlichkeit ausgeschlossen.

Bei symptomatischer Prolaktinerhöhung kann ein Therapieversuch mit Bromocriptin in niedriger Dosierung (2.5 bis 7.5 mg pro Tag) unternommen werden, hierzu gibt es jedoch nur begrenzte klinische Erfahrungen (Cohn et al. 1985).

In Zusammenhang mit der Gabe von NL wurde, ebenso wie für andere Psychopharmaka, das Auftreten einer Hyponatriämie beschrieben (Ananth und Lin 1987). Der verantwortliche Pathomechanismus besteht in der Induktion einer vermehrten Ausschüttung von antidiuretischem Hormon (Syndrom der inadäquaten ADH-Sekretion, SIADH). Eine wichtige Differentialdiagnose ist die psychogene Polydipsie; aber auch andere organische Erkrankungen wie Nebennierenrinden-Insuffizienz oder Hypothyreose müssen bedacht werden. Wegweisend bei der Abklärung ist die in Relation zum Serum-Natrium hohe Natrium-Konzentration im Urin (> 20 mval/L) bei normalem oder gering erhöhtem Extrazellulärvolumen. Therapeutische Maßnahmen sind Wasserrestriktion und gegebenenfalls das Absetzen des verantwortlichen Medikamentes. Die Korrektur einer relevanten Hyponatriämie (Serum-Natrium < 120 mmol/L) muß entsprechend der chronischen Ausbildung langsam erfolgen und erfordert die Absprache mit einem Internisten.

Die Gewichtszunahme unter Therapie mit NL stellt bei der Langzeittherapie ein häufiges, gleichwohl wenig erforschtes Problem dar. Sie stellt sich in den ersten Monaten der Behandlung ein und weist ein Plateau nach 1 bis 2 Jahren auf (Klett und Caffey 1960). Die waist-to-hip ratio nimmt in der Regel zu (Stetham und Welham 1993) und weist auf eine erhöhte Gefährdung durch Herz-Kreislauf-Komplikationen hin (Larsson et al. 1984). Eine besonders deutliche Ausprägung dieser UAW zeigen die niederpotenten Phenothiazine und Clozapin, im geringeren Maß das Butyrophenon Haloperidol. Eine Dosisabhängigkeit konnte nicht nachgewiesen werden.

Die Mechanismen, über die die entsprechenden Medikamente eine Gewichtszunahme bewirken, sind unklar. Zu beachten ist, daß psychisch Kranke in der Zeit vor Beginn der Behandlung durch vermehrte Bewegung oder gestörtes Eßverhalten erheblich abgenommen haben können und daß es wahrscheinlich ist, daß mit Besserung der Psychopathologie das Ausgangsgewicht wieder erreicht wird.

Es ist wahrscheinlich, daß die Zunahme über dieses Ausgangsgewicht hinaus nicht allein durch Rekonvaleszenz und pharmakologisch induzierte Änderung des Verhaltens erklärt werden kann. Die Regulierung des Körpergewichtes ist an einen komplexen zentralen Steuermechanismus gebunden, durch den eine Hyperphagie nicht automatisch zu einer Erhöhung des Körpergewichtes führt, sondern in der Regel von einer Erhöhung der metabolischen Aktivität des Körpers beantwortet wird, die eine Gewichtskonstanz bewirkt. Es wird vermutet, daß bestimmte psychotrope Medikamente in diesen Regelkreis eingreifen und eine Verschiebung des zentralen „setpoint" zur Folge haben (Bernstein 1987).

Es handelt sich um eine Problem von erheblicher klinischer Relevanz, da die betroffenen Patienten durch die Gewichtszunahme in der Regel in einem hohen Maße beeinträchtigt sind und die Medikation nicht mehr mit der erforderlichen Compliance einnehmen. Die Adipositas geht mit einer erhöhten Inzidenz von arterieller Hypertonie, Hyperlipoproteinämie und Diabetes mellitus einher. Das Zusammentreffen dieser Faktoren wird auf ein gemeinsames pathogenetisches Prinzip, möglicherweise die Hyperinsulinämie, zurückgeführt, und als „Metabolisches Syndrom" bezeichnet. Diese Folgeprobleme und damit verbunden die Zunahme der kardialen Risikofaktoren verdeutlichen, daß es sich bei dieser unerwünschten Arzneimittelwirkung nicht nur um ein kosmetisches Problem handelt.

Da die Gewichtszunahme in erster Linie durch einen überhöhten Fettanteil der Nahrung bewirkt wird, ist eine diätetische Beratung angezeigt, um diesen Nahrungsbestandteil zu meiden. Der Beitrag der körperlichen Aktivität zur Gewichtsabnahme ist eher gering. Eine bedeutsame Rolle spielt dieser Faktor bei der Beibehaltung eines einmal erreichten niedrigeren Gewichtes (Pavlou et al. 1989).

Der Einsatz des Appetitzüglers Fenfluramin ist abzulehnen, da dieses Medikament in Transmittersysteme eingreift, die möglicherweise bei der Entstehung einer Psychose relevant sind. Bei schizophrenen Patienten kann Fenfluramin eine Exazerbation der psychotischen Symptome bewirken (Soper et al. 1990). Darüber hinaus ist die Einnahme von Appetitzüglern mit einem erhöhten Risiko von Herzklappenfehlern und einer pulmonalarteriellen Hypertonie (Abenhaim et al. 1996) verbunden, weswegen Ende 1997 ein Ruhen der Zulassung von Fenfluramin und Dexfenfluramin angeordnet wurde.

6.2.8 Immunsystem, Blutgerinnung

NL, insbesondere Phenothiazine, weisen verschiedene Wirkungen auf das Immunsystem auf. Die immunsuppressive Aktivität von Phenothiazinen wurde in vitro ausführlich dokumentiert (Stacey und Craig 1987). In vivo führt die Zugabe von Promethazin zu einer standardisierten immmunsuppressiven Therapie nach einer Nierentransplantation zu einer signifikant verlängerten Überlebenszeit des Transplantates (Orlowski et al. 1983).

Auf der anderen Seite können diese Pharmaka die Sekretion von Immunglobulinen auf eine bislang nicht verstandene Weise stimulieren (Canoso et al. 1990). Das bedeutet in der Praxis, daß verschiedenste Antikörper nachweisbar werden, ohne daß eine entsprechende klinische Erkrankung zu Grunde liegt. Die Häufigkeit des Auftretens antinukleärer Antikörper unter Therapie mit Phenothiazinen beträgt nach der Literatur bis zu 40 % (Gottfries und Gottfries 1974, Quismorio et al. 1975). Unspezifisch erhöht sein können auch die Gammaglobulinfraktion in der Serumelektrophorese, Rheumafaktor sowie IgM-Fraktion der Immunglobuline. Doppelstrang-Antikörper sowie Antikörper gegen RNP und glatte Muskulatur sind in der Regel nicht nachweisbar (Canoso und de Oliviera 1986), ein Lupus-ähnliches Bild mit Polyserositis und Polyarthritis tritt nur in Ausnahmefällen auf (Fabius und Gaulhofer 1971). Eine Indikation zum Absetzen der NL ergibt sich in der Regel nicht, die Kenntnis des Phänomens ist jedoch wichtig, da bei klinisch unauffälligem Bild auf eine umfassende Abklärung meist verzichtet werden kann.

Ein weiterer Autoantikörper, der unter Behandlung mit NL auftreten kann, ist das Lupus-Antikoagulans. Es ist gegen negativ geladene Phospholipide des Prothrombin-Aktivator-komplexes gerichtet und bewirkt eine Verlängerung der Partiellen Thromboplastinzeit (PTT). In einer Studie wurde die Häufigkeit dieser Laborauffälligkeit unter Dauertherapie mit Chlorpromazin mit 40–50 % und anderen Neuroleptika mit zirka 10 % angegeben (Canoso et al. 1990). Im Gegensatz zu Patienten mit einem systemischen Lupus erythematodes ist das neuroleptika-induzierte Auftreten dieses Antikörpers nur ausnahmsweise mit einer vermehrten Blutungsneigung oder einem gehäuften Auftreten thrombembolischer Ereignisse verbunden (Canoso und de Oliviera 1988).

Demgegenüber wurde schon sehr früh die Beobachtung gemacht, daß bei neuroleptisch behandelten stationären psychiatrischen Patienten relativ häufig Thrombembolien auftreten (Häfner und Brehm 1965). Unklar ist allerdings, ob dieser Umstand auf Begleitfaktoren wie Exsikkose und Immobilisation, beispielsweise im Rahmen eines katatonen Bildes oder sekundär nach Sedierung, zurückzuführen ist oder mit einer spezifischen Wirkung der Neuroleptika in Zusammenhang steht (McCall et al. 1995). In jedem Fall erscheint es angebracht, bei gefährdeten Patienten frühzeitig mit einer low-dose Heparin-Prophylaxe zu beginnen und sorgfältig auf Symptome eines thrombembolischen Geschehens zu achten.

6.2.9 Malignes neuroleptika-induziertes Syndrom

Das maligne neuroleptika-induzierte Syndrom (MNS) zählt neben der Agranulozytose zu den besonders gravierenden Nebenwirkungen einer Behandlung mit diesen Substanzen. Es handelt sich um eine schwere Erkrankung, deren Leitsymptome Fieber, extrapyramidalmotorische Symptome (EPS) und vegetative Entgleisung sind (Caroff und Mann 1988, Kornhuber und Weller 1994). Es wurden

Tabelle 6.9 Diagnosekriterien des MNS (Foerstl und Hewer 1989 [modifiziert nach Pope et al. 1986])

Hauptkriterien

1. Fieber > 38,0° C (soweit nicht durch Infekt oder Entzündungen anderer Genese erklärt)

2. Ausgeprägte extrapyramidalmotorische Störungen (mindestens zwei Merkmale)
   Rigor
   Zahnradphänomen
   Tremor
   Akinese
   okulogyre Krise, Dysarthrie
   Retrocollis, Opisthotonus, Trismus
   Schluckstörungen, Dystonien, Dyskinesien

3. Vegetative Dysfunktion (mindestens zwei Merkmale)
   arterielle Hypertonie (Mindestanstieg des diastolischen Druckes um 20 mmHg)
   Tachykardie (Frequenzanstieg um mindestens 30/min)
   Tachypnoe (mindestens 25 Atemzüge / min)
   Speichelfluß
   profuses Schwitzen
   Inkontinenz

Nebenkriterien
   Veränderung der Bewußtseinslage (Delirium, Stupor, Koma)
   Leukozytose > 15 000/µl
   CK-Anstieg > 300 U/l

Falls nur zwei Hauptkriterien erfüllt werden, erlauben zwei zusätzlich vorhandene Nebenkriterien die Verdachtsdiagnose eines MNS

mehrere Versuche unternommen, die Diagnosestellung zu operationalisieren (Pope et al. 1986, Caroff und Mann 1988); eine einheitliche Lösung konnte jedoch bislang nicht gefunden werden (Gurrera et al. 1992). Tabelle 6.9 zeigt eine Modifikation des Vorschlages von Pope (1986). Das MNS manifestiert sich in der Regel in den ersten zwei Wochen nach Beginn der Behandlung oder Dosissteigerung (Addonizio et al. 1987) und tritt mit einer Häufigkeit von 0.02 bis 2.4 % aller mit NL behandelten Patienten auf (Keck et al. 1991). Diese Schwankungsbreite läßt sich unter anderem mit der unterschiedlichen Strenge bei Stellen der Diagnose erklären. In der AMÜP-Studie wurde das MNS mit einer Häufigkeit von 0.02 % gesehen (Grohmann und Rüther 1994). Internistische Aspekte werden relevant, wenn somatische Erkrankungen als mögliche Differentialdiagnosen von Fieber, vegetativen Erscheinungen, Bewußtseinsstörungen oder Laborveränderungen in Betracht gezogen und wenn spezifische Maßnahmen zur Prophylaxe und Therapie von Komplikationen eingeleitet werden.

Es besteht die Gefahr, daß bei Patienten unter hochdosierter NL-Behandlung das gleichzeitige Auftreten von Rigor und Fieber vorschnell zu der Diagnose MNS führt, und deshalb wesentliche somatische Ursachen der Temperaturerhöhung nicht erkannt werden. Daß diese Einschätzung realistisch ist, zeigt die Arbeit von Levinson und Simpson (1986). Die Autoren sichteten alle englischsprachigen Kasuistiken, die in den Jahren 1972–1984 veröffentlicht wurden und ankündigten, ein MNS zu beschreiben. Von 48 gut dokumentierten Fällen wurden 9 von der Analyse ausgeschlossen, da offensichtlich primär somatische Erkrankungen vorlagen. Hinsichtlich der verbleibenden 39 Fälle konnten die Autoren zeigen, daß bei 16 Patienten somatische Erkrankungen bestanden, die nach Ansicht der Autoren die wahrscheinlichere Ursache des klinischen Bildes darstellten. Neun Patienten hatten Begleiterkrankungen, die zu den Symptomen beitrugen, sie jedoch nicht allein verursachen konnten. Lediglich bei 14 der 39 Patienten wurden keine andere mögliche Fieberursache beschrieben. Hieraus wird deutlich, daß bei einem beträchtlichem Teil der veröffentlichten Fallberichte, die vorgaben, ein MNS zu beschreiben, die Diagnose einer kritischen Prüfung nicht stand hielt. Bei der prospektiven Untersuchung von Gelenberg et al. (1988) erwiesen sich bei drei von sieben Patienten, bei denen klinisch der Verdacht auf ein MNS geäußert wurde, koinzidente Infektionen als Fieberursache. Aus diesen Arbeiten wird deutlich, daß die Diagnose MNS erst gestellt werden sollte, wenn eine ausführliche Abklärung andere Ursachen der Symptome, insbesondere des Fiebers, ausgeschlossen hat.

Ausgangspunkt jeder Diagnostik ist die genaue klinische Untersuchung. Häufig können Befunde erhoben werden, die die Richtung der weiteren Abklärung bestimmen. Eine geminderte oder fehlende Kooperationsfähigkeit sollte Anlaß sein, zu einem späteren, möglicherweise günstigeren Zeitpunkt eine erneute Befunderhebung zu versuchen oder auf technische Untersuchungen zurückzugreifen. Typisches Beispiel hierfür ist die unzureichende Beurteilbarkeit der Lungen aufgrund nicht durchgeführter forcierter Atmung. Gerade beim Patienten mit Fieber unklarer Genese ist in dieser Situation eine Röntgenaufnahme des Thorax unumgänglich.

Für die differentialdiagnostischen Überlegungen gilt als Orientierung, daß für eine bestimmte Situation häufige oder wahrscheinliche Möglichkeiten zuerst bedacht werden sollten. Typischerweise handelt es sich um einen Patienten, der wegen einer akuten Psychose stationär aufgenommen wurde und bei dem aufgrund einer ausgeprägten Erregung die NL-Dosis rasch gesteigert wurde; möglicherweise erfolgte eine Fixierung. Der Untersuchungsbefund ist gekennzeichnet von EPS und Dehydratation (Keck et al. 1989, Hermesh et al. 1992). Treten in dieser Situation Symptome auf, die an ein MNS denken lassen, muß die Diagnostik demgemäß zunächst auf die Erkrankungen abzielen, die als typische Komplikationen des oben beschriebenen Verlaufes gelten können. In einem zweiten Schritt sind Möglichkeiten zu bedenken, die unabhängig von der Grunderkrankung auftreten können.

6.2.9.1 Fieber

Ergibt der Untersuchungsbefund keine Hinweise für die Fieberursache, so sind die Standards anzuwenden, die für die Abklärung von Fieber unklarer Ursache gelten (Lüthy et al. 1993, Jipp und Rupp 1994). Diese beinhalten Basisuntersuchungen, um häufige Ursachen, die mit fehlenden oder nur diskreten klinischen Zeichen einhergehen, zu erfassen oder auszuschließen (Tabelle 6.10). Auf der anderen Seite sollte gezielt nach Störungen gesucht werden, die typischerweise in der oben geschilderten Situation auftreten.

Tabelle 6.10 Wichtige Untersuchungen bei Fieber und Verdacht auf MNS

- Laborchemie: BSG, Differentialblutbild, Leber- und Nierenfunktionsparameter, Elektrolyte, CK, LDH, Amylase
- Kulturen von Blut, Urin, ggf. Sputum
- Röntgenuntersuchung des Thorax
- Sonographie des Abdomens
- Echokardiographie
- Elektroenzephalographie
- Kraniale Computertomographie
- Lumbalpunktion

An erster Stelle ist hier die Exsikkose zu nennen, die auf das im Rahmen der Psychose manchmal gestörte Trinkverhalten und den Flüssigkeitsverlust durch die aktivitätsbedingte Perspiration zurückgeht. Diagnostisch wegweisend sind neben trockenen Schleimhäuten und in Flachlagerung kollabierten Halsvenen Erhöhung von Hämatokrit und Gesamteiweiß. Die eher seltene hypertone Dehydratation geht mit einer Hypernatriämie einher und darf nicht zu schnell ausgeglichen werden.

Eine Immobilisierung des Patienten begünstigt — zusammen mit der Exsikkose — das Auftreten einer tiefen Venenthrombose oder Lungenembolie. Beide Erkrankungen zeichnen sich dadurch aus, daß sie häufig oligosymptomatisch verlaufen und unterdiagnostiziert bleiben. In bis zu 70 % der Fälle zeigt eine tiefe Beinvenenthrombose einen weitgehend unauffälligen klinischen Befund und muß gezielt mittels Kompressionssonographie, farbkodierter Doppleruntersuchung oder Phlebographie gesucht werden. Bei der Lungenembolie können Thoraxschmerz oder akute Dyspnoe fehlen, einzige Symptome sind oft Fieber und Tachykardie. Bausteine der Diagnose sind erniedrigter arterieller Sauerstoffpartialdruck und echokardiographische Zeichen der Druckerhöhung im kleinen Kreislauf. Die am häufigsten eingesetzte Nachweismethode ist die Szintigraphie, falsch-negative Befunde sind jedoch möglich. Weil die Lungenembolie einige der Symptome, die auch für ein MNS typisch sind, verursachen kann, zählt sie zu den wichtigsten Differentialdiagnosen.

Eine bronchopulmonale Infektion stellt eine weitere häufige Fieberursache in der beschriebenen Situation dar und wird durch zwei Faktoren begünstigt: die medikamentös induzierte Sedierung führt zu einer Hypoventila-

Tabelle 6.11 Aus internistischer Sicht relevante Differentialdiagnosen bei Verdacht auf MNS

Differentialdiagnose	Wichtige klinische Befunde	Diagnostische Maßnahmen
Exsikkose	Trockenheit von Haut und Schleimhäuten, niedriger Blutdruck, Tachykardie, konzentrierter Urin, fehlende Füllung der Halsvenen in Flachlagerung	Blutbild, Elektrolyte, Gesamteiweiß, Kreatinin, Harnstoff
Lungenembolie	Dyspnoe, Zyanose, Zeichen der Rechtsherz-Insuffizienz	Arterielle Blutgasanalyse, Echokardiographie, Szintigraphie, Suche nach der Emboliequelle
Pulmonale Infektion	Feuchte pulmonale Rasselgeräusche, Dyspnoe	Röntgen-Thorax, mikrobiologische Untersuchungen
Meningoenzephalitis	Meningismus, neurologische Ausfallserscheinungen	Lumbalpunktion, kraniales Computertomogramm, Elektroenzephalogramm
Hitzschlag	Warme, trockene Haut	Anamnese
Maligne Hyperthermie	Hyperthermie, Rigor und Zeichen der vegetativen Dysfunktion nach Anästhesie	Anamnese

tion mit Sekretverhalt; EPS können via Schluckstörung eine Aspiration begünstigen. Da – wie bereits oben ausgeführt – die Kooperationsfähigkeit des Patienten gemindert sein kann und sich zentrale Lungenabschnitte durch die Auskultation nicht immer sicher beurteilen lassen, ist in der Regel eine Röntgenaufnahme des Thorax indiziert.

Liegt der Verdacht auf eine organisch begründete Psychose vor, sollte gerade beim febrilen Patienten nicht damit gezögert werden, eine Lumbalpunktion zur Liquorgewinnung durchzuführen. Die virale Enzephalitis stellt eine wichtige Differentialdiagnose dar (Stoudemire 1982), da insbesondere Infektionen mit dem Herpes simplex-Virus in einem hohen Prozentsatz mit psychopathologischen Symptomen einhergehen.

Ergeben sich auch nach gründlicher Diagnostik keine Hinweise für eine Ursache der Temperaturerhöhung und fehlen weitere Hinweise für das Vorliegen eines MNS, liegt möglicherweise eine benigne Hyperthermie vor, die mit dem Gebrauch von NL assoziiert sein kann (Förstl und Hewer 1989).

Eine Übersicht über wichtige klinische Befunde sowie die weiterführende Diagnostik bei diesen und anderen Erkrankungen, die eine Differentialdiagnose zum MNS darstellen, zeigt Tabelle 6.11.

6.2.9.2 Anstieg der Aktivität der Kreatinkinase

Ein Anstieg der Aktivität der Kreatinkinase (CK) im Serum sollte bei der Diagnosestellung nicht überbewertet werden (O'Dwyer und Sheppard 1993), stellt er doch nur ein Nebenkriterium dar. Bei gesicherter Diagnose weist eine ausgeprägte Enzymerhöhung auf eine relevante Rhabdomyolyse hin (Gurrera und Romero 1993). Ausmaß des Rigor und CK-Aktivität korrelieren allerdings nicht (Harsh 1987). Auf diesen Laborparameter wird ausführlicher eingegangen, da bei seiner Erhöhung Diagnosen von erheblicher klinischer Relevanz bedacht werden müssen.

Häufige mögliche Ursachen einer vermehrten Aktivität der CK bei dem beschriebenen Patienten sind intramuskuläre Injektionen, unbemerkte mechanische Traumen und ausgeprägte motorische Aktivität, verursacht durch die psychiatrische Erkrankung selbst oder im Rahmen einer Fixierung (Meltzer 1969, Manchip und Hurel 1995).

Schwere extrapyramidale Bewegungsstörungen an sich können zum Untergang quergestreifter Muskulatur bis hin zur Rhabdomyolyse führen, ohne daß ein MNS vorliegt (Cavanaugh und Finlayson 1984). Hierbei ist die Erhöhung der CK-Aktivität meist exzessiv erhöht; die hohe Myoglobinkonzentration im Serum kann ein akutes Nierenversagen auslösen.

In einzelnen Fällen bewirken NL selbst über einen wenig verstandenen Mechanismus einen Anstieg der Serum-CK (Pearlman et al. 1988). Möglicherweise ist ein genetisch bedingter muskulärer Defekt beteiligt, das Phänomen wird als Abortivform eines MNS diskutiert (Peschel et al. 1994). Fieber tritt in der Regel nicht auf. Eine sorgfältige klinische und weiterführende Diagnostik ist nötig, um andere Ursachen der CK-Erhöhung (Gulotta und Spieß-Kiefer 1983, Kleppe et al. 1995) auszuschließen.

Die erhöhte CK-Aktivität, zusammen mit Tachykardie und anderen unspezifischen Symptomen, gibt häufig Anlaß, die Diagnose eines Myokardinfarktes in Erwägung zu ziehen. Wenngleich diese Erkrankung nicht an erster Stelle der möglichen Differentialdiagnosen steht, so ist es doch denkbar, daß sich über Tachykardie und Blutdruckanstieg die myokardiale Sauerstoffbilanz verschlechtert und eine Ischämie induziert wird. Kasuistisch wurde das Auftreten eines Infarktes im Rahmen eines MNS beschrieben (Becker et al. 1988). Wegen der Tragweite der Diagnose sollte er deshalb – trotz der insgesamt eher niedrigen Wahrscheinlichkeit – bedacht und durch EKG und Bestimmung der CK-MB-Fraktion ausgeschlossen werden. Die Sicherheit der Einschätzung wird erhöht, wenn EKG und Enzyme im Laufe der folgenden 24 Stunden kontrolliert werden. Bei Vorliegen eines Schenkelblockes ist erhöhte Vorsicht geboten, für diese Situation gibt es spezielle Algorithmen (Sgarbossa et al. 1996). Bei geringstem Zweifel sollte Kontakt zu einem Internisten aufgenommen werden.

6.2.9.3 Prophylaxe und Therapie möglicher Komplikationen

Die Letalität des MNS zeigt eine rückläufige Tendenz. Wurde sie in der ersten größeren Übersicht mit 20 % angegeben (Caroff 1980), lag sie nach einer späteren Arbeit bei 4 % (Pearlmann 1986). Eine Ursache hierfür dürfte in der zunehmenden Verbreitung der Kenntnis dieses Krankheitbildes liegen, was dazu führt, daß auch leichtere Verläufe diagnostiziert werden und daß bei entsprechendem Verdacht NL frühzeitig abgesetzt werden. Einen weiteren Grund stellen wahrscheinlich Verbesserungen von Prophylaxe und Therapie der Komplikationen des MNS dar. Exsikkose, Elektrolytstörungen, Nierenversagen, Pneumonie, Lungenembolie und Herzinsuffizienz sind typische Todesursachen (Addonizio et al. 1987), die einer Therapie zugänglich sind und unter Umständen sogar vermieden werden können. Hierzu ist die frühe (Mit)Behandlung durch einen Internisten nötig. Wichtig ist, den günstigsten Zeitpunkt für die Aufnahme einer intensivmedizinischen Behandlung festzulegen.

Die regelmäßige Überwachung der Flüssigkeitsbilanz beim Patienten mit einer akuten Psychose sowie die Bestimmung von Natrium, Kalium und Chlorid tragen dazu bei, eine Exsikkose mit entsprechenden Elektrolytstörungen im Frühstadium zu erkennen und auszugleichen. Ist der Patient immobilisiert, muß eine Heparinisierung in prophylaktischer Dosierung eingeleitet werden, um thrombembolische Komplikationen zu verhindern. Bestimmungen der Blutgase sind hilfreich bei der Überwachung der pulmonalen Situation.

Zu den prophylaktischen Maßnahmen zur Verhinderung bronchopulmonaler Infektionen zählen Atemübungen unter krankengym-

nastischer Anleitung und transkutane Messung der kapillären Sauerstoffsättigung. Ein Abfall der Sauerstoffsättigung weist auf eine relevante Behinderung der Oxygenierung hin. Weitere Maßnahmen – beispielsweise Sekretabsaugung beim bewußtseinsgestörten Patienten – werden im Rahmen einer intensivmedizinischen Behandlung durchgeführt.

Eine Erhöhung der CK-Aktivität im Serum sollte neben der oben angeführten Ursachenabklärung Anlaß sein, nach Myoglobin im Urin zu suchen und die Nierenleistung zu überprüfen. Eine massive Myoglobinurie äußert sich in einer rotbraunen Verfärbung des Harns, bei geringerer Ausprägung läßt sie sich nur durch eine Urinanalyse nachweisen. Dies kann orientierend mit einem Teststreifen durchgeführt werden, auf dem Myoglobin bei fehlendem Nachweis von Erythrozyten eine positive Reaktion auf Hämoglobin auslöst. Der so begründete Verdacht sollte durch eine quantitative Myoglobinbestimmung bestätigt werden. Die Überprüfung der Nierenfunktion geschieht am einfachsten durch die Kontrolle der Ausfuhr sowie die Bestimmung von Kreatinin und Harnstoff im Serum. Eine stark verringerte Ausfuhr sollte rasch zu diagnostischen Konsequenzen führen, deren erster Schritt in der Regel im Ausschluß einer postrenalen Obstruktion besteht.

Eine seltene, dafür gravierende Komplikation des MNS stellt die Verbrauchskoagulopathie dar. Häufiger tritt sie bei infektiösen Erkrankungen auf. Regelmäßige Kontrollen von Blutbild und Gerinnungsparametern können hilfreich sein, indem frühzeitig ein Abfall von Thrombozyten und eine Verlängerung von Prothrombinzeit (Quickwert) und partieller Thromboplastinzeit (PTT) erfaßt werden. Bei der Festlegung des therapeutischen Vorgehens sollte auch hier ein Internist miteinbezogen werden.

Die beste Strategie, komplizierte Verläufe zu vermeiden, besteht in der frühzeitigen NL-Karenz beim Auftreten verdächtiger Symptome. Darüber hinaus stehen mit Dopaminagonisten und Muskelrelaxantien zwei spezifische, sich ergänzende Therapiemöglichkeiten

Tabelle 6.12 Ausgewählte Nebenwirkungen von neueren Antipsychotika, zum Vergleich: Clozapin (nach Casey 1996)

Nebenwirkung	Clozapin	Risperidon	Olanzapin	Sertindol
Sedierung	+++	+	+	0
Anticholinerger Effekt	+++	0	+	0
Gewichtszunahme	+++	++	++	++
Prolaktinanstieg	0	0 bis ++	0	0
Orthostatische Regulationsstörung	0 bis +++	+	+	+
Ejakulationsstörung	0	0	0	++
Anstieg der Transaminasen	0 bis +	0 bis +	0 bis +	0
Verlängerung der QTc	0	0 bis +	0	++
Agranulozytose	+++	0	0	0
MNS	+	+	?	?

Symbole: 0 = kein oder gegenüber Placebo nicht signifikant häufigeres Vorkommen, + = geringe, ++ = mäßige, +++ = hohe Häufigkeit
? = keine ausreichenden Daten vorhanden
QTc = frequenzkorrigierte QT-Zeit, MNS = malignes neuroleptika-induziertes Syndrom

zur Verfügung. Auch die EKT ist erfolgreich zur Behandlung des MNS eingesetzt worden (Folkerts 1995).

6.2.10 Anhang: Nebenwirkungsprofil neuer Antipsychotika

Möglicherweise zeigen die neuen atypischen Neuroleptika, von denen man sich eine deutliche Reduktion von Früh- und Spätdyskinesien erhofft, eine ähnlich gute antipsychotische Wirkung wie Clozapin. Sollten sie frei von den strengen Anwendungsbeschränkungen bleiben, die dieser Substanz auferlegt sind, werden sie wahrscheinlich in zunehmendem Maß eingesetzt werden. Nachteilig ist ihr hoher Preis.

Wenngleich man von Rezeptorbindungsstudien nicht exakt auf die Qualität der neuroleptischen Wirkung zurückschließen kann, so ist doch damit das Ausmaß bestimmter typischer Nebenwirkungen mit einiger Sicherheit vorhersagbar. Über andere, möglicherweise seltenere Nebenwirkungen liegen noch keine ausreichenden Erfahrungen vor, sodaß eine endgültige Einschätzung noch nicht möglich

ist. In Tabelle 6.12 sind ausgewählte, internistisch relevante Nebenwirkungen der Medikamente Clozapin, Olanzapin, Risperidon und Sertindol zusammengefaßt (Casey 1996). Da auch diese Substanzen beim Abbau verschiedene Subsysteme des Cytochrom P 450 besetzen, sind Interferenzen mit Substanzen, die aus anderer Indikation gegeben werden, möglich (Ereshefsky 1996).

6.3 Benzodiazepine

Benzodiazepine zeichnen sich durch eine große therapeutische Breite und ein aus internistischer Sicht günstiges Nebenwirkungsprofil aus. Die wichtigsten Auswirkungen einer Behandlung mit Vertretern dieser Substanzklasse sind eng mit der erwünschten Anxiolyse verbunden und bestehen aus Müdigkeit sowie Minderung von Konzentration und Aufmerksamkeit. Das klinisch bedeutsamste Problem ist das Potential für Mißbrauch und Abhängigkeit. Bei chronischer Einnahme hoher BZD-Dosen kommt es zu einem klinischen Bild, welches durch dysphorische Stimmung,

Vergeßlichkeit, psychische Leistungsminderung, muskuläre Schwäche mit Reflexverlust5 und Appetitlosigkeit gekennzeichnet ist (Benkert und Hippius 1996).

Einige internistisch relevante Probleme verdienen es jedoch, erwähnt zu werden:

BZD können wegen ihrer muskelrelaxierenden Wirkung bei Patienten mit einer Myasthenia gravis zu einer erheblichen Verschlechterung des Krankheitsbildes führen und sind hier kontraindiziert. Beim obstruktiven Schlaf-Apnoe-Syndrom bewirkt die Muskelrelaxation über eine Erschlaffung der Hals- und Schlundmuskulatur eine zusätzliche Behinderung der Respiration und so eine Verlängerung der Atempausen (Kraemer et al. 1997). In diesem Zusammenhang sei auf die hohe Dunkelziffer des Schlaf-Apnoe-Syndroms verwiesen (Young et al. 1993); ein Umstand, der zur zurückhaltenden Verschreibungspraxis rät, auch wenn ein entsprechendes Krankheitsbild dem Patienten nicht bekannt ist. Vorsicht beim Einsatz von BZD ist auch beim Vorliegen einer chronisch-obstruktiven Lungenerkrankung mit respiratorischer Partial- oder Globalinsuffizienz geboten.

Bei einer relevanten Störung der Leberfunktion muß mit einer substantiellen Änderung von Pharmakokinetik und Pharmakodynamik gerechnet werden. Die meisten BZD weisen eine hohe Bindung an Plasmaeiweiße auf. Da deren Konzentration bei chronischen Lebererkrankungen häufig verändert ist, sind Auswirkungen auf den freien Anteil des Medikamentes zu erwarten.

30–60 % der Patienten mit einer Leberzirrhose oder einer akuten viralen Hepatitis zeigen eine erniedrigte hepatische Clearance derjenigen BZD, die vornehmlich über Phase-I-Reaktionen, d. h. nicht-synthetische Reaktionen wie Oxidation, Reduktion und Hydroxylierung, verstoffwechselt werden. Beispiele für solche Substanzen sind Diazepam, Nitrazepam, Triazolam, Alprazolam und Chlordiazepoxid. Im Gegensatz dazu ist die Metabolisierung von BZD, die über Phase-II-Reaktionen (synthetische Reaktionen, v.a. Glukuronidierung) me-

tabolisiert werden, bei Vorliegen dieser Erkrankungen nur wenig verändert. Hierunter fallen Oxazepam, Lorazepam und Temazepam (Beliles und Stoudemire 1995).

Patienten mit einer vorbestehenden hepatischen Enzephalopathie reagieren besonders empfindlich auf die sedierende Wirkung der BZD. Hierbei scheint nicht nur die höhere Konzentration der frei verfügbaren Wirksubstanz eine Rolle zu spielen, sondern auch veränderte zentrale, den GABA-Rezeptor betreffende Regulationsmechanismen (Hoyumpa 1986, Jones et al. 1984, Basile et al. 1991).

Die Kenntnis dieser Interaktion ist auch deshalb von klinischer Relevanz, da BZD – häufig in Kombination mit Neuroleptika – zur Behandlung des Alkoholdelirs eingesetzt werden. Bei dieser Erkrankung ist häufig mit einer Störung der Leberfunktion zu rechnen.

Insbesondere bei rascher i.v.-Injektion von Benzodiazepinen kann es auch bei fehlender pulmonaler Vorerkrankung zu einer Atemdepression bis hin zum Atemstillstand kommen. Bei der Kombination mit Clozapin erscheint besondere Vorsicht geboten (Sassim und Grohmann 1988).

Zusammenfassend zeichnen sich die Vertreter dieser Substanzklasse bei kurzfristiger Anwendung durch ein günstiges Nutzen-Risiko-Profil aus und verursachen selten internistisch

Tabelle 6.13 Somatische Erkrankungen als (relative) Kontraindikationen für den Einsatz von BZD

Internistische Erkrankungen:	Schwerer Leberschaden Schwere chronische respiratorische Insuffizienz Schlafapnoe-Syndrom
Neurologische Erkrankungen:	Myasthenia gravis
Erkrankungen der Augen:	Akutes Engwinkelglaukom
Generelle Vorsicht bei:	Kardiorespiratorischer Insuffizienz, zerebraler Vorschädigung, besonders im Alter

relevante Begleiterscheinungen. Eine Übersicht der Anwendungsbeschränkungen gibt Tabelle 6.13.

Literatur

Abenhaim, L., Y. Moride, F. Brenot, S. Rich, J. Benichou, X. Kurz, T. Higenbottam, C. Oakley, E. Wouters, M. Aubier, G. Simonneau, B. Begaud, for the International Primary Pulmonary Hypertension Study Group: Appetite-suppressant drugs and the risk of primary pulmonary hypertension. N. Engl. J. Med. 335 (1996) 609–616

Addonizio, G., V. L. Susman, S. D: Roth: Neuroleptic malignant syndrome: review and analysis of 115 cases. Biol. Psychiatry 22 (1987) 1004–1020

Ananth, J., K. M. Lin: SIADH: A serious side effect of psychotropic drugs. Int. J. Psychiatry Med. 16 (1987) 401–407

Arana G. W., S. E. Hyman (Hrsg.): Handbook of psychiatric drug therapy. 2. Auflage, Little, Brown, Boston, 1991

Balter, M.B., J. Levine, D. I. Manheimer: Crossnational study of the extent of anti-anxiety/sedative drug use. N. Engl. J. Med. 290 (1979) 769–774

Basile, A. S., P. J. Meier, E. Riederer, H. Walser, W. H. Ziegler, M. Schmid: The pathogenesis and treatment of hepatic encephalopathy: evidence for the involvement of benzodiazepine rezeptor ligands. Pharmacol. Rev. 43 (1991) 27–91

Bazemore, P. H., J. Tonkongy, R. Ananth: Dysphagia in psychiatric patients: clinical and videofluoroscopic study. Dysphagia 6 (1991) 2–5

Bazett, H. C.: Analysis of the time relation of ECG. Heart 7 (1920) 353

Becker, D., M. Birger, E. Samuel, S. Floru: Myocardial infarction; an unusual complication of neuroleptic malignant syndrome. J. Nerv. Ment. Dis. 176 (1988) 377–378

Beliles, K. E., A. Stoudemire: Psychopharmacokinetics: Clinical applications in medical illnesses. In: Stoudemire, A., B. S. Fogel, (Hrsg.): Medical-psychiatric practice, Volume III. American Psychiatric Press, Washington, London, 1995

Benkert, O., und H. Hippius: Psychiatrische Pharmakotherapie. 6. Aufl., Springer Verlag, Berlin, Heidelberg, 1996

Bernstein, J. G.: Induction of obesity by psychotropic drugs. Ann. N. Y. Acad. Sci. 499 (1987) 203–215

Bode, J. Ch.: Arzneimittelschäden der Leber. Dtsch. med. Wschr. 110 (1985) 1543–1548

Canoso, R. T., R. M. de Oliviera: Characterization and antigenetic specifity of chlorpromazine-induced antinuclear antibodies. J. Lab. Clin. Med. 108 (1986) 213–216

Canoso, R. T., R. M. de Oliviera: Chlorpromazine-induced anticardiolipin antibodies and lupus anticoagulant: Absence of thrombosis. Am. J. Hematol. 27 (1988) 272–275

Canoso, R. T., R. M. de Oliviera, R. A. Nixon: Neuroleptic-associated autoantibodies. A prevalence study. Biol. Psychiatry 27 (1990) 863–870

Caroff, S. N.: The neuroleptic malignant syndrome. J. Clin. Psychiatry 41 (1980) 79–82

Caroff, S. N., S. C. Mann: Neuroleptic malignant syndrome. Psychopharmacol. Bull. 24 (1988) 25–29

Casey, D. E.: Side effect profiles of new antipsychotic agents. J. Clin. Psychiatry 57 (suppl. 11) (1996) 40–45

Cavanaugh, J. J., R. E. Finlayson: Rhabdomyolysis due to acute dystonic reaction to antipsychotic drugs. J. Clin. Psychiatry 45 (1984) 356–357

Cohn, J. H., J. Brust, F. DiSerio, J. Singer: Effect of bromocriptine mesyergate on induced hyperprolactinemia in established psychiatric outpatients undergoing neuroleptic treatment. Neuropsychobiology 13 (1985) 175–179

Craig, T. J., S. P. Lin: Mortality among psychiatric inpatients. Age-adjusted comparison of populations before and after psychotropic drug era. Arch. Gen. Psychiatry 38 (1981) 935–938

Craig, T. J., M. A. Richardson, N. J. Bark, R. Klebanov: Impairment of swallowing, tardive dyskinesia, and anticholinergic use. Psychopharmacol. Bull. 18 (1982) 84–86

Dale, D. C.: Leucocytosis, Leukopenia and Eosinophilia. In: Wilson, J.D., E. Braunwald, K.J. Isselbacher, R.G. Petersdorf, J.B. Martin, A.S. Fauci, R.K. Root (Hrsg.): Harrison's Principles of Internal Medicine. 12. Aufl., McGraw-Hill, New York, 1991

Ereshefsky, L.: Pharmacokinetics and drug interactions: Update for new antipsychotics. J.Clin. Psychiatry 57 (suppl. 11) (1996) 12–25

Escobar, J. I., M. Rubio-Stipec, G. Canino, M. Karno: Somatic symptom index (SSI): A new and abridged somatization construct. J. Nerv. Ment. Dis. 177 (1989) 140–146

Evans, D. L., J. F. Rodgers, S. C. Peiper: Intestinal dilatation associated with phenothiazine therapy: A case report and literature review. Am. J. Psychiatry 136 (1979) 970–972

Ewe K., H. J. Weis: Chronische Obstipation. In: Wolff, H. P., T. R. Weihrauch (Hrsg.): Internistische Therapie 96/97. 11. Aufl., Urban und Schwarzenberg, München, Wien, Baltimore, 1996

Fabius, A. M. J., W. K. Gaulhofer: Systemic lupus erythematodes induced by psychotropic drugs. Acta Rheumatol. Scand. 17 (1971) 137–147

Förstl, H., und W. Hewer: Malignes Neuroleptika-induziertes Syndrom und akute lebensbedrohliche Katatonie. Intensivmed. 26 (1989) 117–122

Folkerts, H.: Elektrokrampftherapie bei neurologischen Erkrankungen. Nervenarzt 66 (1995) 241–251

Frantz, A. G., J. D. Wilson: Endocrine disorders of the breast. In: Williams Textbook of Endocrinology. 8. Aufl., W. B. Saunders, Orlando, 1992

Frasure-Smith, N., F. Lesperance, M. Talajic: Depression following myocardial infarction: Impact on 6-month survival. JAMA 270 (1993) 1819–1825

Fulop, G., R. A. Phillips, A. K. Shapiro: ECG changes during haloperidol and pimozide treatment of Tourette's disorder. Am. J. Psychiatry 144 (1987) 673–675

Gelenberg, A. J., B. Bellinghausen, J. D. Wojcik, W. E. Falk, G. S. Sachs: A prospective survey of neuroleptic malignant syndrome in a short-term psychiatric hospital. Am. J. Psychiatry 145 (1988) 517–518

Gennis, M. A., R. Vemuri, E. A. Burns, J. V. Hill, M. A. Miller, S. P. Spielberg: Familial occurrence of familial hypersensitivity to phenytoin. Am. J. Med. 91 (1991) 631

Giordano, J., A. Huang, J. W. Canter: Fatal paralytic ileus complicating phenothiazine therapy. South. Med. J. 68 (1975) 351–353

Gottfries, C. G., I. Gottfries: Antinuclear factors in relation to age, sex, mental disease and treatment with phenothiazines. Acta Psychiat. Scand. 255 (Suppl.) (1974) 193–201

Grohmann, R., E. Rüther: Neuroleptika. In: Grohmann, R., E. Rüther, L.G. Schmidt (Hrsg.): Unerwünschte Wirkungen von Psychopharmaka. Springer Verlag, Berlin, Heidelberg, New York, 1994

Grohmann, R., J. Scherer, A. Strauß: Überwachte Population und UAW-Raten insgesamt. In: Grohmann, R., E. Rüther, L. G. Schmidt (Hrsg.): Unerwünschte Wirkungen von Psychopharmaka. Springer Verlag, Berlin, Heidelberg, New York, 1994

Gulotta, F., C. Spieß-Kiefer: Idiopathische paroxysmale Rhabdomyolyse und klinisch latente Myopathie. Fortschr. Neurol. Psychiatr. 51 (1983) 355–358

Gurrera, R. J., S. S. Chang, J. A. Romero: Comparison of diagnostic criteria for neuroleptic malignant syndrome. J. Clin. Psychiatry 53 (1992) 56–62

Gurrera, R. J., J. A. Romero: Enzyme elevations in the neuroleptic malignant syndrom. Biol. Psychiatry 34 (1993) 634–640

Hackl, H: Besonderheiten in Obduktionsbefunden von Patienten psychiatrischer Abteilungen. Nervenarzt 60 (1989) 506–509

Häfner, H., I. Brehm: Thrombembolic complications in neuroleptic treatment. Compr. Psychiatry 6 (1965) 25–34

Häfner, H., H. Bickel: Physical morbidity and mortality in psychiatric patients. In: Öhmann, R., H.L. Freeman, A. Franck Holmquist, S. Nielzén (Hrsg.): Interaction between mental and physical illness. Springer Verlag, Berlin, Heidelberg, New York, 1989

Harsh, H. H.: Neuroleptic malignant syndrome: Physiological and laboratory findings in a series of nine cases. J. Clin. Psychiatry 48 (1987) 328–333

Heinecker, R.: EKG in Praxis und Klink. Georg Thieme Verlag, Stuttgart, 1986

Hermesh, H., D. Aizenberg, A. Weizmann, M. Lapidot, C. Mayor, H. Munitz: Risk for definitive neuroleptic malignant syndrome. Br. J. Psychiatry 161 (1992) 254–257

Hollister, L. E., R. A. Hall: Phenothiazine derivatives and morphologic changes in the liver. Am. J. Psychiatry 123 (1966) 211–212

Hoyumpa, A: M.: The unfolding GABA story. Hepatology 6 (1986) 1042–1044

Huyse, F., R. S. van Schijndel: Haloperidol and cardiac arrest [letter]. Lancet 2 (1988) 568–569

Igarashi, Y., T. Higuchi, R. Toyoshima, T. Noguchi, T. Moroji: Tolerance to prolactin secretion in the long term treatment with neuroleptics in schizophrenia. Adv. Biochem. Psychopharmacol. 40 (1985) 95–98

Jipp, P., W. Rupp: Fieber. In: Jipp, P. (Hrsg.): Differentialdiagnose: Internistische Erkrankungen. Ferdinand Enke Verlag, Stuttgart, 1994

Jones, E. A., D. F. Schafer, P. Ferenci, S. C. Pappas: The neurobiology of hepatic encephalopathy. Hepatology 4 (1984) 1235–1242

Jusic, N., M. Lader: Post-mortem antipsychotic drug concentrations and unexplained deaths. Brit. J. Psychiatry 165 (1994) 787–791

Kapfhammer, H. P.: Nieren- und leberinsuffiziente Patienten – ein therapeutisches Problem. In: Möller H. J., Przuntek, H. (Hrsg.): Therapie im Grenzgebiet von Psychiatrie und Neurologie. Springer-Verlag, Berlin, Heidelberg, New-York, 1993

Keck, P. E. Jr., S. L. McElroy, H. G. Pope Jr.: Epidemiology of neuroleptic malignant syndrome. Psychiatr. Ann. 21 (1991) 148–151

Keck, P. E., H. G. Pope Jr., B. M. Cohen, S. L. McElroy, A. A. Nierenberg: Risk factors for neuroleptic malignant syndrome: A case-control study. Arch. Gen. Psychiatry 46 (1989) 914–918

Kemper, A. J., R. Dunlap, D. A. Pietro: Thioridazine-induced torsade de pointes. Successful therapy with isoproterenol. JAMA 249 (1983) 2931

Kerwin, R., D. Taylor: New Antipsychotics. A review of their current status and clinical potential. CNS Drugs 6 (1996) 71–82

Kleinberg, D. L., G. L. Noel, A. G. Frantz: Galactorrhea: A study of 235 cases including 48 cases with pituitary tumors. N. Engl. J. Med. 296 (1977) 589–595

Kleppe B., C. D. Reimers, C. Altmann, D. E. Pongratz: Ungeklärte Erhöhung der CK-Aktivität. Med. Klin. 90 (1995) 623–627

Klett, C. J., E. M. Caffey: Weight changes during treatment with phenothiazine derivates. J. Neuropsychiatry 2 (1960) 102–108

Kornhuber, J., M. Weller: Neuroleptic malignant syndrome. Curr. Opin. Neurol. 7 (1994) 353–357

Kraemer, S., M. Halank, W. M. Herrmann: Das Schlafapnoe-Syndrom. Differentialdiagnostische Überlegungen aus schlafmedizinischer Sicht. Dtsch. med. Wschr. 122 (1997) 789–793

Larsson, B., K. Svarskudd, L. Welin, L. Wilhelmsen, B. Pjorntorp, G. Tibblin: Abdominal adipose tissue distribution, obesity, and risk of cardiovascular disease and death: 13-year follow up of participants in the study of men born in 1913. BMJ 288 (1984) 1401–1404

Leipzig, R. M.: Gastrointestinal and hepatic effects of psychotropic drugs. In: Kane, J. M., J. A. Lieberman (Hrsg.): Adverse effects of psychotropic drugs. The Guilford Press, New York, London, 1992

Levinson, D. F., G. M. Simpson: Neuroleptic-induced extrapyramidal symptoms with fever. Heterogenity of the 'Neuroleptic malignant syndrome'. Arch. Gen. Psychiatry 43 (1986) 839–848

Linnet, K., J. Rye Andersen, L. Morup: Liver function under long-term treatment with neuroleptic drugs assessed by serum concentrations of bile acids, alkaline phosphatase, and aspartate amino transferase. Acta Psychiatr. Scand. 67 (1983) 315–318

Ludwig, J., R. Axelsen: Drug effects on the liver. An updated tabular compilation of drugs and drug-related hepatic disease. Dig. Dis. Sci. 28 (1983) 651–666

Lüthy, R., A. Fontana, W. Siegenthaler: Status febrilis. In: Siegenthaler, W. (Hrsg): Differentialdiagnose innerer Erkrankungen. 17. Auflage, Georg Thieme Verlag, Stuttgart, New York, 1993

Maltbie, A. A, I. G. Varia, N. V. Thomas: Ileus complicating haloperidol therapy. Psychosomatics 22 (1981) 158–159

Manchip, S. M., S. J. Hurel: Rhabdomyolysis due to mania [Letter]. Br. J. Psychiatry (1995) 118

Massengill R., B. Nashold: A swallowing disorder noted in tardive dyskinesia patients. Acta otolaryngol. 68 (1969) 457–458

McCall W. V., S. C. Mann, E. Shelp, S. N. Caroff: Fatal pulmonary embolism in the catatonic syndrom: Two case reports and a literature review. J. Clin. Psychiatry 56 (1995) 21–25

Mehtonen, O. P., K. Aranko, L. Mälkonen, H. Vapaatalo: A survey of sudden death associated with the use of antipsychotic or antidepressant drugs. 49 cases in Finland. Acta Psychiatr. Scand. 84 (1991) 58–64

Meltzer, H.: Muscle enzyme release in the acute psychoses. Arch. Gen. Psychiatry 21 (1969) 102–112

Meltzer, H. Y.: Long-term effects of psychotropic drugs on the neuroendocrine system. Adv. Biochem. Psychopharmacol. 40 (1985) 50–68

Metzger, E., R. Friedman: Prolongation of the corrected QT and torsade de pointes arrhythmia associated with intravenous haloperidol in the medically ill. J. Clin. Psychopharmacol. 13 (1993) 128

Minardo, J. D., J. J. Heger, W. M. Miles, D. P. Zipes, E. N. Prystowsky: Clinical characteristics of patients with ventricular fibrillation during antiarrhythmic drug therapy. N. Engl. J. Med. 319 (1988) 257–262

Möller, H.-J.: Neuere Entwicklungen in der antipsychotischen Medikation. Schweiz. Arch. Neurol. Psychiatr. 146 (1995) 230–239

Moir, D. C., I. Dingwall-Fordyce, R.D. Weir: Medicines evaluation and monitoring group. A follow-up study of cardiac patients receiving amitriptyline. Europ. J. Clin. Pharmacol. 6 (1973) 98–101

O'Brien, J. T., D. Ames: Why do the depressed elderly die? Int. J. Geriatr. Psychiatry 9 (1994) 689–693

O'Dwyer, A.-M., N. P. Sheppard: The role of creatine kinase in the diagnosis of malignant neuroleptic syndrome. Psychol. Med. 23 (1993) 323–326

Orlowski, T., J. Nielubowics, A. Gorski, L. Gradowska: A controlled prospective long term trial of prometazine as an adjuvant immunosuppressant in 102 cadaver graft recipients. Transplant. Proc. 15 (1983) 557

Oseko, F., S. Note, K. Morikawa, J. Endo, A. Taniguchi, H. Imura: Influence of chronic hyperprolactinemia – induced by sulpiride – on the hypothalamo-pituitary-testicular axis in normal men. Fertil. Steril. 44 (1985) 106–111

Pavlou, K. N., J. E. Whatley, P. W. Jannace: Physical activity as a supplement to a weight loss dietary regimen. Am. J. Clin. Nutr. 49 (suppl.) (1989) 1110–1114

Pearlmann, C. A.: Neuroleptic malignant syndrome: a review of the literature J. Clin. Psychopharmacol. 6 (1986) 257–273

Pearlmann, C., D. Wheadon, S. Epstein: Creatine kinase elevation after neuroleptic treatment. Am J. Psychiatry 145 (1988) 1018–1019

Peschel, O., G. Kurtz, W. Müller-Felber, S. Modell: Rhabdomyolyse unter Neuroleptikatherapie: ein abortives malignes neuroleptisches Syndrom? Nervenarzt 65 (1994) 718–721

Piscotta, A. V.: Studies on agranulocytosis. VIII: Limited proliferative potential of chlorpromazine sensitive patients. J. Lab. Clin. Med. 65 (1965) 240

Piscotta, A. V.: Drug-induced agranulocytosis. HAEMA. 67 (1982) 279

Piscotta, A. V.: Hematologic reactions associated with psychotropic drugs. In: Kane, J. M., J. A. Lieberman (Hrsg.): Adverse effects of psychotropic drugs. The Guilford Press, New York, London, 1992

Pope, H. G. Jr., P. E. Keck Jr., S. L. McElroy: Frequency and presentation of neuroleptic malignant syndrome in a large psychiatric hospital. Am. J. Psychiatry 143 (1986) 1227–1233

Quismorio, F. P., D. F. Bjarnason, W. F. Kieley: Antinuclear antibodies in chronic psychotic patients treated with chlorpromazine. Am. J. Psychiatry 132 (1975) 1204–1206

Ray, W. A., M. R. Griffin, W. Schaffner, D. K. Baugh, L. J. Melton: Psychotropic drug use and the risk of hip fracture. N. Engl. J. Med. 316 (1987) 363–369

Reichlin, S.: Neuroendocrinology. In: Williams textbook of endocrinology, 8. Ausgabe. W. B. Saunders, Orlando, 1992

Resnick, N. M., S. V. Yalla: Management of urinary incontinence in the elderly. N. Engl. J. Med. 313 (1985) 800–805

Resnick, N. M., S. V. Yalla, E. Laurino: The pathophysiology of urinary incontinence among institutionalized elderly persons. N. Engl. J. Med. 320 (1989) 1–7

Richelson, E.: Preclinical pharmacology of neuroleptics: Focus on new generation compounds. J. Clin. Psychiatry 57 (suppl. 11) (1996) 4–11

Ritama, V., H. I. Vapaatalo, P. J. Neuvonen, J. E. Idanpaan-Keikkila, M. K. Paasonen: Phenothiazines and intestinal dilatation [letter]. Lancet 1 (1969) 470

Rosenblum, L. E., R. J. Korn, H. J. Zimmerman: Hepatocellular jaundice as a complication of iproniazid therapy. Arch. Intern. Med. 105 (1960) 583–593

Rubin, A.: Colonic obstruction: A pelvis mass in a 46-year-old man. JAMA 249 (1983) 1195–1196

Sassim N., R. Grohmann: Adverse drug reactions with clozapin and simultaneous application of benzodiazepines. Pharmacopsychiatry 21 (1988) 306–307

Schaffstein, W. B., M. Wegener, G. Schmidt, C. Coenen, D. Ricken: Sonographische Erfassung der Magenentleerung. Reliabilität und Validität der Antrumflächenmethode für Flüssigkeiten. Z. Gastroenterol. 28 (1990) 448–452

Schmitt, M. F., W. Hewer: Lebensbedrohliche Situationen durch Bolusaspiration bei stationär behandelten psychisch Kranken – Klinik, Risikofaktoren, Prophylaxe, Therapie. Fortschr. Neurol. Psychiatr. 61 (1993) 313–318

Sellu, D. P.: Sigmoid perforation with evisceration of loop of ileum through the anus. J. R. Coll. Surg. Edinb. 32 (1987) 119

Sgarbossa, E. B., S. L. Pinski, A. Barbagelata, D. A. Underwood, K. B. Gates, E. J. Topol, R. M. Califf, G. S. Wagner, for the GUSTO-1 Investigators: Electrocardiographic diagnosis of evolving acute myocardial infarction in the presence of left bundle branch block. N. Engl. J. Med. 334 (1996) 481–487

Shear, N. H., S. P. Spielberg: Anti-convulsant hypersensitivity syndrome: In vitro assessment of risk. J. Clin. Invest. 82 (1988) 1826

Soper, H. V., R. O. Elliot, A. A. Rejzer, B. D. Marshall: Effects of fenfluramin on neuropsychological and communicative functioning in treatment-refractory schizophrenic patients. J. Clin. Psychopharmacol. 10 (1990) 168–175

Stacey N. H., G. Craig: Inhibition of NK and K cell function by phenothiazines. Int. J. Immunopharmacol. 9 (1987) 727–732

Statham, T., J. Welham: The distribution of adipose tissue in female in-patients receiving psychotropic drugs. Br. J. Psychiatry. 162 (1993) 249–250

Stoudemire, A.: The differential diagnosis of catatonic states. Psychosomatics 23 (1982) 245–252

Stratmann H. G., H. L. Kennedy: Torsades de pointes associated with drugs and toxins: Recognition and management. Am. Heart J. 113 (1987) 1470–1482

Symanski, J. D., L. S. Gettes: Drug effects on the electrocardiogram. Drugs 46 (1993) 219–248

Tesar G. E., G. B. Murray, N. H. Cassem: Use of high-dose intravenous haloperidol in the treatment of agitated cardiac patients. J. Clin. Psychopharmacol. 5 (1985) 344–347

Thorogood M., P. Cowen, J. Mann, M. Murphy, M. Vessey: Fatal myocardial infarction and use of psychotropic drugs in young women. Lancet 340 (1992) 1067–1068

Von der Ohe, R., H. Goebell: Chronische Obstipation – Diagnose und Therapie. Med. Klin. 11 (1996) 719–720

Warner, J. P., T. R. E. Barnes, J. A. Henry: Electrocardiographic changes in patients receiving neuroleptic medication. Acta Psych.atr. Scand. 93 (1996) 311–313

Wegener M., W. B. Schaffstein, G. Börsch: Physiologie und Pathophysiologie der Magenentleerung. Grundlagen, Untersuchungsmethoden und Therapie. Med. Klin. 83 (1988) 335–341

Woods, J. H., J. L. Katz, G. Winger: Use and therapeutic use of benzodiazepines and benzodiazepine-like drugs. In: Bloom, F. E., D. J. Kupfer (Hrsg.): Psychopharmacology. The fourth generation of progress. Raven Press, New York, 1995

Wyllie, E., R. Wyllie, R. P. Cruise, A. D. Rothner, G. Ehrenberg: The mechanisms of nitrazepam-induced drooling and aspiration. N. Engl. J. Med. 314 (1986) 35–38

Young, T., M. Palta, J. Dempsey, J. Skatrud, S. Weber, S. Badr: The occurrence of sleep-disordered breathing among middle-aged adults. N. Engl. J. Med. 328 (1993) 1230–1235

7 Besondere Probleme der Behandlung mit dem Neuroleptikum Clozapin

B. Küchenhoff

Das Neuroleptikum Clozapin (Leponex®) mit einer guten antipsychotischen Wirkung hat sich bewährt in der Behandlung von Patienten mit einer (therapieresistenten) Schizophrenie und zeigt auch eine Wirkung auf die sogenannte Negativ-Symptomatik (Kane et al. 1988, Kane 1992, Marneros 1995, Merlo und Gerlach 1995, Umbricht et al. 1995). Auf der Basis der therapeutischen Wirksamkeit rücken dann die Nebenwirkungen in den Vordergrund und zwar sowohl unter den günstigen (kaum vorhandene extrapyramidale Nebenwirkungen) wie unter den gefürchteten Aspekten (Agranulozytose) (Dev und Krupp 1995, Küchenhoff 1993). Wegen des Agranulozytoserisikos (vgl. unten) wurde weltweit die Indikationsstellung für die Gabe von Clozapin eingeschränkt. So gelten im allgemeinen als Voraussetzung für die Gabe von Clozapin: Die an einer Schizophrenie erkrankten Patienten müssen auf klassische Neuroleptika nicht oder nicht befriedigend angesprochen und/oder schwere extrapyramidalmotorische Symptome oder Spätdyskinesien gezeigt haben. Auf der anderen Seite ist aber eine zunehmende Indikationserweiterung festzustellen (Woggon 1994): So werden auch Patienten mit wahnhaften Depressionen, Manien, schweren Borderline-Störungen, organischen Psychosen etc. mit Clozapin behandelt; in einzelnen Kliniken wird es bei schizophrenen Patienten als Mittel der ersten Wahl eingesetzt. (Wegen dieser praxisrelevanten Diskrepanzen in der Anwendung des Clozapins fanden kürzlich in der Schweiz Konsensus-Konferenzen statt, deren Ergebnisse kurz vor der Publikation stehen.)

Dem Titel des Buches entsprechend, werden die internistisch relevanten unerwünschten Arzneimittelwirkungen besprochen. (Über weitere Nebenwirkungen, wie z. B. epileptische Anfälle, und ihre Behandlung vgl. Dev und Krupp 1995, Gaertner et al. 1989, Grohmann et al. 1989, Küchenhoff 1993, Lieberman et al. 1989, Naber und Hippius 1990, Naber et al. 1992, Safferman et al. 1991.)

7.1 Hämatologische Nebenwirkungen

Die gravierendsten Nebenwirkungen sind die Granulozytopenie (d. h. ein Abfall der neutrophilen Granulozyten unter 1500/mm³) und die Agranulozytose (d. h. Abfall der neutrophilen Granulozyten unter 500/mm³). Die Häufigkeit der Granulozytopenien wird im allgemeinen mit bis zu 3 % in den verschiedenen Untersuchungen angegeben (Müller-Spahn und Kurtz 1994, Safferman et al. 1991). Über die Häufigkeit des Vorkommens von Agranulozytosen werden in den verschiedenen Veröffentlichungen und in den verschiedenen Ländern allerdings unterschiedliche Zahlen genannt, deren Höhe Schwankungen bis zu einer Zehnerpotenz zeigt. In einer neueren Arbeit, die verschiedene Länder und Kontinente berücksichtigte, lag die Inzidenz bei 0,8 % (Dev et al. 1994). An der Psychiatrischen Universitätsklinik in Zürich, die Clozapin seit 1972 durchgehend und mit breiter Indikation anwendet, kam es innerhalb der 24 Jahre zu 5 Agranulozytosen

(Woggon 1994), so daß die Häufigkeit unter einem Promille lag.

Sicherheitshalber sollte man keine Behandlung mit Clozapin beginnen, wenn die Granulozyten unter 2000/mm³ liegen oder der Patient in der Vorgeschichte unter einem anderen Medikament eine schwere Granulozytopenie oder gar Agranulozytose entwickelt hatte. Ebenfalls sollte keine Behandlung erfolgen, wenn beim Patienten eine die Blutzellbildung beeinträchtigende Knochenmarkserkrankung bekannt ist.

Hinsichtlich des Verlaufes müssen unterschieden werden: a) Wann treten Granulozytopenien und Agranulozytosen während der Behandlung auf und b) wie ist der Verlauf, wenn eine Granulozytopenie oder eine Agranulozytose aufgetreten ist.

Zu a): In den ersten 18 Wochen traten nach den bisherigen Untersuchungen 60 % der Granulozytopenien und 84,8 % der Agranulozytosen auf (Dev und Krupp 1995). Dies ist auch die empirische Grundlage für die Vorschrift, in den ersten 18 Wochen wöchentlich die Leukozyten zu bestimmen. Innerhalb dieser 18 Wochen fand sich nochmals eine besondere Häufung zwischen der 6. und 12. Behandlungswoche, weshalb dieser Zeitraum eine besondere Beachtung verdient. Aus diesen Zahlen geht aber auch hervor, daß etwa 15 % der Agranulozytosen später auftreten und zwar ohne eine klare zeitliche Zuordnung! Agranulozytosen sind nach einzelnen Fallberichten auch noch nach Monaten und Jahren einer zuvor komplikationslosen Clozapinbehandlung aufgetreten. Außerdem besteht für das Auftreten einer Agranulozytose keine Dosisabhängigkeit! Diese Möglichkeit verpflichtet zur Einhaltung der Leukozytenkontrollen, solange die Behandlung mit Clozapin erfolgt, d. h. nach der obligatorischen wöchentlichen Leukozytenbestimmung in den ersten 18 Wochen müssen anschließend einmal pro Monat die Leukozyten bestimmt werden.

Die Indikationen, ein Differentialblutbild anfertigen zu lassen, sind in der Fachinformation des Herstellers festgelegt (Tabelle 7.1).

Bei erniedrigten, selten auch niedrig-normalen Leukozytenwerten schließt nur eine unauffällige Differenzierung eine Agranulozytose aus.

Tabelle 7.1 Indikationen zur Erstellung eines Differentialblutbildes unter Clozapintherapie (Nach Angaben des Herstellers zwei Bestimmungen pro Woche erforderlich)

1. Abfall der Leukozytenzahl bei zwei aufeinanderfolgenden Messungen um 3000/mm³ oder mehr
2. Abfall der Leukozytenzahl innerhalb von 3 Wochen um 3000/mm³ oder mehr
3. Leukozytenzahl zwischen 3000/mm³ und 3500/mm³
4. Zahl neutrophiler Granulozyten zwischen 1500/mm³ und 2000/mm³

Eine Agranulozytose geht häufig mit Infektionen einher, die ihren Ausgangspunkt meist im Rachenraum haben. Fieber, Schüttelfrost, Halsschmerzen, eitrige Angina, Mundschleimhaut- und/oder Zahnfleischentzündungen und gestörte Wundheilung sind häufige klinische Symptome. Über ihre mögliche Bedeutung muß der Patient zu Beginn der Behandlung mit Clozapin informiert werden. Beim Vorliegen eines oder mehrerer dieser Symptome muß jeweils sofort ein Differentialblutbild angefertigt werden und eine körperliche Untersuchung erfolgen!

Zu b): Beim Auftreten einer Granulozytopenie muß Clozapin ebenso wie bei einer Leukopenie (< 3000/mm³) unverzüglich abgesetzt werden. Anschließend müssen engmaschige Blutbildkontrollen bis zu einer Normalisierung der Werte erfolgen. Wenn eine Granulozytopenie rechtzeitig erkannt wurde, und Clozapin sowie alle anderen möglicherweise blutzellschädigenden Medikamente abgesetzt wurden, wurde bisher nie ein Todesfall beschrieben.

Bei einer Agranulozytose müssen nach Absetzen des Clozapins mindestens 3–4 Wochen lang die Leukozyten weiterbestimmt werden, wobei sich im allgemeinen zwischen dem 7. und 27. Tag die Leukozytenzahlen wieder normalisieren.

Bisher wurden in den Jahren 1972 bis 1994 weltweit 79 Todesfälle infolge einer Agranulozytose berichtet (Dev und Krupp 1995). Bei der Analyse der Todesfälle zeigte sich, daß häufig die erforderlichen Leukozytenkontrollen nicht durchgeführt worden waren (dabei ist zu berücksichtigen, daß es anfangs bei Einführung von Clozapin nicht das heute vorgeschriebene strikte Überwachungssystem mit regelmäßigen Blutbildkontrollen gab) und daß häufig neben Clozapin noch andere Medikamente gegeben wurden, bei denen die ebenfalls mögliche blutzellschädigende Wirkung nicht ausreichend beachtet wurde. Andere Gründe für tödliche Verläufe waren die Ablehnung einer intensivmedizinischen Überwachung und Behandlung durch die Patienten und die nicht erfolgte bzw. zu späte Gabe der heute zur Verfügung stehenden hämatopoetischen Wachstumsfaktoren.

Die Ursachen für das Auftreten von Granulozytopenien und Agranulozytosen sind nach wie vor unklar (Krupp und Barnes 1992). Hinsichtlich der Pathogenese werden vor allem toxische Einflüsse und immunologische Mechanismen diskutiert, während genetische Faktoren und die Bildung freier Radikale zur Zeit in der Diskussion in den Hintergrund getreten sind.

Therapeutisches Vorgehen bei einer Agranulozytose:

1. Hinsichtlich der Psychopharmaka müssen Neuroleptika und Antidepressiva abgesetzt werden; nur Benzodiazepine können gegeben werden.

2. Es müssen selbstverständlich auch alle anderen potentiell blutzellschädigenden Medikamente (wie z. B. Analgetika, insbesondere Pyrazolonderivate, Thyreostatika, Zytostatika, Carbamazepin, etc.) abgesetzt werden.

3. Ein internistisches Konsil sollte durchgeführt werden. U.a. muß auch geprüft werden, ob eine Isolierung des Patienten oder eine Verlegung in eine internistische Klinik erforderlich ist.

4. Wenn keine Infektion und kein Fieber vorliegen, ist eine Antibiotikagabe nicht erforderlich. Bei Fieber sollte eine Fokussuche erfolgen, eine Blutkultur abgenommen, ein Rachenabstrich und ein Urinstatus inklusive Urinkultur durchgeführt werden und daran anschließend ein Antibiotikum mit breitem Wirkungsspektrum gegeben werden. Die Wahl des Antibiotikums hat den Richtlinien zu folgen, die für die Behandlung neutropenischer Patienten erstellt wurden, und sollte von einem Internisten vorgenommen werden.

5. Heute steht die Gabe des Granulozyten-Makrophagen-Kolonien stimulierenden Faktors (GM – CSF; Leucomax®) oder des Granulozyten-Kolonien stimulierenden Faktors (G – CSF; Filgrastim®, Neupogen®) zur Verfügung (Barnas et al. 1992, Dev und Krupp 1995). Durch die Gabe dieser Faktoren läßt sich die Zeit bis zur Erholung des Knochenmarks und der Normalisierung der Leukozytenzahlen um ca. 50 % senken, was von großer Bedeutung ist, da während der Zeit der erniedrigten Granulozytenzahlen die Gefahren für Infektionen und weitere Komplikationen erhöht sind. Wenn die neutrophilen Granulozyten über $1000/mm^3$ angestiegen sind, muß man die genannten Faktoren wieder absetzen, um überschießende Granulozytenanstiege zu vermeiden.

Wenn einmal eine Agranulozytose unter Clozapin aufgetreten ist, halten wir die erneute Gabe dieses Medikamentes für ausgeschlossen.

Die übrigen Einwirkungen von Clozapin auf das Blutbild spielen praktisch kaum eine Rolle (Dev und Krupp 1995), ihre Kenntnis schützt aber vor Fehleinschätzungen. Eher häufiger als Leukozytopenien findet sich eine Leukozytose (in ca. 0,6 %), ohne daß diese in Beziehung zu einer Infektion gesetzt werden kann. Die Werte normalisieren sich im allgemeinen im weiteren Behandlungsverlauf. Eine Eosinophilie wird in 1–7,4 % der Untersuchungen beschrieben, wobei die Werte sich im Rahmen der üblichen Weiterbehandlung mit Clozapin innerhalb von wenigen Wochen ebenfalls normalisierten. Wichtig ist darauf hinzuweisen, daß die Eosinophilie nach den bisher vorliegenden Befunden keinen Hinweis auf eine allergische Reaktion und ebenfalls keinen Prädiktor für eine Agranulozytose darstellt.

Unklar ist, ob bei ausgeprägter und anhaltender Eosinophilie eine Organschädigung, beispielsweise des Herzens, resultiert. In diesem Zusammenhang ist zu beachten, daß der Hersteller das Absetzen von Clozapin bei Eosinophilenwerten von über 3000/mm^3 empfiehlt.

7.2 Kardiovaskuläre Nebenwirkungen

Als die häufigsten und wichtigsten kardiovaskulären Nebenwirkungen sind die Hypotonie und die Tachykardie zu nennen. Das Häufigkeitsspektrum ihres Auftretens liegt jeweils ca. zwischen 2 und 17%. Die unterschiedlichen Häufigkeitsangaben sind v.a. bedingt durch die unterschiedlichen Dosierungsschemata der einzelnen Kliniken und Therapeuten. Beide Nebenwirkungen treten nicht oder nur in einer milden Form auf bei einer langsamen Dosissteigerung (z. B. bei einer Steigerung der Dosis jeweils um 25 mg/d) (Küchenhoff 1993).

Bei fortbestehender Hypotension besteht die Möglichkeit der Gabe von Dihydroergotaminpräparaten oder Mineralokortikoiden (Fludrocortison; Astonin H®). Gelegentlich werden auch Stützstrümpfe empfohlen, was aber von den Patienten häufig nicht akzeptiert wird. Adrenalinderivate sollten nicht gegeben werden. Zu überprüfen ist auch die Komedikation, da eine Hypotension bei einer Kombination mit Benzodiazepinen häufiger vorkommen kann. Bei einer persistierenden Tachykardie (> 120/min.) ist an erster Stelle an eine Verringerung der Dosis zu denken. Wo dies nicht möglich ist, kann die Zugabe eines Betablockers (z. B. Propranolol) erwogen werden, sofern die Blutdruckverhältnisse dies erlauben.

In Einzelfällen wurden Perimyokarditiden als Nebenwirkung einer Clozapintherapie beschrieben (Bandelow et al. 1995).

7.3 Hyperthermie

Eine Hyperthermie tritt bei ca. 10 % der Patienten v.a. in der Initialphase der Clozapinbehandlung auf, mit einem Häufigkeitsgipfel zwischen dem 10. und 14. Behandlungstag. Der Temperaturanstieg kann verbunden sein mit einer nicht infektbedingten Leukozytose. Im allgemeinen normalisiert sich die Temperatur wieder unter Fortsetzung der weiteren Behandlung. Immer besteht bei Fieber die Verpflichtung, die Frage einer Infektion bei einer Agranulozytose abzuklären und auszuschließen. Wenn aber kein Infekt und keine Agranulozytose bestehen – und daher ist die Kenntnis dieser Nebenwirkung für die Behandlung von so großer Bedeutung – kann die Behandlung unverändert fortgesetzt werden.

7.4 Delir

Es besteht ein eindeutiger Zusammenhang zwischen der Geschwindigkeit der Dosissteigerung und dem Auftreten von deliranten Zustandsbildern, für deren Genese insbesondere die anticholinerge Wirkung von Clozapin verantwortlich zu machen ist. Eine wichtige und wirksame vorbeugende Maßnahme zur Verhinderung eines Delirs stellt also die langsame Dosissteigerung dar. Eine weitere Vorsichtsmaßnahme besteht im Ausschluß einer organischen Hirnerkrankung und in der Beachtung der möglichen Wirkungen der Begleitmedikation. Wenn ein Delir eintritt, muß eine stationäre Überwachung und Behandlung angestrebt werden. Wenn nicht allein durch eine Medikamentenkarenz eine Besserung des klinischen Bildes eintritt, sollte eine symptomatische Behandlung (Benzodiazepine oder Clomethiazol) erfolgen, wobei mögliche Probleme im Rahmen einer Komedikation, insbesondere mit Benzodiazepinen, beachtet werden müssen (siehe Kapitel 7.9). Wenn das Delir abgeklungen ist, kann Clozapin unter der Beachtung einer vorsichtigen Dosissteigerung wieder gegeben werden (Küchenhoff 1993)!

7.5 Gewichtsanstieg

Die Gewichtszunahme ist eine häufige Nebenwirkung (Küchenhoff 1993, Leadbetter et al. 1992), die im allgemeinen von Patientinnen weniger hingenommen wird als von Männern und nicht selten das Absetzen zur Folge hat, da die Einhaltung einer Diät sich häufig als nicht praktikabel erweist oder ohne Erfolg bleibt.

7.6 Obstipation

Bis zu 16 % der Patienten klagen über eine lästige Verstopfung, die insbesondere am Anfang der Behandlung auftritt. Man muß die Beschwerden der Patienten sehr ernst nehmen und den Verlauf im Auge behalten, da es vereinzelte Fallberichte über das Auftreten eines Ileus gibt. Die Behandlungsmaßnahmen bei einer Obstipation bestehen in der Gabe einer ballastreichen Kost, der Gabe von Laxantien oder – in selteneren Fällen – von Cisaprid (Propulsin®, Prepulsid®), das zu einer gesteigerten Acetylcholinfreisetzung im Plexus myentericus des Intestinaltrakts führt.

7.7 Leberfunktionsstörungen

Eine Erhöhung der Leberenzyme wird in den verschiedenen Arbeiten in ganz unterschiedlichen Häufigkeiten genannt (das Spektrum reicht von 1–30 %). Diese weite Variation ist auch dadurch bedingt, daß die Einschätzungen schwanken, ob erhöhte Leberwerte als Anpassungsreaktion ohne Krankheitswert oder als Nebenwirkung anzusehen sind (Gaertner et al. 1989). In der Regel normalisieren sich die Werte im Laufe der Weiterbehandlung, in Einzelfällen ist aber auch eine medikamenteninduzierte Hepatitis zu diskutieren. Überschreiten die Transaminasen wiederholt das Dreifache des oberen Normwertes, sind kurzfristige Kontrollen nötig; ein Aussetzen der Substanz sollte erwogen werden. Kasuistische Berichte gibt es über das Auftreten eines cholestatischen Ikterus, der

aber nach dem Absetzen von Clozapin jeweils reversibel war.

7.8 Seltene Nebenwirkungen

Seltene und vereinzelt berichtete Nebenwirkungen sind (vgl. Dev und Krupp 1995, Merlo und Gerlach 1995):

Allergische asthmatische Reaktionen, Pankreatitis, Polyserositis, Priapismus, Hyperglykämie, Ketoazidose und Koma.

Von Interesse in der Zusammenarbeit zwischen Psychiatern und Internisten ist das maligne neuroleptische Syndrom. Dieses ist gekennzeichnet durch Fieber, eine Bewußtseinstrübung bis zum Koma, neuromuskuläre Symptome wie Rigor mit Anstieg der Creatinkinase (CK), Dyskinesie, Tremor, Akinese und vegetative Symptome wie labiler Blutdruck, Tachykardie, Schwitzen und Tachypnoe. Bei einer kritischen Literaturdurchsicht der vorliegenden Fallberichte muß gesagt werden, daß es als eher unwahrscheinlich angesehen werden muß, daß das Vollbild eines malignen neuroleptischen Syndroms unter einer Clozapinmonotherapie auftritt. Im Gegenteil ist zu beachten, daß Patienten, die unter einem klassischen Neuroleptikum ein malignes neuroleptisches Syndrom entwickelten, meistens anschließend mit Clozapin behandelt werden und dieses in der Regel auch gut vertragen (Müller-Spahn und Kurtz 1994).

7.9 Kombinationstherapie mit Clozapin

Für den Hausarzt, den Internisten und den Psychiater sind Kenntnisse über die Möglichkeiten und Gefahren der Kombinationsbehandlungen mit Clozapin von praktischer Relevanz (Gaebel et al. 1994).

1. Kombination mit anderen Neuroleptika:

Zu unterscheiden ist hier die Gabe sogenannter niederpotenter Neuroleptika von hochpotenten. Bei den niederpotenten Neuroleptika besteht die Gefahr einer Potenzierung unerwünschter Nebenwirkungen insbesondere hinsichtlich anticholinerger Effekte, in Bezug auf kardiovaskuläre Nebenwirkungen, delirante Zustandsbilder und Krampfanfälle. Die Kombination muß also sorgfältig kontrolliert erfolgen. Die Kombination mit hochpotenten Neuroleptika wird von einzelnen Autoren im Hinblick auf eine erhöhte antipsychotische Wirksamkeit als vorteilhaft beschrieben, ohne Häufigkeitszunahme der meisten Nebenwirkungen.

2. Bei der Kombination mit Antidepressiva müssen die jeweiligen pharmakologischen Eigenschaften und Wirkmechanismen beachtet werden:

Bei den klassischen trizyklischen Antidepressiva besteht wegen der zusätzlichen anticholinergen Wirkung eine erhöhte Gefahr für delirante Zustände.

Von besonderem Interesse sind heute die selektiven Serotoninwiederaufnahmehemmer. In Bezug auf Kombinationsbehandlungen gibt es − sicher auch wegen der unterschiedlichen und eingeschränkten Indikationsstellung − noch relativ wenig Erfahrungen. Vermittelt über das Cytochrom-P-450 System werden die Plasmaspiegel von Clozapin beeinflußt. Durch eine Enzymhemmung steigt die Plasmakonzentration an: so führte Fluoxetin zu einer Verdoppelung der Clozapinspiegel; Fluvoxamin sogar zu einem beinahe 12-fachen Anstieg (s.a. den Beitrag von Kapfhammer − Kapitel 4 − in diesem Buch).

Die Kombination von Clozapin und Lithium hat keinen Einfluß auf die Inzidenz und Schwere der Nebenwirkungen.

3. Kontrovers wird die Kombination mit Benzodiazepinen diskutiert (Gaebel et al. 1994, Müller-Spahn und Kurtz 1994): Einerseits wird diese Kombination häufig eingesetzt und es wird im allgemeinen über eine gute gemeinsame Verträglichkeit berichtet. So hat sich diese Kombination in der Behandlung von katatonen Patienten bewährt und wird deswegen auch für diese Indikation emp-

fohlen. Den positiven Erfahrungen stehen einzelne Berichte über sehr schwere Nebenwirkungen gegenüber. So wurde im Rahmen der AMÜP-Studie über drei Fälle mit schwerer Hypotension, Atemdepression und Bewußtseinsverlust und einen Fall von Kollaps und Bewußtseinsverlust berichtet (Grohmann et al. 1989). Vereinzelt sind auch Todesfälle („Sudden death") unter dieser Kombination berichtet worden (Klimke und Klieser 1995). Da diese Nebenwirkungen vor allem am Anfang der Kombinationsbehandlung auftreten, ist besonders zu diesem Zeitpunkt eine erhöhte Aufmerksamkeit nötig. Deswegen sollte die Kombinationsbehandlung unter stationären Bedingungen begonnen und überwacht werden.

4. Angesichts des Leukopenierisikos durch Carbamazepin selbst ist diese Kombination nicht zu empfehlen und sollte nur in begründeten Ausnahmefällen bei fehlender Alternative eingesetzt werden mit möglichst engmaschiger Leukozytenkontrolle (anfangs 2 x pro Woche). Einzelne Untersuchungen haben zwar Befunde vorgelegt, daß keine erhöhte Nebenwirkungsinzidenz vorliegt (Gaebel et al. 1994), allerdings finden sich bei der Untersuchung von Agranulozytosefällen doch wiederholt solche Kombinationen.

7.10 Clozapintherapie bei somatisch Kranken
(Tab. 7.2)

In Bezug auf Patienten mit internistischen Erkrankungen, die wegen einer komorbiden psychiatrischen Erkrankung zusätzlich zu den internistisch indizierten Medikamenten mit Clozapin behandelt werden, gibt es bisher keine ausreichenden empirischen Ergebnisse. Dies liegt v.a. an der schon genannten restriktiven Indikationsstellung für Clozapin. Aus diesem Grunde ist es derzeit sehr viel eher möglich, eine Aussage zu treffen über internistisch relevante Nebenwirkungen der Clozapinbehandlung bei Patienten mit im Vordergrund stehender psychiatrischer Erkrankung

Tabelle 7.2 Aus internistischer Sicht relevante Kontraindikationen gegen eine Clozapintherapie (nach Angaben des Herstellers)

1. Überempfindlichkeit gegen den Wirkstoff und/oder einen der anderen Inhaltsstoffe
2. Anamnestisch bekannte medikamentös verursachte Schädigung der Blutbildung (unabhängig von der auslösenden Substanz; Ausnahme: Leukopenie durch Zytostatika)
3. Erkrankungen des Blutes oder des blutbildenden Systems, insbesondere der weißen Blutkörperchen
4. Akute Vergiftungen mit zentral wirksamen Substanzen/ vergiftungsbedingte Psychosen und Bewußtseinstrübungen
5. Kreislaufkollaps und/oder Bewußtseinstrübung unabhängig von ihrer Ursache
6. Schwere Erkrankungen des Herzens, der Leber, der abführenden Gallenwege und der Niere
7. Darmatonie

als umgekehrt bei ernsthaft somatisch erkrankten Patienten, die neben anderen Behandlungsmaßnahmen auch noch eines Neuroleptikums bedürfen. Es ist zu erwarten, daß im Rahmen einer allfälligen Indikationserweiterung zusätzliche empirische Befunde für diese Patientengruppe erhoben und dann auch begründete Empfehlungen für die Praxis gegeben werden können.

Literatur

Barnas, Ch., H. Zwierzina, M. Hummer et al.: Granulocyte-macrophage colony-stimulating factor (GM-CSF) treatment of Clozapine-induced agranulocytosis: A case report. J. Clin. Psychiatry 53 (1992) 245–247

Dev, V. J., P. Krupp: Adverse event profile and safety of Clozapine. Rev. Contemp. Pharmacother. 6 (1995) 197–208

Dev, V. J., T. Rosenberg, P. Krupp: Agranulocytosis and Clozapin. Brit. Med. J. 309 (1994) 54

Gaebel, W., A. Klimke, E. Klieser: Kombination von Clozapin mit anderen Psychopharmaka. In: Naber, D., F. Müller-Spahn (Hrsg.): Clozapin. Springer Verlag, Berlin, Heidelberg, New York, 1994

Gaertner, H. J., E. Fischer, J. Hoss: Side effects of Clozapine. Psychopharmacology 99 (suppl.) (1989) 97–100

Grohmann, R., E. Rüther, N. Sassim, L.G. Schmidt: Adverse effects of Clozapine. Psychopharmacology 99 (suppl.) (1989) 101–104

Kane, J. M., G. Honigfeld, J. Singer et al.: Clozapine for the treatment-resistant schizophrenic. A doubleblind comparison with Chlorpromazine. Arch. Gen. Psychiatry 45 (1988) 789–796

Kane, J. M.: Clinical efficacy of Clozapine in treatment-refractory schizophrenia: An overview. Brit. J. Psychiatry 160 (Supp. 17) (1992) 41–45

Klimke, A., E. Klieser: Das atypische Neuroleptikum Clozapin (Leponex) – aktueller Kenntnisstand und neuere klinische Aspekte. Fortschr. Neurol. Psychiatr. 63 (1995) 173–193

Krupp, P., P. Barnes: Clozapine-associated agranulocytosis: risk and aetiology. Brit. J. Psychiatry 160 (Suppl. 17) (1992) 38–40

Küchenhoff, B.: Die wichtigsten Nebenwirkungen unter Clozapin (Leponex) und ihre Behandlung. Psychiat. Prax. 20 (1993) 201–206

Bandelow, B., D. Degener, U. Kreusch, E. Rüther: Myocarditis under therapy with Clozapine. Schiz. Res. 17 (1995) 293–294

Leadbetter, R., M. Shutty, D. Pavalonis, V. Vieweg, P. Higgins, M. Downs: Clozapine-induced weight gain: Prevalence and clinical relevance. Am. J. Psychiatry 149 (1992) 68–72

Lieberman, J.A., J.M. Kane, C.A. Johns: Clozapine: Guidelines for clinical management. J. Clin. Psychiatry 50 (1989) 329–338

Marneros, A: Schizophrene negative Symptomatik, Therapieergebnisse mit Clozapin. In: Naber, D., F. Müller-Spahn: Clozapin. Springer Verlag, Berlin, Heidelberg, New York, 1995

Merlo, M.C.G., J. Gerlach: Treatment-resistant schizophrenia. Rev. Contemp. Pharmacother. 6 (1995) 153–164

Müller-Spahn, F., G. Kurtz: Blutbildveränderungen und andere Nebenwirkungen unter Clozapintherapie. In: Naber, D., F. Müller-Spahn (Hrsg.): Clozapin. Springer Verlag, Berlin, Heidelberg, New York, 1994

Naber, D., H. Hippius: The European experience with use of Clozapine. Hosp. Comm. Psychiatry 41 (1990) 886–890

Naber, D., R. Holzbach, C. Perro, H. Hippius: Clinical management of Clozapine patients in relation to efficacy and side-effects. Brit. J. Psychiatry 160 (Suppl. 17) (1992) 54–59

Safferman, A., J.A. Liebermann, J. Kane, S. Szymanski, B. Kinon: Update on the clinical efficacy and side effects of Clozapine. Schiz. Bull. 17 (1991) 247–261

Umbricht, D.S.G., J.A. Lieberman, J.M. Kane: The clinical efficacy of Clozapine in the treatment of schizophrenia. Rev. Contemp. Pharmacother. 6 (1995) 165–186

Woggon, B.: Indikationen für Clozapin. In: Naber, D., F. Müller-Spahn (Hrsg): Clozapin. Springer Verlag, Berlin, Heidelberg, New York, 1994

Sachregister